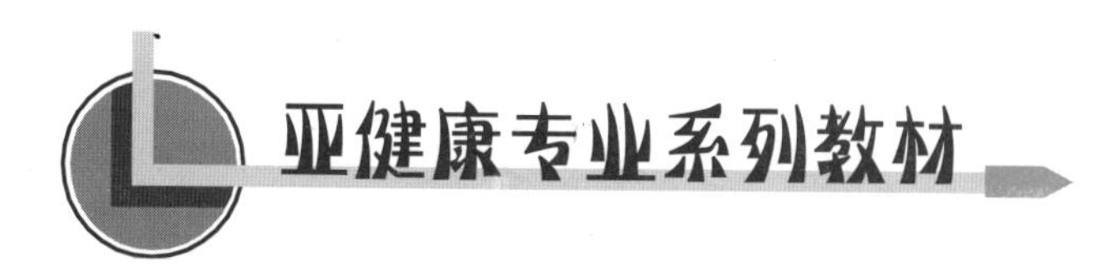

中医儿科学基础与亚健康

主　编　徐荣谦　孙德仁
副主编　蔡　江　李建保　冯晓纯　孙学锐

中国中医药出版社
·北　京·

图书在版编目（CIP）数据

中医儿科学基础与亚健康/徐荣谦，孙德仁主编．—北京：中国中医药出版社，2016.3
亚健康专业系列教材
ISBN 978－7－5132－2801－5

Ⅰ.①中…　Ⅱ.①徐…　②孙…　Ⅲ.①中医儿科学－医学院校－教材　Ⅳ.①R272

中国版本图书馆CIP数据核字（2015）第248375号

中国中医药出版社出版
北京市朝阳区北三环东路28号易亨大厦16层
邮政编码　100013
传真　010 64405750
北京亚通印刷有限责任公司印刷
各地新华书店经销
*
开本787×1092　1/16　印张16　字数255千字
2016年3月第1版　2016年3月第1次印刷
书　号　ISBN 978－7－5132－2801－5
*
定价　50.00元
网址　www.cptcm.com

如有印装质量问题请与本社出版部调换
版权专有　侵权必究
社长热线　010 64405720
购书热线　010 64065415　010 64065413
微信服务号　zgzyycbs
书店网址　csln.net/qksd/
官方微博　http://e.weibo.com/cptcm
淘宝天猫网址　http://zgzyycbs.tmall.com

《亚健康专业系列教材》
丛书编委会

总 审 定 王永炎

主任委员 孙 涛

副主任委员 项 平 孙光荣 朱 嵘

总 主 编 何清湖

副总主编 王天芳 朱 嵘 蒋文明

编 委 （按姓氏笔画排序）

丁 辉 于天源 于 文 于雅婷 王 超 王 斌
王小宁 王天芳 王永炎 宁德斌 朱 嵘 刘 津
刘平安 刘东波 刘保延 刘朝圣 孙 涛 孙光荣
李江山 李铁浪 肖子曾 何丽云 何清湖 宋炜熙
张炳填 武留信 欧阳建军 罗 仁 周国平 庞 军
项 平 钟 艳 胥永会 袁长津 莫颖莉 唐 路
郭建生 常海沧 曾 强 蒋文明 谢 庆 谢梦洲
鲁耀邦 雷晓明 谭 楣 谭兴贵 熊宁宁 樊新荣
瞿岳云

学术秘书 刘朝圣 樊新荣

《中医儿科学基础与亚健康》
编 委 会

主　编　徐荣谦（北京中医药大学）
　　　　孙德仁（山西河东中医少儿推拿学校）

副主编　蔡　江（北京市护国寺中医院）
　　　　李建保（成都中医药大学）
　　　　冯晓纯（长春中医药大学）
　　　　孙学锐（吉林省长春市绿园区中医院）

编　委（以姓氏笔画为序）
　　　　王　晋（山西河东中医少儿推拿学校）
　　　　王建红（山西河东中医少儿推拿学校）
　　　　田金娜（成都中医药大学）
　　　　史文丽（河南中医药大学）
　　　　朱沁泉（湖南中医药大学第一附属医院）
　　　　刘尚建（北京中医药大学）
　　　　孙洮玉（北京中医药大学）
　　　　吴玉晶（北京市潞河医院）
　　　　张晶洁（北京市昌平区中西医结合医院）
　　　　罗斯琼（北京市东城区社区卫生服务中心）
　　　　袁　园（苏州医学院）
　　　　倪玉婷（北京中医药大学）
　　　　桑　勉（北京中医药大学）
　　　　黄博明（中和亚健康服务中心）
　　　　靳晓霞（北京中医药大学）

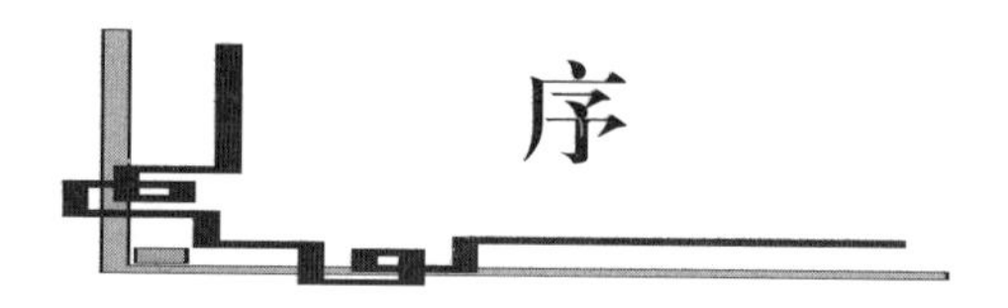

序

医学朝向健康已是不争的事实了，健康是人全面发展的基础。在我国为实现“人人享有基本医疗卫生服务”的目标，提高国民健康水平，促进社会和谐发展，必须建立比较完善的覆盖城乡居民的基本医疗卫生制度和服务网络，推动卫生服务利用的均等化，逐步缩小因经济社会发展水平差异造成的健康服务不平等现象。有鉴于我们是发展中的人口大国，是穷国办大卫生，长期存在着有限的卫生资源与人民群众日益增长的医疗保健需求之间的矛盾，医疗卫生体系面临着沉重的压力。为了缓解这种矛盾和压力，国家提出了医疗卫生保健工作“重点前移”和“重心下移”的发展战略，以适应新时期大卫生的根本要求。中医药是整体医学，重视天人相应、形神一体，以辨证论治为主体，以治未病为核心，在医疗卫生保健过程中发挥着重大的作用。毋庸置疑，亚健康是健康医学的主题之一，致力于亚健康专门学问的系统研究，厘定亚健康的概念，规范亚健康防治措施与评价体系，编写系列教材培育人才，对于弘扬中医药学原创思维与原创优势具有重要的现实意义，确实是一项功在千秋的大事业，对卫生工作重点移向维护健康，重心移向广大民众，尤其是九亿农民，从而大幅提高全民健康水平也有积极的作用。

回顾上个世纪西学东渐，知识界的先驱高举科学民主的旗帜，破除三纲五常，推进社会改革，无疑对国家民族的繁荣具有积极意义。然而二元论与还原论的盛行也冲击着传统的优秀的中华文化，致使独具深厚文化底蕴的中医药学随之停滞不前，甚而有弃而废之的噪声。幸然，清华大学与西南联大王国维、陈寅恪、梁启超、赵元任与吴宓等著名学者大师虽留学西洋，然专心研究哲学文史，大兴国学之风，弘扬中华文化之精髓，其功德至高至尚，真可谓“与天壤同久，共三光而永光”，令吾辈永远铭记。中医中药切合国情之需，民众渴望传承发扬。当今进入新世纪已是东学西渐，渗透融合儒释道精神，以整体论为指导的中医药学，其深化研究虽不排斥还原分析，然而提倡系统论与还原论的整合，将综合与分析、宏观与微观、实体本体论与关系本体论链接，共同推动生物医药科学的发展，为建立统一的新医学、新药学奠定基础。晚近，医界学人与管理者共识：治中医之学，必当遵循中医自身的规律，然则中医自身规律是什么？宜广开言路，做深入思考与讨论。我认为中医学是自然哲学引领下的整体医学，其自身规律是自适应、自组织、自调节、自稳态的目标动力系统，其生长发育、维护健康与防治疾病均顺应自然。中国古代自然哲学可用太极图表达，其平面是阴阳鱼的示意图。其阐释生命科学原理是动态时空、混沌一气、高速运动着的球体，边界不清，色泽黑白不明。人身三宝精、气、神体现“大一”，蛋白质组学、基因组学对生命本质的研究体现“小一”，论大一而无外，小一而无内；大一寓有小一，小一蕴育大一；做大一拆分为小一分析，做小一容汇为大一综合。学习运用“大一”与“小一”的宇宙观，联系人体健康的维护和疾病的防治，尤其对多因素多变量的现代难治病进行辨证论治的复杂性干预的方案制定、疗效评价与机理发现具有指导作用。

哲学是自然科学与社会科学规律的总结，对文化艺术同样重要。当代著名画家范曾先生讲，“中国画是哲学，学哲学出智慧，用智慧作画体现‘大美’”。推而广之，西方科学来自实验，以逻辑思维为主体，体现二元论、还原论的方法学；东方科学观察自然，重视形象思维与逻辑思维相结合，体现一元论、系统论的方法学。当下中医药的科学研究是从整体出发的拆分，拆分后的微观分析，再做实验数据的整合，可称作系统论引导下的还原分析。诚然时代进步了，牛顿力学赋予科学的概念，到量子力学的时代不可测量也涵盖在“科学”之中了。同样中医临证诊断治疗的个体化，理法方药属性的不确定性，正是今天创新方法学研究的课题。中医学人必须树立信心，弘扬原创的思维。显而易见，既往笼罩在中医学人头上“不科学”的阴霾今天正在消散，中医药学的特色优势渐成为科技界的共识，政府积极扶持，百姓企盼爱戴，在全民医疗卫生保健事业中，中医药将发挥无可替代的作用。

《亚健康专业系列教材》编委会致力于亚健康领域学术体系的深化研究，从理念到技术，从基础到临床，从预防干预到治疗措施，从学术研究到产业管理等不同层面进行全方位的设计，突出人才培养，编写了本套系列教材。丛书即将付梓，邀我作序实为对我的信任。感佩编著者群体辛勤耕耘，开拓创新的精神，让中医学人互相勉励，共同创造美好的未来。谨志数语，爰为之序。

王永炎

2009年2月

（王永炎 中国工程院院士 中国中医科学院名誉院长）

前　言

亚健康状态是一种人体生命活力和功能的异常状态，不仅表现在生理功能或代谢功能的异常，也包含了心理状态的不适应和社会适应能力的异常，其最大的特点就是尚无确切的病变客观指征，但却有明显的临床症状。这种处于健康和疾病之间的状态，自20世纪80年代被前苏联学者称为“第三状态”这个新概念以来，得到国内越来越多学者的认同与重视，并将其称为“亚健康状态”。亚健康主要表现在三个方面，即身体亚健康、心理亚健康和社会适应能力亚健康。亚健康是一个新概念，“亚健康”不等于“未病”，是随着医学模式与健康概念的转变而产生的，而“未病”的概念是与“已病”的概念相对而言的，既非已具有明显症状或体征的疾病，亦非无病，而是指机体的阴阳气血、脏腑功能失调所导致的疾病前态或征兆。未病学主要讨论的是疾病的潜伏期、前驱期及疾病的转变或转归期等的机体变化，其宗旨可概括为“未病先防，既病防变”，从这一点上看可以说中医“未病”的内涵应当是包括了亚健康状态在内的所有机体阴阳失调但尚未致病的状态。总体上讲，亚健康学是运用中医学及现代医学与其他学科的理论知识与技能研究亚健康领域的理论知识、人群状态表现、保健预防及干预技术的一门以自然科学属性为主，涉及心理学、社会学、哲学、人文科学等多个领域的综合学科。

随着社会的发展和科学技术的进步，人们完全突破了原来的思维模式。医学模式也发生了转变，从原来的纯“生物医学模式”转变为“社会-心理-生物医学模式”，使得西医学从传统的“治疗型模式”转变为“预防、保健、群体和主动参与模式”；另外，世界卫生组织对健康提出了全面而明确的定义：“健康不仅是没有疾病和虚弱，而且是身体上、心理上和社会适应能力上三方面的完美状态。”从而使对健康的评价不仅基于医学和生物学的范畴，而且扩大到心理和社会学的领域。由此可见，一个人只有在身体和心理上保持健康的状态，并具有良好的社会适应能力，才算得上是真正的健康。随着人们的观念进一步更新，“亚健康”这个名词已经越来越流行，你有时感觉心慌、气短、浑身乏力，但心电图却显示正常；不时头痛、头晕，可血压和脑电图却没有什么问题，这时你很可能已经处于“亚健康”状态。

据中国国际亚健康学术成果研讨会公布的数据：我国人口15%属于健康，15%属于非健康，70%属于亚健康，亚健康人数超过9亿。中国保健科技学会国际传统医药保健研究会对全国16个省、直辖市辖区内各百万人口以上的城市调查发现，平均亚健康率是64%，其中北京是75.31％，上海是73.49％，广东是73.41％，经济发达地区的亚健康率明显高于其他地区。面对亚健康状态，一般西医的建议都是以改善生活方式或工作环境为主，如合理膳食、均衡营养以达到缓解症状的目的，但是需要的时间比较长，且依赖个人的自律。而中医的特色在于可以不依赖西方医学的检测，只根据症状来调整。它的理念是“整体观念，辨证论治”，随着被治疗者的年龄、性别、症状等的不同，调理和干预的方法也各不相同。中医更强调把人当作一个整体，而不是“头痛医头，脚痛医脚”。因为亚健康状态本身就是一种整体功能失调的表现，所以中医有其独到之处。中医理论认为，健康的状态就是“阴平阳秘，精神乃治”，早在《内经》中就有“不治已病治未病”的论述，因此调整阴阳平衡是让人摆脱亚健康状态的总体大法。

社会需求是任何学科和产业发展的第一推动力，因此，近几年来亚健康研究机构和相关服务机构应运而生，蓬勃发展。但由于亚健康学科总体发展水平还处于起步阶段，目前的客观现状还是亚健康服务水平整体低下，亚健康服务手段缺乏规范，亚健康服务管理总体混乱，亚健康专业人才严重匮乏，尤其是亚健康专业人才的数量匮乏和质量低下已成为制约亚健康事业发展的瓶颈。突出中医特色，科学构建亚健康学科体系，加强亚健康专业人才的培养，是促进亚健康事业发展的一项重要工作。由此，我们在得到国家中医药管理局的专题立项后，在中和亚健康服务中心和中国中医药出版社的支持下，以中华中医药学会亚健康分会、湖南中医药大学为主，组织百余名专家、学者致力于亚健康学学科体系构建的研究，并着手编纂亚健康专业系列教材，以便于亚健康人才的培养。该套教材围绕亚健康的中心主题，以中医学为主要理论基础，结合现代亚健康检测技术和干预手段设置课程，以构筑亚健康师所必备的基础知识与能力为主要目的，重在提升亚健康师的服务水平，侧重培训教材的基础性、实用性和全面性。读者对象主要为亚健康师学员和教师；从事公共健康的专业咨询管理人员；健康诊所经营管理人员；从事医疗、护理及保健工作人员；从事保健产品的生产及销售工作人员；从事公共健康教学、食品教学的研究与宣教人员；大专院校学生及相关人员；有志于亚健康事业的相关人员。

亚健康专业系列教材第一批包括10门课程，具体为：

（1）《亚健康学基础》，为亚健康学科体系的主干内容之一。系统介绍健康与亚健康的概念、亚健康概念的形成和发展、亚健康的范畴、亚健康的流行病学调查、未病学与亚健康、亚健康的中医辨证、中医保健养生的基本知识、亚健康的检测与评估、健康管理与亚健康、亚健康的综合干预、亚健康的研究展望等亚健康相关基础理论。

（2）《亚健康临床指南》，为亚健康学科体系的主干内容之一。针对亚健康人群常见症状、各种证候群和某些疾病倾向，介绍相对完善的干预方案，包括中药调理、饮食调理、针灸调理、推拿按摩、运动调理、心理调理、音乐调理等。

（3）《亚健康诊疗技能》，为亚健康学科体系的主干内容之一。介绍临床实用的亚健康诊疗技能，如各种中医常见诊断方法、常用心理咨询的一般理论与方法技巧、各种检测仪器与干预设备、针灸、火罐、水疗、推拿按摩、刮痧、整脊疗法、气功等。

（4）《中医学基础》，为亚健康学科体系的辅修内容之一。系统介绍中医的阴阳学说、五行学说、气血津液学说、脏象学说、病因病机学说、体质学说、经络学说、治则与治法、预防和养生学说、诊法、辨证等中医基础理论。

（5）《中医方药学》，为亚健康学科体系的辅修内容之一。着重介绍与亚健康干预关系密切的常用中药和常用方剂的功效、主治、适应证及注意事项等。

（6）《中医药膳与食疗》，为亚健康学科体系的辅修内容之一。以中医药膳学为基础，重点介绍常见亚健康状态人群宜用的药膳或食疗方法及禁忌事项。

（7）《保健品与亚健康》，为亚健康学科体系的辅修内容之一。介绍亚健康保健品的研发思路及目前市场常用的与亚健康相关的保健品。

（8）《足疗与亚健康》，为亚健康学科体系的辅修内容之一。着重介绍亚健康足疗的基本概念、机理、穴位、操作手法及适应的亚健康状况。

（9）《亚健康产品营销》，为亚健康学科体系的辅修内容之一。介绍一般的营销学原理、方法与语言沟通技巧，在此基础上详细介绍亚健康产品营销技巧。

（10）《亚健康管理》，为亚健康学科体系的辅修内容之一。包括国家的政策法规，亚健康服务机构的行政管理，亚健康服务的健康档案管理等。

在第一批10本教材编写基本完成的基础上，编委会陆续启动了第二批教材的编写，内容主要涉及应用方面。第二批教材计划包括《亚健康经络调理》《亚健康芳香调理》《亚健康音乐调理基础》《少儿亚健康推拿调理》《亚健康整脊调理》《亚健康刮痧调理》《亚健康中医体质辨识与调理》《扶阳调理与扶阳罐》《中医儿科学基础与亚健康》《亚健康灸疗调理》等。

在亚健康学学科体系构建的研究和亚健康专业系列教材的编纂过程中，得到了王永炎院士的悉心指导，在此表示衷心感谢！由于亚健康学科体系的研究与教材的编写是一项全新而且涉及多学科知识的艰难工作，加上我们的水平与知识所限，时间匆促，其中定有不如人意之处，好在任何事情均有从无到有，从不成熟、不完善到逐渐成熟和完善的过程，真诚希望各位专家、读者多提宝贵意见，权当“射矢之的”，以便第二版修订时不断进步。

何清湖
2009年9月于湖南中医药大学

编写说明

中医儿科学基础与亚健康主要研究如何将中医儿科学的基础知识在儿童亚健康调理中应用，是中医学“治未病”思想在儿科的具体体现，是中医学的重要组成部分。“治未病”是早在《黄帝内经》中就提出来的防病养生谋略。《素问·四气调神大论》指出：“是故圣人不治已病治未病，不治已乱治未乱，此之谓也。夫病已成而后药之，乱已成而后治之，譬犹渴而穿井，斗而铸锥，不亦晚乎？”这是我国医药卫生界所遵循的“预防为主”战略的最早思想。

治未病是采取预防或治疗的手段，防止疾病发生、发展的方法，总体上包括未病先防、既病防变、瘥后防复等方面的内容。治未病强调临证时当防病于未然，重视摄生，预防疾病的发生；既病之后防其传变，强调早期诊断和早期治疗，及时控制疾病的发展演变；经治已愈或向愈的疾病，须防止疾病的复发或反复，只有这样才能达到“治病十全”的“上工之术”。故朱震亨在《格致余论》中亦云：“与其求疗于有病之后，不若摄养于无疾之先……夫如是则思患而预防之者，何患之有哉？此圣人不治已病治未病之意也。”

中医儿科学源远流长，远古有师巫著《颅囟经》，开中医儿科学之先河，继有儿科神医扁鹊名扬千古，以后历朝各代兼善儿科者不乏其人，专业中医儿科者亦名医辈出。自北宋钱乙《小儿药证直诀》面世后，中医儿科学发展成为一门独立的学科。在“治未病”思想的指导下，历代医家在长期与疾病作斗争的过程中，对于儿科疾病的早期预防、早期诊断、早期治疗以及一些顽固性疾病的瘥后防复、护理和保健等方面，都积累了丰富的理论知识和宝贵的临床经验。如明代万全倡导“育婴四法”，即“预养以培其元，胎养以保其真，蓐养以防其变，鞠养以慎其疾”，形成了我国早期中医儿童保健学的系统观点。

本书围绕小儿时期“体禀少阳”的体质特点，在中医“治未病”思想的指导下，重在探讨小儿时期常见亚健康状态与临床轻微症状的治疗与调理。本书旨在通过介绍亚健康以及中医儿科学的相关知识，让读者在了解中医儿科学的基本理论和治疗方法的基础上，逐步运用在儿童亚健康调理的实践中，从而切实提高亚健康调理的技术和水平。

全书内容分为上、下两篇以及附录，上篇重点阐述亚健康学以及中医儿科学的相关基础理论；下篇主要介绍了小儿常见亚健康状态与临床轻微症状的治疗与调理；附录主要介绍了中医儿科学常用的方剂。

本书的读者对象主要是亚健康调理师，从事儿童保健事业的相关从业者，以及儿童家长等非中医儿科临床专业人员。因此，全体编写人员在内容的编撰上力求做到简单明了，通俗易懂，重点选取非中医儿科专业人员即可掌握的简单易学的实用技术，希望能通过教学培训等形式加以推广，以达到改善儿童亚健康状态、增强儿童体质的目的。

儿童是国家的未来，民族的希望。“儿童壮则民族兴，少年强则国家盛。”余以花甲之皓首，不揣冒昧，老骥伏枥，希望为儿童保健尽绵薄之力。在写作团队专家的共同努力下，历经两载寒暑，六易其稿，终于完稿付梓，在此向所有编写同道以及对编写工作给予支持的单位和领导表示衷心的感谢！同时，本书的内容参考和借鉴了诸多中医儿科学以及亚健康学专家的研究成果，在此一并致谢！

由于本书在该领域内是首次编写，缺少可借鉴的经验，加之编者水平所限，书中难免存在不足之处，诚望海涵，并请广大读者提出宝贵意见和建议，以便再版时不断完善。

徐荣谦

2015 年 10 月

目 录
CONTENTS

上篇 总论

下篇 各论

上篇 总论

绪论

中医儿科学基础与亚健康，是以中医学理论体系为指导，运用中医儿科学防病治病的基础知识，研究从胎儿至青少年这一时期的生长发育、喂养保健、身心健康规律，以及各类儿童亚健康状态的早期预防和调理的一门学科。

中医儿科学基础与亚健康一方面可以作为中医儿科学的分支，是中医学“治未病”思想在中医儿科学领域的具体体现，是中医儿科学的重要组成部分，同时又是亚健康学科的分支。

历代医家在长期与疾病作斗争的过程中，对于儿科疾病的早期预防、早期诊断、早期治疗以及一些顽固性疾病的瘥后防复、护理和保健等方面，都积累了极其丰富的理论知识和宝贵的临床经验，为中医儿科学运用于儿童亚健康调理奠定了坚实的基础。

自中医儿科学创立以来，“治未病”的理念一直伴随其发展，且由于中医儿科学所具备的特点，“治未病”的理念在中医儿科学的理论以及临床实践中的重要性较之其他学科更甚。因为小儿为“稚阴稚阳”之体，生理特点是“脏腑娇嫩，形气未充，生机蓬勃，发育迅速”，所以在生长发育的过程中容易受外界因素的侵扰，导致外感疾病的发生；或因调护不当、饮食不周而内伤脏腑。小儿生理特点又决定其病理特点是“脏腑柔弱，易虚易实，易寒易热”“发病容易，传变迅速”。儿科疾病若治疗不及时，易出现急症变症。一方面，如果我们把“治未病”的思想贯彻落实到诊疗工作中，抓住小儿的生理病理特点，以预防为主，那么将大大降低小儿患病率。比如一些大家都熟知的常识性知识：流感高发期不去人多的公共场所，发现患儿及时隔离；在秋季腹泻易发季节，注意饮食的合理搭配、冷暖的调护，顾及小儿的脾胃等。一些小小的预防措施，实际上可以大幅降低儿科常见病、多发病的发病率，提高少年儿童体质。另一方面，疾病发生后，根据小儿生机蓬勃、易于康复的特点，给予及时、准确的治疗，同时根据疾病的传变规律，及时进行阻遏、防范，都将降低疾病的传变可能。

正是因为如此，“治未病”理念在中医儿科学的发展过程中得到了充分的重视和运用，历代医家积累了丰富的经验，总结出了众多效果优良、简便易行的实用方法，是中医儿科学中非常重要且独具特色的内容。

亚健康是近年来国际医学界提出的新概念，自 1996 年我国学者王育学首次提出“亚健康”名称以来，作为一门适应现代医学发展模式的学科，迅速发展为具有多门分支学科的系统学科，对于现代社会人群远离疾病、提高生活质量，具有重要的意义。儿童亚健康是社会普遍存在的问题，儿童亚健康的预防和调理越来越被社会所关注，对于维护儿童健康具有重要的意义。

儿童亚健康的调理与中医儿科学的“治未病”思想不谋而合，中医儿科学的基本理论和方法为如今发展儿童亚健康调理事业奠定了坚实的基础，在近年来的儿童亚健康调理实践中取得了良好的效果，已经成为儿童亚健康调理最重要的内容之一。

因此，现代从事儿童亚健康调理事业的人员，为了具备良好的服务能力，不仅需要掌握扎实的亚健康基础知识，还需要学习和了解中医儿科学的基础知识，这样才有可能成为儿童亚健康调理的高素质从业者。

为了发展儿童亚健康事业，培养更多符合社会需求的高素质儿童亚健康调理专业人才，于是作为亚健康大学科的分支，中医儿科学基础与亚健康学科应运而生，并将随着儿童亚健康事业的发展不断丰富和完善。

第一章　亚健康学基础知识

第一节　亚健康概念的形成与发展

一、健康的概念

1984年世界卫生组织（WHO）给健康下了一个经典的定义："健康不仅仅是没有疾病和虚弱，而且是身体、心理和社会适应处于完全的完满状态。"这就是说，健康是指躯体、心理、社会三方面均正常的理想状态。

现代健康的含义并不仅是传统所指的身体没有病而已，根据世界卫生组织的解释，健康不仅指一个人身体没有出现疾病或虚弱现象，而是指一个人生理上、心理上和社会上的完好状态，这就是现代关于健康的较为完整的科学概念。

中医学的医学模式是天、地、人一体的整体医学模式。具体来讲，它包括天人合一、形神合一的健康观，邪正交争、阴阳失调的疾病观，以及治病求本、防重于治的防治观。中医学认为健康是人与自然环境及社会之间的一种动态平衡，"阴平阳秘，精神乃治"，亚健康和疾病都属于人体的阴阳失衡。因此，健康是一个动态的概念。

二、健康的内涵和特性

1978年世界卫生组织（WHO）发布了衡量是否健康的以下十项标准：

1. 精力充沛，能从容不迫地应付日常生活和工作压力而不感到过分紧张。

2. 处世乐观，态度积极，乐于承担责任，事无大小，不挑剔。

3. 善于休息，睡眠好。

4. 应变能力强，能适应外界环境中的各种变化。

5. 能够抵御一般感冒和传染病。

6. 体重适当，身体匀称，站立时头、肩、臀位置协调。

7. 眼睛明亮，反应敏捷，眼睑不发炎。

8. 牙齿清洁，无龋齿，不疼痛，牙龈颜色正常，无出血现象。

9. 头发有光泽，无头屑。

10. 肌肉丰满，皮肤有弹性，走路轻快有力。

现代健康的含义是多元的、广泛的，包括生理、心理和社会适应性三个方面。三者相辅相成，缺一不可。

中医学认为，健康是人与自然环境及社会之间的一种动态平衡。"阴平阳秘，精神乃治"，阴阳双方对立制约，互根互用，相互转化，消长平衡，处在永恒的运动之中。整个人体只有处于这种运动的平衡之中才是健康的，一旦平衡被打破，哪怕是小小的打破，也会打乱阴阳的平衡，人体将处于阴阳失衡的紊乱之中，出现疾病或亚健康状态。

三、亚健康概念的提出

亚健康是近年来国际医学界提出的新概念。20 世纪 70 年代末，医学界依据疾病谱的改变，将过去单纯的生物医学模式发展为生物 - 心理 - 社会医学模式。20 世纪 80 年代中期，前苏联学者 N · 布赫曼教授研究发现，人类除了健康状态和疾病状态之外，还存在着一种非健康、非疾病的中间状态，并将这种状态称为"第三状态"。随后，各国学者纷纷对第三状态进行研究，提出了许多近似的概念，如病前状态、亚临床期、临床前期、潜病期等。1996 年，我国学者王育学首次提出了"亚健康"的概念。

2006 年中华中医药学会发布的《亚健康中医临床指南》指出："亚健康是指人体处于健康和疾病之间的一种状态。处于亚健康状态者不能达到健康的标准，表现为一定时间内的活力降低、功能和适应能力减退的症状，但不符合西医学有关疾病的临床或亚临床诊断标准。"

中医学虽然没有明确提出亚健康一词，但"治未病"理论历史悠久。《黄帝内经》中记载："圣人不治已病治未病""上工刺其未生者也，上工治未病，不治已病"。唐代医家孙思邈说，"上医医未病之病，中医医欲病之病，下医医已病之病"，将疾病分为"未病""欲病"和"已病"三个层次。这里所讲的"未病""欲病"是指还没有发生明确疾病的阶段，包含了疾病前期状态即亚健康状态。根据该理论可将人群的健康状态分为三种：一是健康未病态；二是欲病未病态；三是已病未传态。因此，"治未病"就是针对这三种状态，具有未病养生防病于先、欲病施治防微杜渐和已病早治防止传变的作用。

基于中医理论对健康和疾病观的基本认识，可知健康是人与自然环境及社会之间的一种动态平衡，"阴平阳秘，精神乃治"；而亚健康和疾病则都属于人体的阴阳失衡。当人体内的阴阳出现轻度失衡，出现了相应的症状，产生了人体自身或人体与社会、环境相处的不协调，但尚未达到西医疾病诊断的标准，就是所谓的"亚健康"状态。此时若不及时调整，阴阳偏差加剧，症状日益明显而持续，可用仪器或指标来诊断的现代西医学意义上的疾病就出现了。在中医的认识里，只要出现了相应的症状，就有中医病名的诊断，这些病包含了现代"亚健康"概念涉及的一部分症状和证候，也包含了西医学定义的疾病。

四、亚健康的范畴

从亚健康的定义可以看出其范畴的广延性，所以很难对亚健康的范畴给出一个准确的节点，这也是造成不同医家对亚健康范畴描述不一致的原因。汇总各家观点，将亚健康的范畴大致归结如下：

1. 亚健康属于中医疾病范畴

中医认为疾病是机体在致病因素作用下气血紊乱，阴阳失调，脏腑经络功能发生异常，并出现一系列的临床症状和体征的异常生命过程。而亚健康属于人体的阴阳失衡，故不少学者认为亚健康属于中医学疾病范畴。某些学者认为，亚健康属于中医的"病"，是身体已经出现了阴阳失调、气血亏虚、脏腑功能低下的状态。

2. 亚健康属于中医"未病"范畴

中医"未病"思想古已有之。中医学中"萌芽""欲病""微病""未病"等表示先兆的术语所表示的内容已相当于亚健康状态。《亚健康学》指出，亚健康状态与现代未病学中的潜病未病态和欲病未病态的内涵接近，而未病学内涵更加丰富，外延更加广泛。部分专家认为亚健康状态应该属“欲病”的层次，它不是无病，而是已涉及人体自我稳定平衡系统的失调，如果不采取有效的措施，就会发展到“已病”的层次。

根据中医理论，亚健康的发生是由于先天禀赋不足、劳逸过度、起居失常、饮食不当、情志不遂、居处不慎、年老体衰等因素，引起机体阴阳失衡、气血失调、脏腑功能失和所致。从亚健康症状分析，可归属内伤杂病范畴中许多证候表现，如“劳倦”“不寐”“多寐”“健忘”“郁证”等。亚健康状态往往不是某个局部的表现，而是全身状态的一种表现。

3. 从西医角度认识

殷淑珍认为，亚健康状态包括轻度心身失调状态和浅临床状态。轻度身心失调状态常以疲劳、失眠、纳差、情绪不定等为主要表现。这种失调进一步发展则进入浅临床状态，突出的表现是三种减退（活力、反应能力、适应能力减退）和三高一低（高血脂、高血糖、高血黏、低免疫力），并有向五病（肥胖、高血压、冠心病、糖尿病、中风）综合发展的趋势。

王天芳等认为，亚健康是一个大概念，可能涉及的医学范畴有：①因体内的生理变化而出现的一些暂时的症状或实验室检查指标的改变，或由于个体差异而表现出来的一些生物参数的偏离正常范围等。②机体对所处环境或情境的不良适应所反映出来的身心及社会交往方面的种种不适的表现，如疲劳、虚弱、情绪改变、社会交往困难等，或某些生物参数的轻度异常。③机体身心功能的轻度失调而表现出来的种种躯体、心理等方面的症状，或个别生物参数的轻度异常。其确切的病因及发生机理在相当长的时期内难以明确，其表现与各种“综合征”可能会有一定的交叉。④由于组织结构及生理功能减退所导致的各种虚弱表现，或某些生物参数的轻度异常。⑤某些疾病经手术或药物治疗等多种不同手段治愈，或自然痊愈后，或由于身体内经历了较大的生理变化后，机体的功能处于恢复阶段，仍存在有各种虚弱或不适的表现。⑥某些疾病发病前的生理病理学改变所导致的种种临床症状表现，或某些生物参数的轻度异常。⑦某些疾病在体内已经出现病理改变（主要指形态）的证据，但由于临床上尚未出现明显的症状表现而没有引起重视，未进行相应的检查；或由于现有诊断技术及水平的限制，检查不出证据来；或现有的证据不能得出相应的诊断结论。

五、亚健康的分类

治未病包括“未病先防”“防微杜渐”“既病防变”三个层面。“未病”包括三层含义：“无病”即机体尚未产生病理信息的状态，也就是没有任何疾病的状态；或病而未发，即从健康到疾病发生的中间状态；或已病而未传。治未病的典型范例就是“见肝之病，知肝传脾，当先实脾”以防之。

目前对亚健康的分类主要基于健康的范畴、机体组织结构及症状表现特征等方面，北京中医药大学傅晨、薛晓琳、王天芳等在《亚健康的概念、范畴和分类》中对亚健康作出了比较详细的分类归纳，主要有以下四种分类方法。

1. 以 WHO 的健康新概念为基础

赵瑞芹等依据 WHO 的健康新概念，认为亚健康可分为：①躯体性亚健康状态，主要表现为躯体慢性疲劳。②心理性亚健康状态，最常见的是焦虑、恐慌等。③人际交往性亚健康状态，主要表现在人与人之间的关系不稳定。④亚健康的恶化——过劳死。

董玉整认为亚健康既表现为个体的亚健康，又表现为群体亚健康和社会亚健康，且这三者之间有着内在的联系。就个体亚健康来说，又具体表现为身体亚健康、心理亚健康、情感亚健康、思想亚健康和行为亚健康等方面。《亚健康中医临床指南》则将亚健康分为躯体亚健康、心理亚健康和社会亚健康三大类。

2. 以机体组织结构为基础

訾明杰等认为，亚健康按身体的组织结构和系统器官可分为神经精神系统、心血管系统、消化系统、骨关节系统、泌尿生殖系统、呼吸系统、特殊感官等亚健康状态。

3. 以症状表现特征为基础

谢雁鸣等采用探索性因子分析的方法分析亚健康状态人群的症状特点，结合医学知识，将亚健康归纳为心理型、疲劳型、睡眠型、胃肠型、体质型、疼痛型和其他型共 7 个亚健康亚型。

何裕民等基于制定亚健康量表的调查研究，认为亚健康可分为多症状性亚健康、无症状性亚健康、单一症状亚健康。

4. 其他分类法

王利敏等依据体质学说将病理性体质者所处的亚健康状态分为：脾、心、肺、肝气虚型及肝郁型、瘀阻型、痰湿型、内热（实热与虚热）型、脾肾阳虚型。

从混沌学角度，有学者按程度、时相、状态将亚健康分为：①健康态及亚健康态；②潜病态；③前病态；④转变态；⑤衰变态。

第二节　亚健康学的中医理论基础

未病的概念由来已久，“治未病”是几千年来中医学重要的防治思想。亚健康是近年来随着社会的发展，人们对健康水平要求的提高而提出的概念。现代人们对亚健康研究的重视程度逐步提高，在全民健康促进的主题之下，日益强调亚健康预防及慢性非传染性疾病危险因素的管理和控制，这些都与中医学的“治未病”思想不谋而合。

一、“未病”的概念

治未病的学术思想贯穿于整个中医治疗学中。“治未病”的概念最早出现于《黄帝内经》，在《素问·四气调神大论》中提出：“是故圣人不治已病治未病，不治已乱治未乱，此之谓也。夫病已成而后药之，乱已成而后治之，譬犹渴而穿井，斗而铸锥，不亦晚乎。”这里的“未病”可以理解为没有疾病的一种状态。

《素问·阴阳应象大论》云：“故邪风之至，疾如风雨，故善治者治皮毛，其次治肌肤，其次治筋脉，其次治六腑，其次治五脏。治五脏者，半生半死也。”外邪侵袭人体是由表入里，由轻到重，步步深入的，其传变的一般顺序依次是皮毛、肌肤、筋脉、六腑、五脏。传至五脏，终至难治。所以感受外邪必须早期诊断，早期治疗。

《素问·刺热》说：“肝热病者左颊先赤，心热病者颜先赤，脾热病者鼻先赤，肺热病者右颊先赤，肾热病者颐先赤。病虽未发，见赤色者刺之，名曰治未病。”这里的未病是指病发之初，病情轻浅，症状轻微，易于被忽视。文中以面色改变为例，言简意赅地提示病情初发就要给予治疗，以免延误病情，失去最佳治疗时机。

以上两则都告诫我们，治病必须早期及时抓住取胜时机。

《灵枢·逆顺》曰："上工刺其未生者也，其次刺其未盛者也，其次刺其已衰者也……上工治未病不治已病。"这段文字的主要用意是强调疾病发生之时应及时祛除邪气，而不要等到邪盛正虚、病情危重时再予治疗。最后点明"上工治未病不治已病"，可以看出以上所说的"未病"，是指疾病已经出现萌芽或刚刚发生时，或某种疾病处于稳定期或缓解期时，应积极给予治疗，用药力攻伐邪气，扶助正气，使正盛邪衰，能收到较好的效果。

《黄帝内经》作为中医学的早期经典著作，在最早提出"未病"概念的同时，对其含义已经认识颇深。从没有疾病时的养生保健，到疾病萌芽阶段的早期诊断与治疗，再到发生疾病时的治疗原则，以及对疾病瘥后的调摄，预防复发的方法，均作了系统的论述和讲解。书中用"圣人""上工"来比喻具有高度修养的医学理论家和临床家，反复论证"治未病"的重要性，如"上工救其萌芽""上工刺其未生者也，其次刺其未盛者也"等，体现出善治未病的医生是高明的医生。这种医学思想一直指导着中医的临床实践，并逐渐被世人所认可。

二、"未病"的含义

继《黄帝内经》之后，历代医家在临床实践过程中，进一步认识到"治未病"的重要意义，丰富了对"未病"的认识。认为"未病"是对人体处于无疾病状态、有疾病的先兆状态、已病的早期状态和疾病初愈未复发状态的高度概括。这些方面均可从古代文献的论述中找到依据，具体如下：

1. 无疾病状态

无疾病是对"未病"最直观的理解，从《黄帝内经》开始人们就注意到无疾病时"治未病"的重要意义。现阶段没有疾病并不意味着以后也没有疾病，只有通过养生保健，如顺应四时、调畅情志、起居有常、饮食有节等，才能保持这种状态，此谓"治未病"。如《素问·上古天真论》中记载：黄帝听说上古时代的人能够健康地活到一百岁，请教岐伯其原因何在。岐伯对曰："上古之人，其知道者，法于阴阳，和于术数，食饮有节，起居有常，不妄作劳，故能形与神俱，而尽终其天年，度百岁乃去。"意思是要懂得养生之道才能够保证形体与精神都很健康，不仅可以预防疾病，而且可以延年益寿，活到天赋的自然年龄。并进一步指出："今时之人不然也，以酒为浆，以妄为常，醉以入房，以欲竭其精，以耗散其真，不知持满，不知御神，务快其心，逆于生乐，起居无节，故半百而衰也。”指出没有疾病的人如果不遵守养生之道，也会很快出现疾病或衰老，不能尽享天年。

同时，人们已经认识到，所谓健康，除了躯体无疾病外，还包括精神方面也要健康。如《灵枢·百病始生》说：“喜怒不节则伤脏。”《素问·上古天真论》让人们“美其食，任其服，乐其俗”，调畅情志，淡泊名利，保持心情愉快。

2. 有疾病的先兆状态

中医学认为，人体的脏腑是互相关联的整体，五脏与六腑之间、体表五官九窍与脏腑之间、经络与脏腑之间均有相关或络属关系，故脏腑病变可以从体表、经络等表现出来，如《黄帝内经》所述“肝热病者，左颊先赤”，所以在出现类似面赤等先兆之时，就应给予治疗。

《素问·阴阳应象大论》云：“故邪风之至，疾如风雨，故善治者治皮毛，其次治肌肤，其次治筋脉，其次治六腑，其次治五脏。治五脏者，半生半死也。”这是强调疾病的传变有其轻重变化过程，因此在病情轻浅阶段应当仔细检查，及早治疗，如此才能使之尽快恢复健康。

3. 未发生传变或已病的早期状态

古代医家认识到，疾病有一个由轻到重的演变过程，应及时、及早治疗，防止疾病加重、传变或复发。对于已病的早期阶段，未发生传变的脏腑或未受邪之地均属于未病。

《难经》首先提出了未发生传变的脏腑属于未病。《难经·七十七难》曰：“所谓治未病者，见肝之病，则知肝当传之于脾，故先实其脾气，无令得受肝之邪，故曰治未病焉。”意思是肝已经患病，临床易导致脾病，中医谓之“肝木乘脾土”。在肝病存在、脾脏处于无病状态之时，应当用健脾之法，即培土抑木，健脾疏肝，以防止脾病的发生，避免肝脾同病而加重病情。

西医学研究也证实，疾病发生后若不给予及时治疗，必然会引起机体其他脏器功能发生病理性改变而造成更大的危害。故在未传变阶段，若能辨明病因，把握疾病发展的大势，采取相应的治疗措施，顺应并诱导机体正气的功能，防止疾病由一个部位向另一个部位传变，侵犯未病的部位，以求稳中取胜。

继《难经》之后的医家发展了这种理论，张仲景在《伤寒论·伤寒例第三》中指出：“凡人有疾，不时即治，隐忍冀差，以成痼疾……若或差迟，病即传变，虽欲除治，必难为力。”强调治未病就是要在疾病的早期及时治疗，一旦拖延时日，就会使病情加重，或成痼疾，或发生传变，再治疗就十分困难。还提出“安内攘外，截断病传”，即先安未受邪之地，以截断病传。疾病的过程是邪正斗争的过程，治疗的目的就是祛邪扶正，控制疾病的发展，使之向愈。依据病势和脉症预测其发展趋势，预先采取有效措施，增强抗病能力，使体内未受邪之处不受病邪侵袭，截断疾病的传变。

清代名医叶天士对于“既病防变，先安未受邪之地”研究颇深。温病属热证，病程发展具有明显的阶段性，邪可由卫分到气分、到营分、到血分传变，涉及上焦心肺、中焦脾胃、下焦肝肾的病机变化。故邪在卫分，则气、营、血分为“未病”；邪在上焦，中、下焦为“未病”。

4. 疾病愈后未复发状态

疾病初愈，正气尚虚，邪气留恋，机体处于不稳定状态，机体功能还没有完全恢复。此时若不注意调摄，不仅可使病情复发，甚者可加重而危及生命。故疾病初愈未复发状态属中医未病阶段。

《素问·至真要大论》曰：“谨守病机，各司其属，有者求之，无者求之，盛者责之，虚者责之，必先五胜，疏其血气，令其调达，而致和平，此之谓也。”意思是推求邪气是否存留，仔细研究实证还是虚证，一定要先分析五气中何气所胜，然后疏通其血气，使之调达舒畅，就可以巩固这种平衡，避免疾病的复发。可见当时人们对防止疾病复发已经有了较深刻的认识。

《黄帝内经》之后对这种状态的认识更加深入。张仲景认为病复有食复、劳复、复感之分，指出饮食不当、劳累过度会引起疾病复发。《伤寒论》于六经病篇之后设有“辨阴阳易差后劳复病脉证并治”，指出伤寒热病新愈，正气未复，脏腑余邪未了，气血阴阳未平，若起居作劳，或饮食不节，就会发生劳复、食复之变。这是告诫人们应该忌房事、慎起居、节饮食、勿作劳，做好疾病后期的善后治疗与调理，方能巩固疗效，防止疾病复作，以收全功。

三、亚健康中医理论源流

亚健康状态，亦称第三状态，指的是人体偏离了健康状态，但尚未达到疾病状态的中间状态，这种状态下机体的功能出现了轻度紊乱和失调。对亚健康阶段重视与否及其处理得当与否，关乎机体是向健康状态转变还是向疾病状态发展。因此，关注亚健康状态对于医患双方，对保健与医疗均可起到事半功倍之功。尽管亚健康状态是近年医学界提出的新概念，反映了医学目的由重视疾病向重视健康转变的现代预防医学新观念，但这一预防思想的孕育却是由来已久的。

1. 导源于《黄帝内经》

亚健康状态的预防思想导源于《黄帝内经》的治未病学说。亚健康在古代称为“未病”，其隐含的预防思想散见于各家的学说当中，而真正作为一种学术思想，奠定了中国古代预防医学理论的，则首推中医基础理论之鼻祖——《黄帝内经》的“治未病”学说。

《黄帝内经》中的治未病思想散见于各篇，尤以《素问·四气调神大论》表述得最为直接与明了，曰：“是故圣人不治已病治未病，不治已乱治未乱，此之谓也。夫病已成而后药之，乱已成而后治之，譬犹渴而穿井，斗而铸锥，不亦晚乎。”可见，对“未病”之前的“亚健康状态”进行预防与调治，其思想理论源于《黄帝内经》。该书中还阐述了对亚健康状态的早期预防和早期治疗思想，如《灵枢·官能》谓：“是故上工之取气，乃救其萌芽；下工守其已成，因败其形。”“萌芽”即亚健康阶段，“救其萌芽”才是高明的医生所为。若怠之慢之，“守其已成”才施治，却往往“因败其形”而收效不佳。故不知预防和调理，只待病之“已成”才医治者，《黄帝内经》成书时期即已意识到此为“下工”之举。因此“救其萌芽”的预防思想是早已被倡导的。

《黄帝内经》不仅积极宣扬“不治已病治未病”“救其萌芽”的“治未病”学说，还对“治”与“救”的方法提出了一些颇具纲领性的指导原则。在养生方面，《素问·上古天真论》云：“恬淡虚无，真气从之，精神内守，病安从来。”主张思想上要“美其食，任其服，乐其俗”“内无思想之患，以恬愉为务，以自得为功，形体不敝，精神不散，亦可百数”，强调了除躯体保健要在“未病”与“萌芽”之间即予以调治外，精神上同样要保持健康，保养真气。其核心思想是要求人们能保持“恬淡虚无”的境界，以求得“精神内守”，具体原则为“无思想之患”，以追求一种淡泊的心境，“美其食，任其服，乐其俗”以适应社会，保持一种“恬愉”的心情，从而使心身合一，形体不蔽，精神不散，使个体达到身体、精神与社会适应上的完满状态，保持在健康的最佳状态之中。此与世界卫生组织要求的健康是保持身体、心理与社会适应达到完好状态的核心思想是一致的。在生活方式上，《素问·上古天真论》告诫人们要“起居有常，不妄作劳”，提醒人们不良的生活方式可引发疾病，有碍健康。在针灸临床上，《灵枢·逆顺》曰："上工刺其未生者也，其次刺其未盛者也，其次刺其已衰者也，下工刺其方袭者也，与其形之盛者也……故曰上工治未病，不治已病，此之谓也。"指的是对于针灸师而言，高明的医生也应着眼于"未生"的亚健康阶段进行针刺治疗与调理。在食疗方面，《素问·脏气法时论》中有云："毒药攻邪，五谷为养，五果为助，五畜为益，五菜为充""气味合而服之，以补精益气"，强调了食疗的重要作用，提示"未病"的亚健康状态应充分发挥各种食物的疗养作用。

秦汉时期的中医经典著作《黄帝内经》中虽无"第三状态""亚健康状态"等表达形式，却已勾勒出了"不治已病治未病""救其萌芽""精神内守""不妄作劳""气味合而服之""刺其未生"等防患于未然的预防医学轮廓，奠定了中医学的预防理论基础，为开展亚健康的防治与研究提供了理论依据。书中谆谆告诫后人"病已成而后药之，乱已成而后治之，譬犹渴而穿井，斗而铸锥，不亦晚乎"，提醒世人关注预防、调理、养生与保健的重要性，可谓寓意深长。值得欣慰的是"第三状态""亚健康状态"等医学概念的提出，恰使古人这种预防思想得以延续和发扬，在当今中西医诊疗技术日趋规范的大趋势下，必将引发一场从防病到改善亚健康状态的预防医学革命，必将为传统医学"治未病"学说及方法赋予新的时代特色。

2. 后世医家的继承发挥

《黄帝内经》之后，历代医家对防患于未然的治未病思想多有继承和发挥，使中医预防医学理论不断充实，也使得中医的预防思想得以不断延续并日渐受到推崇。在《难经》中，已将《黄帝内经》的"未病先防"之"预防说"发挥为"既病防变"之"防变说"，为切断疾病传变、早期治疗开了先河。

《难经·七十七难》曰："所谓治未病者，见肝之病，则知肝当传之于脾，故先实其脾气，无令得受肝之邪，故曰治未病焉。中工者，见肝之病，不晓相传，但一心治肝，故曰治已病也。"如果说《黄帝内经》侧重于亚健康状态的调治，那么《难经》就可谓是更侧重于前临床状态的调治了，其目的都是阻止疾病的发生与发展。

汉代张仲景在《金匮要略·脏腑经络先后病脉证》中云："若人能养慎，不令邪风干忤经络，适中经络、未流传脏腑即医治之。四肢才觉重滞，即导引吐纳，针灸膏摩，勿令九窍闭塞""无犯王法，禽兽灾伤，房室勿令竭乏，饮食节其冷热苦酸辛甘，不遗形体有衰，病则无由入其腠理。”这是从养生、保健、规范生活方式以及临床早发现、早治疗等多方面阐释了“不遗形体有衰”的亚健康预防思想与预防措施。

唐代孙思邈在其《备急千金要方》中说：“夫欲理病，先察其源，候其病机。五脏未虚，六腑未竭，血脉未乱，精神未散，服药必活；若病已成，可得半愈；病势已过，命将难全。”从预后的角度强调了在亚健康阶段调治的重要性。

宋代成无己《注解伤寒论》也强调：“凡作汤药，不可避晨夜，觉病须臾，即宜便治，不等早晚，则易愈矣。”元代陈直、邹铉所著《寿亲养老新书》则更注重日常的养护，曰：“摄养之道，莫若守中实内，以陶和将护之方。须在闲日，安不忘危。”“春秋冬夏，四时阴阳，生病起于过用，五脏受气，盖有常分，不适其性而强之，为用之过耗，是以病生。”

明代张介宾《类经·针刺类》曰：“救其萌芽，治之早也。救其已病，治之迟也。早者易，功收万全；迟者难，反因病以败其形，在知与不知之间耳，所以有上工下工之异。”徐春甫在《古今医统大全·翼医通考·慎疾慎医》中强调：“圣人治未病不治已病，非谓已病而不治，亦非谓已病而不能治也。盖谓治未病……则成功多而受害少也。惟治于始微之际，则不至于已著而后治之，亦自无已病而后药之。今人治已病不治未病，盖谓病形未著，不加慎防，直待病势已著，而后求医以治之，则其微之不谨，以至于著，斯可见矣。”这是将《黄帝内经》治未病的预防思想进行发扬，告诫后人应当注意养生，防止疾病发生，一旦疾病发生应早期治疗，这是治未病的实质所在。

清代石寿棠在《医原·内伤大要论》中阐述了亚健康心身失调状态形成的病因病机，曰：“劳力者伤气……劳则气耗是也……若劳心者伤神，又重于劳力伤气者也，或卷牍烦剧，或百计图谋，心神无片刻之静，心体无安养之时，由是君火内沸，销铄真阴，不但伤神，并能伤精……更有七情伤神之辈，为害尤甚。”徐大椿《医学源流论·防微论》记载：“病之始生浅，则易治；久而深入，则难治……故凡人少有不适，必当即时调治，断不可忽为小病，以致渐深；更不可勉强支持，使病更增，以贻无穷之害。此则凡人所当深省，而医者亦必询明其得病之故，更加意体察也。”又从医患双方强调了忌小患成疾、重防微杜渐的重要意义，也蕴涵了重视亚健康、重视预防的现代预防医学思想。

1992 年宋为民、罗金才在总结前人对“治未病”理论研究和医疗实践的基础上著《未病论》。作者在前言中谓：著作暂称为“未病论”，希望它将来发展成“未病学”，以适应即将到来的健康大趋势的需要。1999年祝恒琛主编的《未病学》面世，将该理论又推进了一大步，标志着未病学的形成。未病学成为以传统中医理论和中医治未病理论为基础，多学科交叉的西医学的独立分支，未病学的建立是医学自身发展的需要。2005年龚婕宁、宋为民主编的《新编未病学》出版，该书在总结以往研究成果的基础上，从新的视角出发，以中医基本理论立论，用现代科学知识剖析，深入阐述了未病学的科学依据、研究方法，并通过未病学的临床实践，深入阐述了未病学的科学依据、研究方法，并通过未病学的临床实践，揭示了未病的多种形态，探讨了治未病的具体方法，使中医治未病理论具有更高的科学性、系统性和实用性。

综上所述，亚健康在传统中医学不断发展的历史进程中，始终被历代学者和医家所重视和推崇，其“治未病”“治其未成”“刺其未生”“救其萌芽”等重视预防保健的医学思想，不仅代代相传，而且代有发挥，可以说对亚健康状态的关注是源远流长的。

四、中医学在亚健康领域的优势

中医学在亚健康领域具有得天独厚的优势。

1. 在理论上的优势

中医学以“天人相应”“形神合一”“治未病”所体现的整体观为基础，从实践中建立起一套以整个机体状态偏离程度作为判断根据的整体性治疗体系，用“阴阳五行”解释人、社会、环境之间的关系，符合现代生物－心理－社会医学模式观点。

（1）“天人相应”的整体思想为亚健康的病因病机理论奠定了基础：当西医学正举步维艰地从单纯生物医学模式过渡到现代生物－心理－社会医学模式的当下，传统中医学早已为中医调治亚健康状态铺设好了一个宽阔的平台，创造了优势。

（2）“形神合一”论为构建亚健康治疗学提供了理论依据：中医学认为人的精神活动与人的形体密不可分，互相依存。五脏气血是精神魂魄生成的物质基础，形是神的载体，神为形的主宰，二者相互依存，不可分割。中医学“形神合一”理论和心身统一思想为中医学调理亚健康状态奠定了稳固的理论基础，其“治神以形，治形以神”的辨证思路，能很好地弥补现代临床心理学在实际应用上的诸多不足。

(3)“治未病”的预防学思想为亚健康调理指明了方向：中医“治未病”概念是既病防变，防病发展。严格来说，亚健康状态属于中医学的疾病前期状态的范畴，对于亚健康者，中医根据疾病的发展传变规律，采取相应措施，先治其未受邪之地，防止疾病的进一步发展。

2. 在诊断治疗学上的优势

中医学对人体的认识论、方法论区别于西医学的最显著点，就是注重研究人体的功能反应状态。西医学所着眼的重点是治“病”，而中医学所着眼的重点是不同的生理反应类型（体质）与病理反应状态（证型）。中医既重视疾病的共性，也重视人的个体差异，既治“病”，更治处于自然和社会中的“人”。中医通过望、闻、问、切，对就诊者所有不同于健康状态的细微处，在反应和表现上进行归纳、分析，运用自己独特的理论体系判断阴阳、气血、脏腑所偏，并应用相应的治疗手段和药物进行纠偏，以使其重回“阴平阳秘，脏腑气血调和”的健康状态。

中医体质学说的应用，更加丰富了亚健康预防和调理的内涵。体质是由先天遗传和后天获得所形成的，在形态结构和心理状态方面固有的、相对稳定的个体特性。亚健康状态是心理、生理、社会三方面因素导致的机体在精神、神经、内分泌、免疫各方面的整体协调失衡、功能紊乱，体质因素与亚健康状态的发生具有明显相关性，也是影响亚健康状态发展及转归的一个重要内在因素。中医体质学说是以中医理论为主导，研究各种体质类型的生理、病理特点，并以此分析疾病的反应状态以及病变的性质和发展趋向，从而指导预防和治疗的学说。体质是影响疾病发生发展的关键因素，是相关疾病发生的主要物质基础，某些体质具有发生相关疾病的倾向性。因此在未病之先，可以根据个体体质的不同进行辨证，早期给予相应的中医药调理，以帮助阻断亚健康状态向疾病状态发展。

中医辨证论治思维能有效地指导临床对亚健康状态的诊断和调理。亚健康状态缺乏明确诊断为“某病”的理论依据，它实际上是机体生理活动规律失常的综合表现，是各种还未达到器质性改变的功能性变化，是人体身心整体调节异常的功能反应状态。因此，以具体的“形态结构学”为基础、以单纯的“生物性疾病”为研究对象、以数字化的检验资料为诊疗依据的西医学，很难把握亚健康状态的诊治规律。中医诊疗方法学以整体观念为指导，以辨证论治作为其中心思想，其有别于西医学最显著的特点，就是注重研究人体的功能反应状态。用中医学的辨证论治思维去研究及处理亚健康状态，有着概念上性质吻合的优势，使无论诊断或调理都同样具备灵活性，可动态地把握亚健康状态不同阶段的病理发展，适当地运用相应的预防及调理手段，能“对症下药”，达到“谨察阴阳所在而调之，以平为期”的目的。

中医治疗方法多种多样，能灵活体现综合调理亚健康状态的理念。亚健康状态的临床表现形形色色，复杂多变，也因社会环境、文化差异、家庭背景、教育程度、年龄、性别等不同因素而有所不同。中医学针对不同情况有着极其丰富的调治方法，面对亚健康状态预防需求及调理上的广谱需求可谓游刃有余。

综上所述，中医学在对亚健康状态本质的认识以及诊断调理方法等方面较西医学具有全方位的优势。加强中医学在亚健康领域的研究，使中医学调理亚健康的独特优势得以发挥，将为人类的卫生保健事业谱写新的篇章。

五、治未病思想在中医儿科的临床应用

1. 外感病防传变

如小儿风热感冒易夹痰、夹滞、夹惊，可出现咳嗽、呕吐、泄泻，甚至痰壅抽搐等症兼见。用药要“既病防变”，抓住外感夹食滞、痰饮、惊的病机，早用有针对性的治法。

素为“纯阳之体”的患儿如外感六淫之邪，易从热化火，热邪易伤津耗阴，所以用药多加用养阴生津、苦寒清热、滋阴降火之石斛、芦根、青蒿、地骨皮等；小儿热极易化火生风，既往有抽搐病史的发热患儿如见神情恍惚，应及早加用镇肝潜阳、熄风止痉之品，常取羚羊角粉、僵蚕、地龙、青黛等，以防传变。

小儿哮喘多属肺脾不足，痰饮留伏是其反复发作导致迁延不愈的病理关键，缓解期用补益肺脾的培土生金法治疗，能有效减轻其发作程度，减少发作次数，以达到“防微杜渐”的效果。“冬病夏治”的贴敷疗法是在阳气旺盛之时取辛温香燥之药，以散“宿根”之邪气，清肺中之寒饮，使正气复、阳气旺而旧病不发，即“未病先防”。

2. 急性热病卫气同治，气分早下，“三宝”早用，气、营、血三联治疗

小儿由于脏腑柔弱，患温热病容易出现逆传，即邪入卫分后，不经气分，

直接进入营分、血分。“温邪上受，首先犯肺，逆传心包”为其暴发形式，在儿科更应重视。在辛凉解表、清热泻火时合用凉血解毒法，可使热邪由里达表外出，营血分热透转气分，通过清解气分之热，使表邪轻宣而出。临床未见舌质红绛、斑疹隐隐，即可予透营转气之药，使血热外出，临床常取淡豆豉、生姜等轻宣风热；淡竹叶、芦根、栀子等清热泻火；金银花、连翘、蒲公英、大青叶等凉血解毒。卫气同治，下不厌早，仅见发热、不恶寒、口渴、咽喉肿痛、尿黄、便干数日一行、舌红苔黄者，即可使用通腑泻热法。早用三宝，甚至“气营血”三联同治，只要患儿高热不退，神疲、舌红，或时有谵语，就应早用紫雪丹甚至安宫牛黄丸，能防温热病邪内陷心包。

3. 重食积，通肠腑，保健康

小儿常因食积的存在而导致多种疾病发生。《黄帝内经》提出：“饮食自倍，肠胃乃伤”。李东垣《脾胃论》指出：“内伤脾胃，百病由生。”《景岳全书·小儿则总论》云：“盖小儿之病，非外感风寒，则内伤饮食。”由此可见，小儿易产生食积，伤及脾胃，从而变生他病。

小儿食积常导致食积发热、食积咳嗽、小儿口臭、口疮、乳蛾、小儿夜啼、癫痫、高热惊厥、小儿吐泻、腹痛、便秘、小儿厌食、贫血、营养不良等病症。当食积伴他症时，宜消食导滞和他症同时治疗，多取效更速，并能减轻或预防他症的发生。

4. 重养胎保育与调护，防杂病时病

从北齐徐之才提出“逐月养胎法”到初生婴儿及时清除腹中秽物，“俗以黄连汁压之”以清解胎毒，无不体现治未病的思想。当今强调的药物毒副作用和药源性疾病，四时调护重视“天人合一”的思想，“人以天地之气生，四时之法成”的整体医学观，因时、因地、因人制宜防病治病，均为治未病思想的延伸和发展。如“春夏多湿”“秋冬多燥”导致春秋季节小儿易患感冒，如果在春天对舌苔白厚腻湿重体质的小儿施以健脾利湿之剂，秋天对舌红苔黄少津肝热体质的小儿施以养阴平肝之剂，能显著减少其发病率。在小儿生长发育的过程中，当临床见到食积、厌食、疳证、五迟、五软、痴呆等病症，应见微知著，“救其萌芽”，多见效迅速。如过去认为“不治之症”的小儿脑性瘫痪，在早期6个月前出现中枢性协调障碍表现时，能及早干预治疗，多可获得满意的康复效果，可见“治未病”思想在儿科医疗中的重要性。

第二章　中医儿科学基础知识

第一节　小儿体质特点及生长发育

小儿为少阳之体，有其自身体质特点，随着生长发育，形成不同年龄阶段的体质特征。

一、少阳学说与体质学说

（一）少阳学说

少阳学说源于《黄帝内经》的阴阳学说。小儿“体禀少阳”学说源于明代万密斋，他在《育婴秘诀·五脏证治部论》中云：“春乃少阳之气，万物之所以发生者也。小儿初生曰芽儿者，谓如草木之芽，受气初生，其气方盛，亦少阳之气方长未已。”少阳在天，象征着东方，在季节上象征着春季；在人体象征着少火，少火即是人体生命之源，维系着小儿生生之气；在脏象征着肝，在腑象征着胆；在植物则象征着茸芽。此即《素问·阴阳应象大论》所云“少火生气”之意。小儿初生如草木方萌，时刻都处于不断的生长发育中。

清代张锡纯在《医学衷中参西录》中提出：“盖小儿虽为少阳之体，而少阳实为稚阳。”故此，现代著名儿科学家刘弼臣教授根据万密斋、张锡纯等医家的学术思想，结合自身对小儿生理病理的深刻理解，提出小儿少阳学说，并倡导用少阳学说涵盖“纯阳”和“稚阴稚阳”的观点。少阳学说突出显示了小儿时期生理上生机蓬勃、发育迅速的一面，也显示了其脏腑娇嫩、形气未充的一面。

少阳学说具体包括以下五方面内容。

1. 少阳学说的基础是阴阳学说

中医学认为阴阳相互依存。《素问·生气通天论》云："阴平阳秘，精神乃治。阴阳离绝，精气乃绝。"成人如此，小儿亦然。故《素问·宝命全形论》云："人生有形，不离阴阳"，小儿出生之后就存在着自身的阴阳平衡。

少阳学说强调小儿时期是处于一种连续的、以阳气为主导的螺旋式上升状态的阴阳平衡。旧的阴阳平衡被不断生发的阳气所打破，阴液随之迅速跟进，又形成新的阴阳平衡，从而使旧的阴阳平衡不断被新的阴阳平衡所取代。这种螺旋上升式阴阳平衡的不断更迭和替换构成了小儿生长发育的全过程。

小儿阴阳平衡更迭和替换不是匀速进行的，小儿时期阴阳平衡更迭的速度主要决定于阳气的生发速度，阳气旺盛，生发得快，则阴液的生长速度也快。小儿时期阴阳平衡更迭的速度时快时慢，具有一定规律性，如此便形成了小儿生长发育的规律，即年龄越小，生长发育越快。这种特点尤其在3岁以前的小儿表现得尤为突出。

2. 少阳学说理论的核心是"少阳为枢"

《素问·阴阳离合论》云："厥阴之表，名曰少阳，少阳根起于窍阴，名曰阴中之少阳。是故三阳之离合也，太阳为开，阳明为阖，少阳为枢。"《素问·阴阳类论》云："一阳者，少阳也。"王冰明确地注曰："阳气未大，故曰少阳。"枢是机枢、枢纽之意，重点强调"动"。

少阳与少阴同样具有转枢之意。小儿为"纯阳之体"，是以阳气为主导的阴阳平衡，故此小儿少阳学说更强调"少阳为枢"。根据中医学阴阳互根、相互为用、相互依存，以及独阳不存、孤阴不长的阴阳理论，小儿出生后在自身阴阳平衡不断更迭和替换的过程中，其首要因素是"阳"，而"阴"相对于"阳"始终处于从属的地位。阳气的生发、枢转、变化带动着阴液的生发、枢转和变化，亦即"少阳之枢"带动了"少阴之枢"转枢，二者相辅相成，密切相关。

3. 少阳学说涵盖了"纯阳学说"与"稚阴稚阳学说"

少阳学说强调阳气占主导地位的阴阳平衡，体现了"纯阳学说"中小儿生机蓬勃、发育迅速、生机盎然、修复能力极强的生理特点，又指出了小儿阳气虽盛，但尚稚嫩和不足，这也就包含了“稚阴稚阳学说”所谓的脏腑娇嫩、形气未充的生理特点。

少阳学说既避免了“纯阳学说”对小儿阳气稚嫩阐述不足的缺点，也避免了“纯阳学说”易被误解为“纯阳无阴”的谬误。同时，少阳学说还避免了“稚阴稚阳学说”对小儿生机蓬勃、发育迅速、机体自身修复能力较强的生理特点阐述不足的缺点。

综上所述，少阳学说把“纯阳学说”和“稚阴稚阳学说”对立统一为一体，真实而又全面地阐述了小儿体质特点，更加客观反映了小儿生理与病理特点，将中医儿科基础理论发展到一个新的高度。

4. 少阳学说体现了小儿生长发育的特点

《灵枢·本输》云：“少阳属肾”。肾者，为真阴真阳之所在，主骨生髓。《素问·上古天真论》曰：“女子七岁，肾气盛，齿更发长。二七而天癸至，任脉通，太冲脉盛，月事以时下，故有子……丈夫八岁，肾气实，发长齿更。二八，肾气盛，天癸至，精气溢泻，阴阳和，故能有子。三八，肾气平均，筋骨劲强，故真牙生而长极。”说明少阳根于肾而与小儿生长发育密切相关。

万氏《幼科发挥·五脏虚实补泻之法令》曰：“肝常有余……盖肝乃少阳之气。儿之初生，如木方萌，乃少阳生长之气，以渐而壮，故有余也。”肝者，象征着东方，象征着春天，主少阳之气，为生发之始，为有余之脏，称为“肝常有余”。因此，少阳与肝密切相关，亦为小儿生长发育之主。

5. 少阳学说客观地反映了小儿的病理特点

小儿“体禀少阳”，在病理上也有其自身特点，如小儿阳证、表证、热证、实证所占的比例明显高于成人；且发病容易，传变迅速，易虚易实，易寒易热，变化多端；若治疗得当，亦可迅速好转康复。

综上所述，少阳学说高度概括了“纯阳学说”和“稚阴稚阳学说”，全面地体现了小儿的生理与病理特点。

《素问·宝命全形论》云：“人生有形，不离阴阳。”《素问·生气通天论》又云：“阴平阳秘，精神乃治。阴阳离绝，精气乃绝。”小儿自从离开母体，就开始了自身阴阳平衡的过程。人体的阴阳变化与“天癸”密切相关，阳气随着“天癸”来临之前和到来，以及“天癸”的离去，其盛衰变化的阶段性十分明显。小儿“天癸”未至，阳气旺盛而又稚嫩，形成“阳生阴长”的“少阳”体质；青壮年随着天癸来临，阳气强盛，阴液充盈，形成“阴平阳秘”的“太阳”体质；老年人随着“天癸”消退，形成“阳气不断衰微，阴液不断衰减”的“夕阳”体质。以上谓之“三阳学说”，全面地反映了人一生以阴阳为主体的体质变化核心。“三阳学说”所反映的阴阳变化与临床生理病理密切相关，这在小儿阶段表现尤为突出，特别与精神状态与精神疾病关系更为密切。

小儿体禀“少阳”，其阴阳平衡不同于健康青壮年稳定的阴阳平衡。小儿与老人的阴阳平衡都是处于不稳定的状态，二者不稳定的区别在于老年人的阴阳平衡是随着阳气逐渐衰微，阴液也随着不断衰减的不稳定状态；而小儿的阴阳平衡是处于阳气不断生发，阴液随之不断补充的阴阳平衡。老年人为“夕阳”，正如俗话所说“夕阳无限好，只是近黄昏”；儿童则恰恰相反，体禀少阳，好像早晨初升的太阳，生机盎然，活力充沛，处于不断的生长发育状态，这是儿童不同于其他人群的最显著的区别。但是，儿童不稳定的阴阳平衡也有其不利的一面，一旦调护失宜，受到某种刺激，即容易发生阴阳平衡失调而出现病态。

（二）儿童体质学说

人以阳气为要，小儿者，一阳也。俗语云“一阳复始，万象更新”。阴者，与阳相伴，依阳而生，伴阳而长。独阳不生，孤阴不长。阴阳互根，相互依存，互相为用。儿之初生，阳之始生，阴随而长，阳生阴长，构成小儿时期身体生长发育的基本体质特征。

常见的小儿体质有十种类型，其中平和质为小儿正常体质，其他体质常见于亚健康状态。

1. 平和质

阴阳处于相对平衡状态，气血调和，体形匀称，体型健硕，发育正常，面色红润，毛发光泽，目光有神，呼吸和畅，唇色红润，精力充沛，心情愉悦，精力充沛，活泼好动，睡眠安稳，二便通畅。

2. 偏肺虚质

面色偏白，声音较低微，气息偏弱，皮肤容易出汗或干燥，鼻孔偏燥或偶有鼻塞流涕，偶有鼻出血，偶有夜眠打鼾，时感咽喉不适或干痒，胸廓扁平，易反复感冒，时有轻咳，舌质淡，舌苔白，指纹浮红，脉象多浮。

3. 偏脾虚质

形体偏瘦，肌肉松散，性情喜静，容易疲乏，懒于运动，面色微黄，口水较多，食欲稍差，偏食，大便偏溏，唇色、舌质、爪甲偏淡，舌体胖嫩，时有地图舌，指纹淡滞，脉象浮缓。

4. 偏肾虚质

身材偏小，毛发少泽，面色偏黑而少光泽，记忆力较差，气息低怯，腿脚偏软，不能久行，喜让人抱，小便偏多，舌胖嫩，指纹色淡或暗，脉沉迟。

5. 偏肝亢质

面色泛青，脾气暴躁，性情偏激，任性冲动，固执己见，夜卧欠安，时感口苦，偶有惊惕，或有磨牙，头屑偏多，头发油腻，面红目赤，大便色青，舌质偏青，舌苔薄黄，脉象偏弦，指纹色青。

6. 偏阳热质

面色红赤，性情亢奋，易于激动，活波多动，嬉笑话多，喜冷恶热，口渴喜饮，鼻干咽燥，口唇红赤，心烦意乱，时有梦话，夜卧不安，扬手踯足，小便短黄，大便偏干，吐舌弄舌，舌质干红，苔黄厚腻，脉数，指纹色紫。

7. 偏阴虚质

形体偏瘦，头发干枯少光泽，眼睛干涩，鼻腔微干，口唇偏干，口燥咽干，渴喜冷饮，时有盗汗，心烦多梦，性情急躁，活泼好动，皮肤干燥，手足心热，小便短黄，大便偏干，午后两颧潮红，舌质红少津少苔，指纹偏紫，脉象细数。

8. 偏怯弱质

性格内向，懦弱谨慎，缺乏自信，胆小易惊，睡中哭闹，梦中易惊，敏感多疑，畏缩不前，遇事优柔寡断，鼻周泛青，指纹青紫，舌淡苔白，脉多弦细。

9. 特敏质

皮肤瘙痒，皮肤一抓就红且易出现抓痕。反复皮疹，时打喷嚏，鼻塞流涕，时轻时重。每遇花粉等特殊物质则症状突然加重，甚则危及生命。

10. 特禀质

胎禀不足，素体虚弱，形体瘦弱，面色皖白，食欲不振，筋骨痿软，容易感冒；或存在体禀缺欠，先天畸形。

二、小儿的年龄分期

小儿生长发育是一个连续的过程，不能截然分开，但不同年龄阶段的小儿在解剖、生理、病理上都有明显的差异。在小儿生长发育过程中，对年龄进行分期可以更好地指导喂养和防治疾病。《备急千金要方》引《小品方》云："凡人年六岁以上为小，十六岁以上为少，三十以上为壮。"万密斋的《幼科发挥》曰："初生曰婴儿，三岁曰小儿，十岁曰童子。"近代中医儿科学主张分为以下七个阶段：

（一）胎儿期

从受精卵形成至小儿出生为止，共40周。《小儿药证直诀·变蒸》指出的"小儿在母腹中乃生骨气，五脏六腑成而未全"是对胎儿期生长发育特点的高度概括。

对胎儿的生长发育，王焘的《外台秘要》引崔氏论曰："小儿初受气，在娠一月作胚，二月作胎，三月有血脉，四月形体成，五月能动，六月筋骨立，七月毛发生，八月脏腑具，九月谷气入胃，十月百神备而生矣。"《小儿卫生总微论方》则云："一月如露，二月若桃花，三月形象成，四月男女分，五月脏腑具，六月筋骨全，七月魂生而动左，八月魄长而动右，九月三转身，十月足而生。"这种认识和现在所谓的"一月初具胎形，二月头面显现，三月骨架形成，四月男女可辨，五月毛发萌生，六月呼吸运动，七月眼裂分明，八九渐趋成熟，十月跃跃欲生"是基本一致的。胎儿是由母体的气血供养其发育所需，如《锦囊秘录》所说："氤氲之气方凝，赖母气以煦之，血以濡之，渐得长养成形。"胎儿发育的好坏与母体健康与否有极大的关系，孕妇疾病往往影响胎儿的发育。

胎儿的周龄即胎龄，又称妊娠龄。

临床上将胎儿期划分为以下3个阶段：

1. 妊娠早期

从受精卵形成至12周。受精卵从输卵管移行到宫腔着床，细胞不断分裂增长，迅速完成各系统组织器官的形成。4周末心脏开始跳动，8～10周时胎儿已基本形成，可分辨出外生殖器。此期是胎儿发育中十分重要的时期，各组织器官处于形成阶段，若受到感染、放射线、化学物质或遗传等不利因素的影响，可引起先天畸形甚至胎儿夭折。

2. 妊娠中期

自13周至28周（共16周）。此期胎儿体格生长，各器官迅速发育，功能日臻成熟。至28周时，胎儿体重约有1000g，肺泡发育基本完善，已具有气体交换功能，故临床往往以妊娠28周定为胎儿娩出后有无生存能力的界限。

3. 妊娠后期

自29周至40周（共12周）。此期胎儿以肌肉和脂肪增长为主，体重迅速增加。如果孕妇在妊娠中期和后期营养不足、发生免疫反应（如溶血病等）、接触放射线和化学毒物、吸烟、酗酒、心理创伤、感染、胎盘或脐带异常等，均可造成胎儿生长发育障碍和疾病，严重时可引起流产、早产或死胎。

（二）新生儿期

自胎儿娩出脐带结扎时开始至满28天（<28天）。这时期的特点是胎儿从母体内转到母体外生活，要适应新的环境，开始呼吸和调整循环，依靠自己的消化系统和泌尿系统摄取营养和排泄代谢产物。此期的新生儿形体上体重增加迅速，身高增长较快。

新生儿期不仅发病率高，死亡率也高，约占婴儿死亡率的1/3～1/2，尤以新生儿早期为高。有些疾病与胎内环境、分娩及护理有关。做好新生儿期的保暖、喂养、消毒隔离等保健工作，有助于降低新生儿期死亡率。

（三）婴儿期

从28天到1周岁为婴儿期，亦称乳儿期。这个时期的特点是生长发育特别迅速，周岁时的体重约为初生时的3倍，身长增加1.5倍。各脏腑功能日益发育和完善，但仍相对薄弱，尤其消化功能尚不完善。由于生长发育快，所以对营养物质需求量也特别多，易发生消化和营养紊乱，出现佝偻病、贫血、营养不良、腹泻等疾病。婴儿期体内来自母体的免疫抗体逐渐衰减，4个月时几乎消失殆尽，而自身免疫系统尚未完全成熟，此时卫外功能差，易受外邪侵袭；同时，由于神气怯弱，易内陷厥阴而抽搐惊厥，因而形成发病的高峰期。

（四）幼儿期

自1周岁至满3周岁。此期小儿体格生长速度减慢，但开始会走，活动范围增大，与周围环境接触增加，是语言、思维和适应外界环境能力迅速发展的时期。该期智力发育迅速，智慧增长较快，具体表现在语言、动作及思维活动上。由于与外界环境接触增多，而自身免疫功能尚很弱，对许多疾病尚缺乏免疫力，因此易患传染病。此时20个乳牙逐渐出齐，咀嚼能力增强。此期正处于由乳食为主向以饭食为主的食物种类过渡时期，若喂养不当、饮食失调，则易损伤小儿的脾胃功能而产生消化道疾病，甚则影响小儿的生长发育，导致其身高、体重均低于同龄儿童。在这个时期内由于思维迅速发展，而接触的新鲜事物越来越多，幼儿的新鲜感、好奇心特别强。但是由于缺乏知识和自身保护意识，所谓“初生牛犊不怕虎”正是对幼儿时期小儿的真实写照，因此易发生意外，如误食毒物、车祸、烫伤、摔伤等。因而要逐步正确地引导其认识客观世界，加强看护和教育；并继续做好预防保健工作，增加户外活动，多晒太阳，注意培养良好的饮食习惯和生活规律。

（五）学龄前期

自3周岁至6～7岁。此期小儿与外界环境及成人接触日渐增多，智慧发展迅速，求知欲望增强，智能发育增快，理解力逐渐加强，好奇多问，好模仿，愿意探索究竟，所以危险性更大，常因监护不周而发生意外，有时也可能造成破坏事件。

此时期的小儿语言功能日臻完善，可以较明确地表达自己的思维和感情，学习文字、图画及歌谣。故此期的小儿可塑性很强，应重视品德教育，培养他们爱劳动、讲卫生、爱集体、懂礼貌等优良的品质，做好入学前的德、智、体教育；还应特别重视书写姿势的培养，保护好视力；亦应注意口腔卫生，保护好牙齿；对于意外事故和中毒等也应注意加以预防。此时，小儿的免疫能力和抗病能力逐渐加强，虽仍易患传染病，但病情已然较轻。此期的小儿易出现由于细菌感染所发生的过敏反应性疾病，如肾炎、风湿热等。

同时，这个时期的小儿正处于贪玩的高峰期，常因贪玩影响饮食，出现饮食失调、饮食不节而患胃肠道疾病，如厌食、异食、食积等。同时，小儿由于缺乏卫生常识，饮食不洁，易患肠道传染病，如肠炎、痢疾等。所以应加强饮食调护和饮食卫生。

（六）学龄期（小学学龄时期）

自6~7岁至青春期（女12岁，男13岁）。这个时期泛指进入小学以后到青春发育期这段时间，男女有所不同。在此期内除了生殖系统外，其他系统、器官的发育已接近于成人。此期之末，脑的形态发育已达成人水平，智力发育更加成熟，抑制能力、综合分析能力均有进一步发展，可接受系统的科学文化知识学习。小儿身体处在新的生长发育阶段，与外界环境的关系更加复杂，更加多样化，是小儿人生观及思想品德从发展到形成的关键时期。因此，加强思想品德教育十分重要。也应加强其他方面的教育，使其在德、智、体、美、劳各方面得到全面发展。

此时期淋巴系统发育加速，因此扁桃体肥大及发炎屡见不鲜。乳牙全部更换，并长出除第2~3磨牙之外的全部恒牙。这个时期应注意矫正坐立的姿势，避免精神过度紧张，保证充足的营养、休息和睡眠，进行适当的体育锻炼，注意保护视力和牙齿，应经常注意小儿的情绪和行为，进行及时正确的教育和引导，使之适应学习环境和生活环境。

（七）青春期（少年期）

是由童年过渡到成年的发育阶段。此时体格发育首先加速，继而生殖系统发育成熟，第二性征逐渐明显。一般女童比男童发育约早2年，女童在13~18岁、男童在14~20岁进入青春期。但青春期的发育存在着个体、地区、气候及种族的差异，可提前或推迟2~4年。此时他（她）们与社会接触日益广泛和深入，易受外界影响，而且此时正是世界观形成的时期，对各种事物都十分敏感，都力图表现自己在家庭或社会中的存在，以求占有一席之地。因此，应注重加强思想道德教育，使其能真正分辨清什么是善良的、美好的，什么是罪恶的、丑陋的，引导他（她）们正确认识世界，树立正确的世界观和人生观。此期应加强道德品质教育与心理素质的培养，加强生理卫生和性生理方面教育，使身心得到健康的发展。

此期是从少年转变为成人的关键时期，生殖系统迅速发育成熟是本期的突出特点。由于性器官的发育成熟，女孩乳房隆起，月经来潮；男孩喉结显现，出现变音、长胡须、遗精，等等。因此，一方面要进行必要的性教育和生理卫生知识宣传，以便其正确认识自己身体的正常生理变化；另一方面还要预防女孩常见的良性甲状腺肿大、月经不规则、痛经、青春痘、痤疮，以及男孩出现乳房增大等疾病。

三、小儿生长发育规律与影响因素

小儿生长发育皆赖阳气的生发。小儿时期的阴阳平衡是处于以阳气为主导的螺旋式上升状态，这种阴阳平衡的不断更迭和替换不仅构成了小儿生长发育的全过程，而且体现了小儿生长发育的规律。

（一）小儿生长发育规律

1. 小儿生长发育的阶段性

在整个小儿时期，机体的生长发育是不断进行的，但也存在着明显的阶段性。早在先秦，我国古代儿科医家就已认识到这一点。在体格发育方面，除新生儿初期外，生后前半年内是生长最快时期，尤其是在前3个月。出生后半年生长速度减慢，到青春期又增快。

2. 生长发育由量变到质变

机体的生长发育是在量的增长过程中发生质的改变，在生长发育中表现出自上而下、由近而远，功能由低级到高级、由简单到复杂的过程。头部的生长发育早于躯干和四肢。在平衡与运动发育方面，先抬头，而后会坐、行走，也是自上而下。四肢的生长及功能的发育则先近端后远端，先会粗的动作，而后会做精细的动作。各个器官组织的生长和功能的分化都是由低级简单到高级复杂。

3. 各系统发育不平衡

脑的生长发育先快后慢，生殖系统发育先慢后快，皮下脂肪的发育是先快后慢，以后再稍加快，肌肉系统到青春期才开始迅速增长。在同一系统的各个器官生长发育也不一致，脑和脊髓的生长发育速度各不相同，运动和语言等的发育也不是平行的。

4. 生长发育的个体差异

生长发育的标准不是绝对的，不仅有一定的范围，而且有个体差异。在正常标准范围内，体格生长变异情况随着年龄而逐渐加大，到青春期后期则差异更大。因此，标准值不是绝对的、不变的，不可生搬硬套用数字来判断生长发育是否正常。

（二）体格发育

我国历代医家通过实际观察，积累和总结了许多有关小儿生长发育的经验。例如唐代孙思邈在《备急千金要方》中说："凡生后六十日瞳子成，能咳笑，应和人；百日任脉成，能自反覆；百八十日尻骨成，能独坐；二百一十日掌骨成，能匍匐；三百日膑骨成，能独立；三百六十日膝骨成，能行。此其定法，若不能依期者，必有不平之处。"这种描述与现在的观察基本是一致的。小儿体格发育可在下面的生理常数中反映出来。

1. 体重

小儿体重对于判断生长发育情况是非常重要的。根据体重可以推测小儿的营养状态，临床治疗用药剂量经常也要根据体重来计算。体重增加是机体在量方面增长的总和。

我国1995年九市城区调查结果显示平均出生体重为：男婴（3.3±0.4）kg；女婴（3.2±0.4）kg。据2005年调查显示，我国婴儿平均出生体重为3309g，低出生体重率为3.6%，达到发达国家水平。

在生后最初几天有生理性体重减轻，一般在7～10天恢复到出生时体重。以后体重不断增加，年龄越小增加越快，一般3～5个月时为出生体重的2倍，1周岁时为出生体重的3倍，6～7岁时为出生体重的6倍，13～14岁为出生体重的12倍。

各年龄组的大约体重可按下列公式推算：

小于6个月体重=出生时体重（kg）+0.7（kg）×月龄数

7～12个月体重=6（kg）+0.25（kg）×月龄数

2岁至10岁体重=7（kg）+2（kg）×年龄

2. 身高

3岁以下小儿立位测量不准确，应仰卧位测量身长。古人说小儿初生一尺五寸，和现代的50cm是一致的。小儿身高的增长规律是年龄越小增长越快，但在婴儿期和青春期会分别出现两个生长高峰。生后3个月内增长最快，平均每月增长3~3.5cm，共约10cm，其中4~6个月平均每月增长2cm，后半年平均每月增长1.0~1.5cm，生后一年身长共增长约25cm，为出生身长的50%。

1岁以后身长的增长速度逐渐下降，2岁以后平均每年增加5~7cm，到青春前期加快，青春期终了时生长开始减慢。

小儿的身长周岁时为出生时的1.5倍，4~5岁时约为2倍，14~15岁约为3倍。

2岁以后小儿身高（长）公式为：70cm+7（cm）×年龄

3. 头围

用软卷尺自双眉上最突出处，经过枕后结节绕头一周的长度，即为头围。头围大小和脑和颅骨的发育有关，按1995年九省市城市调查，新生儿平均头围：男孩（34.3±1.2）cm，女孩（33.9±1.2）cm；平均约34cm，比胸围大1~2cm。头颅的发育与其他部分比较处于领先地位，在出生时头围就已达到成人头围的60%。第一年增长最快，出生后前3个月头围增长6cm，此后9个月增长6cm，1岁时头围为46cm。第二年全年增长2cm，2到15岁时仅增长6~7cm，达到成人头围水平。

4. 囟门

囟门有前囟和后囟，前囟由两额骨与两顶骨相交而组成，在1~1.5岁时闭合；后囟由两顶骨和枕骨交接而组成，出生时很小或已经闭合。

5. 胸围

用软卷尺由背部平肩胛骨下方，经过乳头绕一周的长度，即为胸围。应取其呼气和吸气的平均值。

出生时胸围约32cm，略小于头围1~2cm。第1年增长最快，增加约12cm。1岁左右胸围约等于头围。以后胸围超过头围，约为（头围+年龄-1）cm。

6. 牙齿

人的一生有两副牙齿，即乳牙（20颗）和恒牙（32颗）。出生后4~10个月乳牙开始萌出，12个月尚未出牙者为异常，最晚2.5岁乳牙出齐。6~24个月乳牙数=月龄数-4（或6）。

6岁左右开始出第一颗恒牙，即第1磨牙（故称6岁磨牙），长在全排乳牙之后。7～8岁乳牙开始按萌出顺序逐个脱落，代之以恒牙，其中1、2尖牙代替1、2乳磨牙；12岁左右萌出第2磨牙；18岁以后第3磨牙（智齿）萌出。有人终生无第3磨牙（智齿），故只有28颗牙齿。

7. 呼吸、脉搏、血压

（1）呼吸：年龄越小，呼吸越快。年龄1～3个月每分钟约45～40次，4～6个月每分钟约40～35次，6～12个月每分钟约35～30次，1～5岁每分钟约30～25次，6～9岁每分钟约25～20次，10～12岁每分钟约20～18次。

（2）脉搏：年龄越小，脉搏越快。新生儿～1岁每分钟约160～120次，1～3岁每分钟约120～100次，3～7岁每分钟约100～80次，7～12岁约每分钟90～70次。

（3）血压：年龄越小，血压越低。1岁以上小儿收缩压（mmHg）＝年龄数（岁数）×2＋80，而舒张压约为收缩压的2/3。

（三）智慧的发育

小儿的智慧从生后至成年都在不断地发育，但智慧的增长和发育除了与年龄有关外，与教育也有着密切的关系，所以《小儿卫生总微论方》说："凡儿生六十日，目瞳子成，能识人……乳母常须依时按节，续续教引，使儿能会，此是定法也。"又说："心气虚者而语晚；心气盛者则伶俐，早言笑；心气怯者则性痴而语迟，心系舌之本，怯则语迟也。"但是，小儿智慧发育既不能过早，也不能过迟，过早或过迟都是不正常的。如《备急千金要方》中说："梅花早发，不覩岁寒，秋菊晚成，终于年事。"又云："儿小时识悟通敏过人者，多夭。"

现代研究证明，小儿智慧的发育与大脑的发育密切相关。《素问·灵兰秘典论》云："肾者作强之官，伎巧出焉。"且肾主骨、生髓，通于脑，故中医认为小儿大脑的发育与肾的关系密切。

新生儿脑的重量约为350～370g（但各小儿脑重量变动范围较大），约为成人脑重量的20%。生后初期大脑发育不完善，脑沟、脑回都没有成人那样明显；到出生6个月后，在外表上已同成人近似。

1. 感知的发育

（1）视觉：新生儿有瞳孔对光反射，但怕强光刺激。因黄斑部发育不好，并常有生理性斜视或复视，所以此时小儿看东西模糊不清。从第2个月开始，就能协调地将两眼注视物体片刻，并能随其转动。3 个月时，由于条件反射的多次强化，在看见母亲的脸时就有喜悦的表示。约 6 个月时开始分辨颜色，认识物体。3 岁时能正确说出基本颜色。

（2）听觉：新生儿听觉器官尚未发育完善，出生时中耳充满黏液，妨碍声音传导；以后黏液吸收，鼓室充满空气，听觉敏锐性才能逐渐提高。新生儿出生时听不到声音，1～2 日后对响亮声音有反应，以后逐渐喜欢柔和声音，轻轻拍掌可使之停止哭叫。从 2 个月起听觉和视觉之间的协调慢慢建立起来，小儿把头或眼睛转向有声音的方向。3 个月开始能向有声音方向寻找，以后逐渐能辨别各种声音和音调。

（3）味觉：足月新生儿在生后头几日内味觉即相当灵敏，可识别喜爱和不喜爱的味道。

（4）嗅觉：出生后数月对强烈的气味就有反应，到 7～8 个月时嗅觉就比较灵敏，到 2 岁时才能很好地鉴别各种气味。

（5）皮肤感觉：新生儿就有触觉，以口唇部分最为灵敏，遇有东西接触就出现吸吮动作。手掌、脚掌和颜面的皮肤也敏感。温度觉发育也好，出生后如遇较冷的环境就立刻啼哭，放在温暖环境中则安静。痛觉发育较温度觉差。

2. 语言的发育

口语的发育经过叫喊、咿呀发声和说话三个阶段。

婴儿出生时反射性地哭，到 1～2 个月就分化为有简单含义的哭，此时饥饿、不适与疼痛的哭声在时间、音调、音量上都截然不同。微笑及放声笑也有表达感情的作用。

婴儿 1～2 个月开始发喉音，2 个月发“阿”“咿”“呜”等元音。辅音多在 6 个月时开始出现，以唇音为最先，故大多数婴儿 6～7 个月自然地发出“爸”“妈”等拼音，或伊、阿的拼音。约 8 个月常合并两个语音，如爸爸、妈妈、爷爷等。8～9 个月喜欢学亲人口势发音。1 岁半能用几个字连成单语，如“吃饭”“妈妈抱”等，能用语言表示要求，会说出身体各部位的名称，如“眼”“耳”“鼻”等。2 岁会说简单的话。到 3 岁会用代名词。4 岁半到 6 岁是成语阶段，5 岁以后说话接近成人，但思维尚未发育完善，不能把复杂的事物表述出来。小儿语言能力的发展和环境、人的接触有关，如果环境单调，接触的人寡言少语，小儿说话就迟。

3. 认识的发育

现代研究表明，婴儿生后1个月末即有记忆能力和分辨性学习能力。1～4个月小儿喜欢重复那些偶然发生的动作。4～8个月似已体会到事物的属性，但不能完全探索清楚。8个月时开始有物体永存的概念。8～12个月开始能为了达到某个目的而行动。12～18个月开始试图了解事物的本质，不满足于一种动作的重复，此时也表现出回忆的能力。1岁半～2岁开始应用信号，尤其是文字信号。2岁后开始符号的应用，掌握语言，能较好地利用记忆储存。5～7岁小儿思想方法发生巨大变化，记忆能力有所增强，认知能力有了新的发展。至15岁时认知发育成熟。

一般2岁以内是小儿智慧发育的关键时刻，将这个阶段小儿智慧发育概况可归纳为下列一首诗词：

一月好睡二微笑，三四似识妈妈貌，五六见人欲抚抱，七八常将妈妈叫，九十学语开心窍，一岁能表憎与好，岁半模仿兴趣高，二岁会报屎与尿。

4. 动作的发育

动作的发育与神经、肌肉的发育有密切的联系。通过实际观察，小儿的动作发育有其一定的规律。

（1）由上而下：小儿先能抬头，然后按坐、爬、站、走的顺序发展。

（2）由不协调到协调：新生儿运动是不自主的运动，是不协调的；5～6月开始有眼、手的协调，即有意识地伸手抓取面前的东西；6～7个月开始有手、腰的协调，即伸手取不到东西时能弯腰。

（3）由粗到细：小儿在6～8个月时只会用手掌握物，9个月后能用拇指配合拈取细小物体。具体来讲，小儿2个月时直立位能抬头；3～4个月时俯卧位能抬头；4个月时俯卧位能用肘支起前半身；5个月能抓住玩具；6个月时能翻身；7～8个月能独自坐；8～9个月能爬；9～10个月能扶物站立；12～15个月时能独自行走；1岁半时行走自由，能爬台阶；2岁时会跑。民间将这个过程总结为“一听二视三抬头，四撑五抓六翻身，七坐八爬九扶站，1岁娃娃会走路。”

（4）由简单到复杂：如小儿先画直线后画圈、图形等。

（5）由低级到高级：如小儿先学会看、听、感觉事物、认识事物，逐渐到有记忆、思维、分析、判断能力等。

（四）影响生长发育的因素

小儿生长发育受内、外两方面因素的影响。大多数国家小儿的身长、体重自19世纪起就有了增加，现在初入学小儿平均身长较本世纪初增高5～10cm。

1. 内在因素

（1）遗传：父母的种族、身高、外貌特征等对小儿的生长发育影响是非常重要的。但是遗传因素不是绝对的。

（2）性别：女孩一般比男孩稍轻、稍矮；除青春期外，男孩平均身高、体重均超过女孩。女孩青春期比男孩提前约2年，所以11～12岁以后的2～3年中，女孩的身高、体重增长均较快，可超过男孩，但以后男孩还会赶上并超过。由于每个孩子青春期开始时间不同，所以同龄小儿在体格上有很大的差别。性成熟期后，女孩与男孩在外形上差别很大，女孩骨盆宽、肩距较窄，男孩则肩宽、肌肉发达。

2. 外界因素

外界因素对小儿生长发育有很大的影响，常见有以下几点：

（1）母亲在妊娠早期患病毒感染性疾病、中毒等可影响胎儿发育，可导致小儿畸形和先天性疾患。孕期营养不良可导致早产或胎儿在宫内生长障碍。

（2）营养对小儿生长发育十分重要，而且年龄越小影响越显著。乳儿期营养不良可影响脑的发育，因此必须保证小儿营养的供给。新中国成立以后，我国小儿生长发育状况有显著的提高，尤其是近年来更加明显，这与小儿营养状况的改善有直接的关系。

（3）充足的日光、新鲜的空气、合适的生活规律、良好的教养都有利于小儿体格及精神的生长发育。

（4）长期消耗性疾病对小儿生长发育的影响极大。例如佝偻病、贫血等均可使小儿生长发育迟缓。

四、变蒸学说

变蒸，是古代医家用来解释婴幼儿生长发育规律的一种学说，在历代的许多医学著作中都有记载。

（一）变蒸学说的起源

变蒸学说最早见于西晋王叔和的《脉经》。以后在《诸病源候论》和《备急千金要方》中对小儿某些动作的发育，就是用“变蒸”来解释的。《小儿药证直诀》以及历代许多儿科专著中对“变蒸”均有专门论述。因此，“变蒸”学说在一个很长的时期内是小儿生长发育的理论根据。

（二）变蒸学说的主要内容

1. 变蒸的概念

古代某些医家认为，由于乳儿生长发育旺盛，其形体、神智都在不断地变易，蒸蒸日上，逐渐向健全方面发展，在此时期偶尔出现低热和出汗等症而无病态者，谓之“变蒸”。

变者，变其情智，发其聪明；蒸者，蒸其血脉，长其百骸。通过“变蒸”，小儿的情志就有改变，血脉与筋骨更充盈和坚实，脏腑功能也逐渐趋向完善。如《备急千金要方·少小婴孺方》中说：“小儿所以变蒸者，是荣其血脉，改其五脏，故一变蒸辄觉情态有异。其变蒸之候，变者上气，蒸者体热。变蒸有轻重，其轻者体热而微惊，耳冷尻冷，上唇头白泡起如鱼目珠子，微汗出。其重者体壮热而脉乱，或汗或不汗，不欲食，食辄吐哯。”

2. 变蒸的大小

关于变蒸的大小，历来认识并不一致，但对“小蒸”的意见比较统一，认为三十二天为一“小蒸”，共十次，即三百二十天。“小蒸”后是“大蒸”，一般“大蒸”第一次为六十四天，第二次六十四天，第三次一百二十八天，这样大、小蒸共五百七十六天。

《小儿药证直诀·变蒸》中说：“小儿在母腹中，乃生骨气，五脏六腑成而未全。自生之后即长骨脉、五脏六腑之神智也。变者易也，又生变蒸者，自内而长，自下而上，又身热，故以生之日后三十二日一变，变每毕即情性有异于前，何者？长生脏腑智意故也。何谓三十二日长骨添精神？人有三百六十五骨，除手足中四十五碎骨外，有三百二十数，自生下，骨一日十段而上之，十日百段，三十二日计三百二十段为一遍，亦曰一蒸。骨之余气，自脑分下龈中，作三十二齿，而齿牙有不及三十二数者，由变不足其常也。或二十八日即至长二十八齿，以下仿此，但不过三十二之数也。凡一周遍，乃发虚热，诸病如是，十周则小蒸毕也，计三百二十日生骨气，乃全而未壮也。故初三十二日一变，生肾生志，六十四日再变生膀胱，其发耳与尻冷。肾与膀胱俱主于水，水数一，故先变，生之九十六日三变生心喜，一百二十八日四变生小肠，其发汗出而微惊。心为火，火数二，一百六十日五变生肝哭，一百九十二日六变生胆，其发目不开而赤。肝主木，木数三，二百二十四日七变生肺声，二百五十六日八变生大肠，其发肤热而汗或不汗。肺属金，金数四，二百八十八日九变生脾智，三百二十日十变生胃，其发不食，肠痛而吐乳，此后乃齿生，能言知喜怒，故之始全也。《太仓》云：'气入四肢，长碎骨于十变，后六十四日长其经脉，手足受血，故手能持物，足能行也。'经云：'变且蒸，谓蒸毕而足一岁之日也。'师曰：'不汗而热者，发其汗；大吐者，微下，不可余治。是以小儿须变蒸，蜕齿者如花之易苗，所谓不及三十二齿，由变之不及，齿当与变日相合也，年壮而视齿方明。'"

《小儿卫生总微论方》在变蒸论中也谈到，由于肾为水，水数一，故为第一变，再变且蒸属膀胱，因为肾与膀胱为表里；其次心为火，火数二，心与小肠相表里；肝为木，木数三，肝与胆相表里；肺为金，金数四，肺与大肠为表里；土数五，脾与胃为表里。补充说明了变蒸时五脏的先后顺序是以五行顺序配合脏腑表里学说类推下去的。

3. 变蒸的治疗

对变蒸中出现的轻症，古人认为不必用药，只要静卧即可。重症需要治疗，如《小儿卫生总微论方·变蒸方治》记载用黑散子（麻黄、大黄、杏仁）治"婴小身热，变蒸不解，及挟时行温病。"用紫丸（代赭石、赤石脂、巴豆、杏仁）治"小儿身热，变蒸不解，及温壮伤寒，乳哺失节，宿滞痃癖，腹满吐，便利不调等疾。亦治食痫，先寒后热。"钱乙有方为紫丸去赤石脂，名紫霜丸，治变蒸挟时行者，但严格来说这实际上已经不属变蒸范畴。

（三）历代医家对变蒸学说的两种观点

1. 肯定意见

巢元方、孙思邈、钱乙、鲁伯嗣等医家对变蒸中出现的变化和症状深信不疑；对不出现症状者，有些医家就提出暗变的理论来解释，如徐春甫在《古今医统》中说："亦有胎气禀实，当其变蒸之候，皆无形证……此为暗变蒸也。”

2. 否定意见

在元代以前的大多数医家对变蒸学说是充分肯定的，自明代以后，明清一些医家如张景岳、陈飞霞等对变蒸学说提出了尖锐的批判意见，认为小儿足月生后形气虽未壮实，但脏腑已经长成，其生长之机是一息不停的，且百骸齐长，决不是一变某脏、二变某腑等此先彼后的，也没有什么三十二日一蒸等。并且认为小儿患病不是外感就是内伤，其发热也没有一定的时间，如《景岳全书·卷四十一变蒸》说：“凡属违和，则不因外感，必以内伤，初未闻有无因而病者。”《幼幼集成·变蒸辨》说：“余临证四十余载，从未见一儿依期作热而变者，有自生至长未尝一热者，有生下十朝半月而常多作热者，岂变蒸之谓乎？凡小儿作热，总无一定，不必拘泥；后贤毋执以为实，而以正病作变蒸，迁延时日，误事不小。但依证治疗，自可生全。”

（四）目前的看法

现代中医儿科学界对“变蒸学说”既不全面肯定，也不应全盘否定。在临床实践中观察到，小儿身体发育和智慧的增长虽然是一息不停地进行着，每时每刻都有异于以前。但是，这种发展并不是匀速进行的，而是具有一定的规律性和阶段性的特点，年龄越小这种特点就越明显。尤其1岁以内小儿更为明显，每1个月左右均有明显的变化。这十分符合乳婴儿在1岁以内蒸蒸日上、发育迅速的生长规律。小蒸之后接着大蒸，也符合1岁以后小儿生长发育速度逐渐减慢的生理特点。因此，古代医家用“变蒸”来归纳和解释小儿的形体发育和智慧的增长规律是有一定道理的。正如《医宗金鉴·幼科心法要诀》所云：“变者长其百骸，生其脏腑，蒸者增其智慧，发其聪明也。”

但变蒸学说把婴幼儿时期许多疾病的表现也包括进去，把病理说成是正常的规律，当然是不对的。因此，对变蒸学说应该有一个正确的评价。

第二节　小儿生理病理特点

一、小儿生理特点

少阳学说正确而全面地概括了小儿的体质特点。具体从小儿生理特点来讲，突出表现为以下两个方面：

（一）脏腑娇嫩，形气未充

娇是指娇气，不耐寒暑；嫩，指嫩弱；形，指形体结构；气，指生理功能活动；充，指充实。脏腑娇嫩是指小儿机体各个器官的发育不完全和脆弱；形气未充是指小儿形态和功能未臻完善，体现了小儿“体禀少阳”嫩弱的一面。对此，早在《灵枢·逆顺肥瘦篇》就指出：“婴儿者，其肉脆血少气弱。”巢元方在《诸病源候论·养小儿候》亦云：“小儿脏腑之气软弱。”由此可见，在隋代以前对小儿体质特点已有了明确的认识。

到了宋代，《小儿药证直诀》以“五脏六腑成而未全……全而未壮”高度概括了小儿这种生理特点。南宋陈文中在《小儿病源方论·养子十法》中将小儿比喻为“草木茸芽之状，未经寒暑，娇嫩软弱，今婴孩称芽儿故也”，十分形象。他还进一步指出：“小儿一周之内，皮毛、肌肉、筋骨、髓脑、五脏、六腑、荣卫、气血皆未坚固。”明代万全在《育婴家秘·发微赋》中也指出：小儿“血气未充……肠胃脆薄……精神怯弱。”并且进一步明确提出小儿“三有余四不足”的特点，对后世颇具指导意义。

这些理论和论述充分说明小儿尤其是初生儿和婴儿脏腑娇嫩、肌肤柔弱、血少气弱、经脉未盛、神气怯弱等生理特点是极为显著的。五脏六腑、四肢百骸等物质基础虽已成形，但尚未健全；大多数虽已全形，但尚未壮实和坚固；随之而来的生理功能活动虽已运转，但尚未成熟和完善，充分体现了“稚阴稚阳学说”的特点。

小儿阴阳二气皆显不足。在小儿的阴阳平衡之中虽然阳气偏盛，居主导地位，但是小儿之阳气尚未强大，亦属稚嫩；相对阳气来讲，阴液则更显不足，故云“阴常不足”。

小儿五脏六腑、四肢百骸皆不足，其中尤以肺、脾、肾三脏更为明显。

肺者，其位最高，为五脏之华盖，主一身之气，外合皮毛。小儿初离母体，肌肤薄嫩，卫外不固，易感外邪，而外邪无论从口鼻而入还是由皮毛而入，必内归于肺。五脏之中往往肺最先受邪，最易受到外邪的侵犯，因此称肺为娇脏。而小儿之肺更加娇嫩，更易受邪。

脾者，气血生化之源，为后天之本。脾居中州，担负着为五脏六腑输送水谷精气的繁重任务。由于小儿生长发育迅速，对精、血、津液等营养物质的需求比成人大得多，而脾的运化能力却比成人弱。因此，小儿的脾功能常常处于相对不足的状态。

肾者，为真阴真阳之所在，为先天之本，是小儿生长发育之根本所在。《素问·上古天真论》云：“女子七岁肾气盛，齿更发长；二七而天癸至，任脉通，太冲脉盛，月事以时下，故有子；三七肾气平均，故真牙生而长极……丈夫八岁，肾气实，发长齿更；二八肾气盛，天癸至，精气溢泻，阴阳和，故能有子；三八肾气平均，筋骨劲强，故真牙生而长极。”小儿肾气尚未强大，肾之阴阳在小儿时期均未充盛，尚未成熟，而小儿时期身体的迅速生长发育却要靠肾气来维系，因此时时表现出肾气虚之象。

（二）生机蓬勃，发育迅速

生机，指生命力、活力。生机蓬勃，发育迅速，是指小儿在生长发育过程中，无论在机体的形态结构方面，还是各种生理功能活动方面，都是在迅速地、不断地向着成熟完善方面发展。这充分体现了小儿体禀“少阳”，阳气偏盛，蒸蒸日上，生机勃勃的生理特点。

小儿初离母体，来到世上，有如旭日之初升，草木之方萌，年龄越小，其生长发育速度也就愈快。这充分体现了“纯阳学说”的特点。这种特点在人的一生中好似自然界的春天，万物争荣，生机盎然，洋溢着蓬蓬勃勃、欣欣向荣的气象。

小儿不同于成人的最显著的生理特点，就是处于不断的生长发育当中。小儿身体不断的生长发育必须依赖阳气的不断生发、阴液的不断补充来实现，因此在小儿时期阳气显得尤其重要。小儿体禀少阳，阳气偏盛有利于满足小儿不断生长发育的需要。小儿虽然阴阳二气皆显不足，但是在小儿的阴阳平衡中，相对阴液而言，阳气居于主导地位。少阳学说所强调的小儿阳气偏盛突出表现在“阳常有余”“肝常有余”“心常有余”上。

肝者，象征着东方，象征着春天，主少阳之气，为发之始，为有余之脏，称为“肝常有余”。《素问·金匮真言论》曰：“有东方青色入通于肝，开窍于目，藏精于肝……其味酸，其类草木……其应四时，上为岁星，是以春气在头也。”《幼科发挥·五脏虚实补泻之法》曰：“云肝常有余……盖肝乃少阳之气，儿之初生，如木方萌，乃少阳生长之气，以渐而壮，故有余也。”

心者，象征着南方，象征着夏天，主君火，为阳中之阳。君火实为少火，少火生气，故亦称为“心常有余”。心为君主之官，主神志和智慧，小儿智慧的发育与心之功能密切相关。《素问·金匮真言论》曰：“南方赤色入通于心……其类火……其应四时，上为荧惑星。”

二、小儿病理特点

小儿病理特点与小儿体禀“少阳”的生理特点相关。

（一）发病容易，传变迅速

小儿由于神气怯、肌肤薄、肠胃嫩、筋骨弱而又神识未发，寒暖不知自调，乳食不知自节，不懂卫生常识，不知危险，缺乏自我保护能力，所以发病率和病死率都远远高于成人时期。

小儿初离母体来到一个陌生的环境，阴阳二气皆显不足，生理上脏腑娇嫩、肌肤薄弱，在病理上则表现为发病容易而又传变迅速。正如《温病条辨·解儿难》所云：“脏腑薄，藩篱疏，易于传变；肌肤嫩，神气怯，易于感触。”又云：“邪之来也，势如奔马，其传变也，急如掣电。”《片玉心书》亦云：“肠胃薄弱兮，饮食易伤；筋骨柔弱兮，风寒易袭；易虚易实兮，变为反掌。”

1. 发病容易

（1）易感六淫：小儿具有“肺常不足”的生理特点，肺气不足则卫外机能不固，对外界的适应能力较差，且寒暖不知自调，易为六淫所伤。而外邪无论由口鼻而入，或从皮毛侵袭，均内侵于肺。故万密斋说：“天地之寒热伤人也，感则肺先受之。”所以在临床上小儿肺系疾患多见。

（2）易染疫疠：小儿初生如嫩芽，肌肤嫩弱，身体柔弱，抗病力低下。但由于机体尚有从母体中获得的抗体，故对时行疫疠尚有一定的抵抗力。半岁以后，由于从母体内所获得的抗体逐渐消耗殆尽，对时行疫疠失去了抵抗力，从而易感受之，然后发为疫病。

（3）易伤饮食：小儿具有“脾常不足”的生理特点。脾胃发育未臻完善，消化能力较差，而且乳食不知自节，加上有些家长缺乏科学育儿知识，养成偏食、吃零食的不良习惯，使小儿脾胃不能适应生长发育的需要。《育婴家秘·五脏证治总论》云：“胃主纳谷，脾主消谷，饥则伤胃，饱则伤脾。小儿之病，多过于饱也。”《幼科发挥·原病论》说：“乳食伤胃，则为呕吐；乳食伤脾，则为泄泻。”脾胃病为小儿时期的常见病、多发病，尤其近年来冰箱、冰柜的普及，大量冷饮充斥市场，而有些家长又任其所为，让小儿恣食生冷无度。小儿一方面易为乳食所伤而致积滞，出现吐泻及逆证等；另一方面又易为生冷所伤，寒冷伤脾或乳食伤脾后易导致痰湿内生而咳痰不休。

（4）易于发热：小儿体禀“少阳”，具有阳常有余、心常有余、肝常有余的生理特点，阳气偏盛。因此，感邪之后易于从阳化热，故临床上小儿发热较多。小儿无论感受风寒、风热还是疫疠之邪，皆可化热；风热和疫疠之邪皆为阳邪，两阳相并，则发高热。风寒之邪闭郁肌表，而小儿又阳气旺盛，为寒邪所闭，不能外达，蒸腾于内而发热。诚如《幼科要略》所云：“按襁褓小儿，体属纯阳，所患热病最多。”《素问·阴阳应象大论》亦谓：“阳盛则热”。

（5）易受惊恐：心藏神，肝藏魂，肺藏魄。小儿神气怯弱，一旦目触异物，耳闻异声，都易导致心神不宁、魂魄不安，易于发生惊恐、客忤等，甚则出现惊风、抽搐。

（6）易发生意外：小儿神识未发，缺乏自我保护能力，因此易发生触电、溺水、中毒等意外伤害。

（7）易受虚损：小儿具有“肾常虚”的生理特点。若由于饮食不当、调护失宜、治疗不当等因素损伤肾气，常易导致小儿体质虚弱，疾病反复难愈，甚至导致小儿生长发育迟缓。

（8）易患先天疾病：小儿成形，由父精母血而成。若父母精血不足或质量欠佳，必将使小儿禀赋不足，体质虚弱，甚至患先天性疾病；同时，若儿在母腹之时，孕母失于调护，感受邪毒等，也易产生先天疾患；或受产伤留下后遗症。

2. 传变迅速

由于小儿脏腑柔弱，一旦患病后则变化特别迅速。阎季忠在《小儿药证直诀·原序》中认为小儿疾病“易虚易实，易寒易热”，是对这一特点的高度概括。

（1）易于传变：小儿患病后可迅速传变，引起其他脏腑的病变或两脏并病。例如感受外邪后首先出现肺系症状，若小儿体质较差或感邪较重，则病邪可迅速传变，可传之于心，传之于脾，传之于肝，传之于肾等；亦可出现肺心同病、肺脾同病、肺肝同病、肺肾同病等。

（2）易虚易实：是指小儿患病后邪气易实而正气易虚，所谓“邪气盛则实，精气夺则虚”。实证往往可以迅速转化为虚证，或虚实并见。例如小儿肺炎出现发热、咳嗽、气急、鼻扇等，表现出一派实热证的现象；若失治或误治，则很快出现面唇及肢端紫绀、四肢厥冷、冷汗淋漓、脉微细疾数等虚脱之象。这种变化是在很短的时间内发生的。所谓“朝实暮虚”的描述并不为过。

（3）易寒易热：也可理解为易热易寒。小儿体禀“少阳”，临床表现出两重性，一方面阳气偏盛，易于化热；另一方面阳气稚嫩，易于受损而寒化。如小儿过食生冷，或寒邪直中，损伤小儿之阳气，使阴寒内盛，可出现寒象。如《素问·阴阳应象大论》所云：“阴盛则寒”。同时，由于小儿阳亦未盛，阴亦未坚，阴阳之间的平衡亦不如成人稳定。因此，在病理条件下易出现阴阳之偏盛偏衰，寒热之间的转化亦较迅速，热证可以迅速转化为寒证，寒证也可以迅速转化为热证。

（二）脏气清灵，易趋康复

儿科疾病在病情发展转归过程中，虽有传变迅速、病情易于恶化的一面；但小儿为“少阳之体”，生机蓬勃，活力充沛，脏气清灵，反应敏捷，而且病因单纯，又少七情伤害，因此在患病之后经过及时恰当的治疗与护理，病情好转比成人快，容易恢复健康；即使出现危重证候，只要救治及时、正确，往往可以转危为安。正如张景岳在《景岳全书·小儿则》中所提出的“其脏气清灵，随拨随应，但能确得其本而撮取之，则一药可愈，非若男妇损伤积痼痴顽者之比。”

第三节　中医儿科临证辨治特点

儿科诊断方法与内科基本相同，仍以四诊方法诊察疾病。但由于小儿在生理、病理上有自身的特殊性，与成人有较大的区别，常导致诊断上的困难。《景岳全书·小儿则》云：“小儿之病，古人谓之哑科，以其言语不能通，病情不易测，故曰宁治十男子，莫治一妇人，宁治十妇人，莫治一小儿。此甚言小儿之难也。”小儿由于神识未发，年小不会讲话，不能自述其所苦；较大儿童虽能讲话，往往言不达意，语不足信。小儿气血未充，脉息不定，加上就诊之时又多躁扰啼哭，造成脉诊之难。而且，小儿由于形声未定，变态不常，患病之后多啼叫烦闹，致闻诊困难。如《小儿药证直诀·原序》所云：“小儿脉微难见，医为持脉又多惊啼而不得其审……骨气未成，形声未正，悲啼喜笑变态不常……小儿多未能言，言亦未足取信。”

综上所述，小儿疾病的诊断，无论问诊、脉诊和闻诊都较成人难，造成了临床诊断上的困难。但是，经过历代儿科医家长期的临床探索和实践，找出了以望诊为主的诊察方法，解决了儿科诊断上的难题。小儿的望诊内容极其丰富，通过望神色、观形体、察苗窍、看指纹来诊断小儿的疾病。

一、望诊

《灵枢·邪气脏腑病形》云：“十二经脉，三百六十五络，其血气皆上于面而走空窍。”小儿由于皮肤嫩薄的特点，脏腑的病变较成人更易从面部、唇、舌等苗窍反映出来。夏禹铸在《幼科铁镜》中云：“五脏不可望，惟望苗与窍，小儿病于内，必形于外，外者内之著也，望形审窍自知其病。”故此又提出“小儿惟以望为主，问继之，闻则次。”历代儿科医家都十分重视望诊。

（一）望神色

神指精神状态，色是指面部气色，望神色是小儿面部望诊的重要内容。健康小儿应神情活泼，两目有神，面色红润等；精神状态往往表示小儿病情轻重。若小儿精神活泼，虽发高热，亦属病轻；若精神萎靡、嗜睡或昏迷，即使低热，甚至不发热，亦属病重。

1. 五色主病

五色即指青、红、黄、白、黑五种颜色，分别配属五脏。《医宗金鉴·幼科心法要诀·四诊总括》云："五色者，青为肝色，赤为心色，黄为脾色，白为肺色，黑为肾色也。"《素问·五脏生成》云："青如翠羽者生，赤如鸡冠者生，黄如蟹腹者生，白如豕膏者生，黑如乌羽者生，此五色之见生也。"又云："故色见青如草兹者死，黄如枳实者死，黑如炲者死，赤如衃血者死，白如枯骨者死，此五色之见死也。"论及五脏正常色泽时云："生于心如以缟裹朱，生于肺如以缟裹红，生于肝如以缟裹绀，生于脾如以缟裹栝楼实，生于肾如以缟裹紫，此五脏所生之外荣也。"

对于五色主病之顺逆，《医宗金鉴·幼科心法要诀·四诊总括》云："五色明显为新病，其证轻；浊晦为久病，其证重。部色相生为顺者，如脾病色黄，此正色也，若见红色，乃火能生土，故为顺也；若见青色，乃木来克土，故为逆也。余病仿此，若气血充实，又遇部色相生，纵有外邪致病，亦易为治疗；若久病气血虚弱，又遇部色相克，刚正气不支，每难治疗。"

概括起来，五色主病可归纳为：

青色：主惊、主风、主痛、主寒、主积。

红色：主热、主痰、主惊悸。

黄色：主疳、主积、主湿、主痞、主瘕、主疟、主脾虚。

白色：主寒、主吐泻、主疳、主肺虚。

黑（紫）色：主寒、主痛、主惊、主中恶，为恶候。

2. 颜面五部之望诊

颜面五部之望诊是根据面部不同部位出现各种色泽变化来推断脏腑疾病，是五部配五脏的面部望诊方法。

五部是指额上、颏部、左腮、右腮、鼻部。五部分别配属五脏，如《小儿药证直诀·面上证》云："左腮为肝，右腮为肺，额上为心，鼻为脾，颏为肾。"（图2－1）

《证治准绳·初生门·察色》还对这五个部位的色泽变化用五行学说作解释说："左颊属肝，东方之位，春见微青者平，深青者病，白色者绝。""右颊属肺，西方之位，居右，秋见微白者平，深白者病，赤色者绝。""额上属心，南方之位，火性炎上，故居上，更见微赤者平，深赤者病，黑色者绝。""鼻上属脾，中央之位，故居中而四季见，微黄者平，深黄者病，青色者绝。”“下颏属肾，北方之位，水性润下，故居下，冬见微黑者平，深黑者病，黄色者绝。”

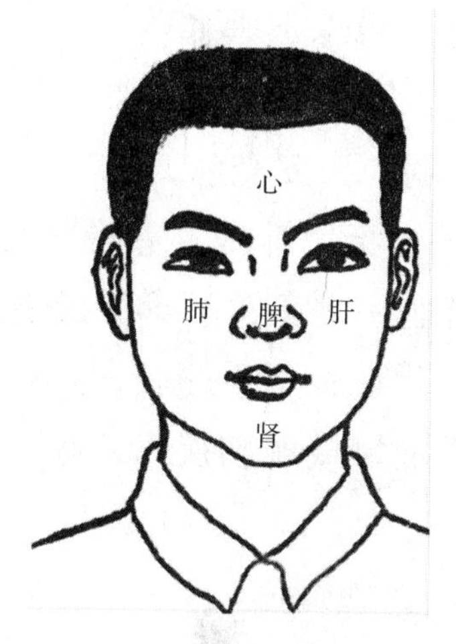

图2－1　小儿颜面五部图

《医宗金鉴·幼科心法要诀·四位总括》云：“五部五色应五脏，诚中形外理昭然。额心颏肾鼻脾位，右腮属肺左属肝，青肝赤心黄脾色，白为肺色黑肾颜……天庭青暗惊风至，红主内热黑难痊，太阳青惊入耳恶，印堂青色惊泻缠，风气青惊紫吐逆，两眉青吉红热烦，鼻赤脾热黑则死，唇赤脾热白脾寒，左腮赤色肝经热，右腮发赤肺热痰，承浆青惊黄呕吐，黑主抽搐病缠绵。”

刘弼臣教授在总结前人面部望诊经验的基础上，结合自身实践经验提出面部望诊要诀，更加适合当今儿科临床。其云：“火光炎炎，外感风寒。红主伤寒，紫生内热。红而发紫，内热炽盛。面色萎黄，脾气虚弱。金气浮浮，中常积滞。面色惨白，寒邪所伤。面色㿠白，气虚血亏。天庭青暗，惊风将至。鼻准青色，肝气犯脾。山根色青，频生灾异。口角青气浮浮，腹痛绵绵。方广亮泽，肾气充足。方广晦暗，肾气虚弱。”

（二）观形态

形是指形体，态是姿态。观形态就是观察病儿形体和动静姿态。

小儿形体望诊包括头囟、躯体、四肢、肌肤、毛发、指（趾）甲，望诊时应按一定顺序进行观察。

凡发育正常、筋骨强健、肌丰肤润、毛发亮泽、神情活泼、活动正常，这是健康的表现。若筋骨软弱、肌瘦形瘠、皮肤干枯、毛发枯黄、囟门逾期不合、姿态呆滞，均为病态。如头方发稀，囟门闭迟，可见于五迟证；头大颌缩、前囟宽大、头缝开解、目珠下垂如落日状，见于解颅；肌肤松弛，皮色萎黄，是脾虚气弱；前囟及眼窝凹陷、皮肤干燥，可见于婴幼儿泄泻之阴伤液脱；腹部膨大、肢体瘦弱、头皮光急，多属疳证；毛发枯黄、竖立稀疏、容易脱落，为气血亏虚之象；指甲菲薄、苍白质脆，多为营血亏虚之重证；指甲色紫或呈杵状，为气滞血瘀之象；睡喜俯卧者，多为乳食内积或有肠道寄生虫；多卧懒动，为久病重证；两手捧腹，呼叫不宁，多为急性腹痛；颈项强直、四肢拘急，为惊厥抽风或颅脑疾患；呼吸气急多为肺炎、哮喘及喉梗阻之候。

（三）察苗窍

所谓“苗窍”，是指口、舌、目、鼻、耳及前后二阴。苗窍与脏腑有着密切的关系，舌为心之苗，脾开窍于口，肝开窍于目，肺开窍于鼻，肾开窍于耳及前后二阴。

1. 察舌

舌为心之苗，舌与体内各脏腑有着密切的联系。

《素问·阴阳应象大论》云：“心主舌……在窍为舌。”《灵枢·脉度》云：“心气通于舌，心和则舌能知五味矣。”《灵枢·五阅五使》云：“舌者，心之官也。”《灵枢·经脉》云：“手少阴之别……循经入于心中，系舌本。”又云：“肝者，筋之合也，筋者，聚于阴气，而脉络于舌本也。”《灵枢·经别》云：“足太阴之正……上结于咽，贯舌中。”《素问·奇病论》云：“少阴之脉，贯肾系舌本。”《灵枢·经筋》云：“足太阳之筋……其支者，别入结于舌本。”又云：“手少阳之筋……入系舌本。”

综上所述，心、肝、脾、肺、肾等脏腑都与舌有密切的联系。小儿患病之时，舌象的变化基本同成人，但亦有小儿特有的舌象。

（1）舌体：舌体嫩胖，舌边齿痕显著，多为脾肾阳虚，或有水饮痰湿内停；舌体肿大，色泽青紫，可见于中毒；舌体胖淡，舌起裂纹，多为气血两虚；舌体强硬，大多为热盛伤津；急性热病中出现舌体短缩、舌干绛者，为热病伤津，经脉失养而挛缩；舌体瘦小，为气血两虚，阴虚火旺；舌体肿大，麻木板硬，转动不灵，称为木舌，为心脾积热所致；舌下红肿胀大，形如大舌下又生一小舌，称为重舌，为心脾火炽所致；舌体不能伸出口外，转动不灵，语音不清，因舌下系带过短所致的，称为连舌，须按合适尺度以剪刀剪开即可；舌伸出口外，口水流淌不能自止者，称为吐舌，或为心火亢盛所致，或为痴呆（先天愚型）；舌伸口外，来回翻动，称为弄舌，为心脾有热所致；舌伸口外，四周旋舔口唇，亦称弄舌，为脾胃积热所致。

（2）舌质：正常舌色淡红。若舌质淡白，为气血虚亏；舌质绛红，舌有红刺，为温热病邪入营血；舌质干红，为阴虚火旺；舌质紫暗或紫红，为气血瘀滞；舌起粗大红刺，状如杨梅，多为烂喉丹痧之特有舌象。

（3）舌苔：正常小儿应见舌面干湿适中的薄苔，新生儿舌红无苔和乳婴儿的乳白苔均属正常。一般舌苔色白为寒；色黄为热；白腻为寒湿内盛，或为寒痰与积食所致；黄腻为湿热内蕴，或为乳食内停；舌苔花剥为气阴两虚；光剥无苔为阴伤津亏；地图舌表示胃气阴两虚。

2. 察目

目为肝之窍，五脏之精华皆上注于目，故目除与肝关系密切外，与其他脏腑亦有较密切的关系。察目包括眼睑、目珠及瞳仁等在内。从眼各部与五脏对应关系来分，眼睑为肉轮属脾，两眦为血轮属心，白睛为气轮属肺，黑睛为风轮属肝，瞳仁为水轮属肾，故《河间六书》有“眼通五脏，气贯五轮”之说。一般情况下，眼睑浮肿是水湿上泛，凹陷则为津脱液亏；目珠色赤为风热，色黄为湿热；两眦赤烂则是心火旺盛。

刘弼臣教授进一步总结为：“瞳仁明亮肾气充足，瞳仁黯淡肾气亏虚。黑睛亮泽肝血充足，黑睛晦暗肝血亏虚。白睛明亮肺气强盛，外邪难侵，少生咳嗽。白睛蓝斑厌食虫生，白睛红赤肝火灼肺，白睛黄染肝经湿热。两眦红丝心火炎肺。上睑下垂脾虚气陷，下睑虚浮水来克土。”

3. 察耳

耳为肾窍。小儿耳壳丰厚而颜色红润是肾气充盈的表现，反之则是肾气不足及体质虚弱的表现。例如早产儿耳壳软而苍黄，为先天不足、肾气虚亏之征。

4. 察鼻

鼻为肺窍，为呼吸通道之外端。邪气上受，首先犯鼻。鼻流清涕，为感受风寒；流黄涕，为感受风热；长期流浊涕，多为鼻渊。鼻翼扇动，多为哮喘或肺炎；鼻孔干燥，为肺经燥热；鼻衄，为肺经郁热，迫血妄行；麻疹患儿鼻准部见疹，为麻疹出齐、透发顺利之象。

5. 察口

脾开窍于口。除舌诊外，还须观察口腔、唇、齿、龈、咽喉、腭等部位。

（1）察唇：口唇属脾。唇色淡白，为脾气虚寒；唇色红赤，为脾火上炎；唇干少津，为脾阴受损；环唇色青，为肝木乘脾；唇色紫绀，为气滞血瘀。

（2）察齿：齿为骨之余，齿龈属胃。齿燥而干，主胃热伤津；干燥而枯，主肾津耗竭；齿缝出血，多为胃热上攻，或为虚火上炎；睡中龂齿，多属胃有积热、消化不良或有虫积；齿龈红肿，多为胃火上炎；牙齿疼痛，多为龋齿所致。

（3）察咽喉、腭及口腔：咽喉是呼吸和饮食的共同通道，下连肺、胃。咽喉疼痛、红肿，为火热上炎或毒热侵袭。喉核肿大如蛾，则为乳蛾，见有脓苔的则为烂乳蛾；兼见皮肤丹痧的，为烂喉丹痧；若上覆盖有灰白色假膜，剔之难去，蔓延迅速的，则为白喉。上腭红肿，见有点状溃疡的，为疱疹性咽炎。唇内及颊黏膜见有溃疡的，为口疮；满口白屑的，为鹅口疮；两颊黏膜近臼齿处见有白点，周围有红晕，为麻疹黏膜斑。

6. 察二阴

二阴，指前后二阴，前阴为生殖器和尿道口，后阴为肛门。二阴属肾，为肾之窍。男孩阴囊不紧不弛，稍有色素沉着，为正常状态。若阴囊松弛，多为体虚或发热之象；睾丸肿大透光者，多为睾丸鞘膜积液；阴囊时肿大时复原，哭闹时肿大加重，多为疝气；阴囊水肿晶莹透明，多为肾病水肿较重之象。女孩前阴红肿而湿，多为湿热下注，亦可为蛲虫所致。新生女婴阴道流少量血性分泌物，多为正常生理现象。

（四）看指纹

《幼幼集成》指出：“三岁以内小儿看指纹。”察看指纹是中医儿科独有的一种诊断方法，主要用于3岁以内小儿。看指纹又称看虎口三关，即观察3岁以下小儿示指掌面靠拇指一侧的浅表静脉。

虎口三关部位对应关系（图2－2）为：

示指：即食指。

风关：示指第一节处。

气关：示指第二节处。

命关：示指第三节处。

虎口：拇指与示指交叉处。

1. 察看指纹方法

医生以食、中两指夹住小儿指端，以拇指从命关向风关轻轻上推，使指纹容易显露，以便于察看。

2. 正常指纹

指纹在婴幼儿阶段比较明显。正常小儿指纹应红黄相兼，隐隐可见风关以下。

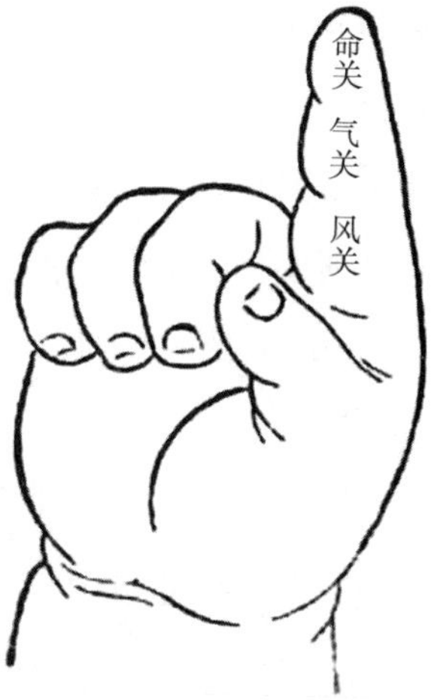

图2－2　虎口三关部位脉纹图

3. 病理指纹

小儿若发生疾病，则指纹随之发生变化。指纹的变化可用“浮沉分表里，红紫辨寒热，淡滞定虚实，三关测轻重”这四句话来概括。

浮主表，沉主里。疾病在表，指纹浮越；久病或病邪在里，则指纹沉伏。红主寒，紫主热。指纹色泽红为寒邪所伤；纹紫为邪热内盛；纹紫暗则为气滞血瘀之象。淡主虚，滞为实。色淡是气血不足；淡红是体虚有寒；淡紫是体虚有热。指纹郁滞是邪实内郁。指纹现于风关，是病邪初入，证属轻浅；达于气关，为病进一步深入加重，是邪盛病重之表示；若达于命关，表示邪盛正虚，疾病危重；如果透关射甲，则表示疾病到了十分危险的阶段。

对于看指纹诊断疾病，古代儿科医家看法不一，大多数持肯定态度，但也有持否定态度的。如《幼科铁镜》云：“常见透三关竟无病者亦有，病时透三关而必不亡者，此种道理，殊不知解予。”这种情况在目前儿科临床上亦可见到。同时，由于看指纹受到年龄限制，因而察看指纹必须和其他诊断方法结合起来使用，不能作为唯一的诊断依据。

（五）视二便

1. 正常粪便

婴幼儿主要进食乳类食品，其粪便性状不同于其他年龄小儿的粪便。新生儿最初三日内排出胎粪性质黏稠，色深绿或黑绿，无臭。未加辅食的人乳喂养婴儿大便呈黄色或金黄色，稠度均匀呈膏状，或有种子样的颗粒，偶或稀薄而微带绿色，有酸味，但不臭，一般每日2~4次。以牛、羊乳等喂养的婴儿的大便色淡黄或呈土灰色，质较硬，有明显的臭味，每日1~2次；摄入糖量增加后大便比较柔软，次数也可增加。混合喂养儿则大便量增加，硬度比单纯牛乳喂养的稍减，呈轻度暗褐色，臭味增加。若将蔬菜、水果等辅食增加，则粪便与成人相似。初加菜泥时，有小量绿色菜泥常随大便排出。

2. 病态粪便

如大便颜色和性状有明显变化时视为病态。大便燥结或如球状则为便秘，多为阳明热盛；大便绿色，多为消化不良；大便灰白，多为胆道梗阻；大便黑色，多为胃肠道上部出血，或服铁剂等药物所致；大便中带血丝，多为肛裂或直肠息肉所致；若大便中除血液外同时含有大量黏液，而粪质极少，伴有阵发性腹痛，应考虑肠套叠；脓血便多为痢疾；大便中见有“奶瓣”或为含不消化食物残渣的不成形便，多为消化不良；泡沫样便多为风寒所致；大便黏腻不爽多为湿热所致；完谷不化为脾肾两虚；赤豆汤样便多为出血性小肠炎；海水样便多为金黄色葡萄球菌肠炎；豆腐渣样便多为霉菌性肠炎。

3. 小便

正常小儿小便颜色淡黄。小婴儿由于浓缩功能差，小便多较清淡，无臊味。若小便黄赤、短少混浊而痛，多为湿热下注；小便如洗肉水样多为肾炎；小便如浓茶可能为肝炎；小便色清而量多，伴口渴多饮，常见于消渴或夏季热；小便清长为下元虚寒；小便量少，新生儿每小时<1mL/kg为少尿，每小时<0.5mL/kg为无尿，学龄儿童尿量<400mL/d、学龄前儿童<300mL/d、婴幼儿<200mL/d即为少尿，每日尿量<30~50mL为无尿。

（六）辨斑疹

斑和疹是小儿疾病中的常见体征。按其形态，有细疹、疱疹、斑疹、风团、白痦等不同名称。

1. 细疹

细小如麻粒，如麻疹、幼儿急疹、风疹等。麻疹的皮疹为玫瑰色丘疹，直径为2~4mm。风疹的皮疹呈浅红色，直径为2mm左右。幼儿急疹为玫瑰斑点或斑丘疹，直径约2~3mm，周围有浅色红晕，压之可消退。丹痧的皮疹是弥漫性猩红色疹点，呈鸡皮状，在皮肤皱褶处呈线状。

2. 疱疹

形态大小不一，晶莹清亮者多为水痘，内有脓液的多为脓疱疮。

3. 斑疹

不突出皮肤，压之不褪色，其病在营血。属阳斑者斑色多鲜红；若斑色紫暗，则属阴斑。斑疹在临床上一般多见于血小板减少性紫癜、过敏性紫癜、败血症等。

4. 风团

如云团状斑丘疹，此落彼起，皮肤见有明显的条索状抓痕，又称为荨麻疹。

5. 白痦

俗称“汗疹”“白扉”等，为细小而表面隆起的含浆液的白色疱疹，色泽光亮。白痦以晶亮饱满者为顺，枯白无液者为逆。

二、闻诊

闻疹是运用听觉和嗅觉来辅助诊断疾病的方法。闻诊包括闻声音与嗅气味两个方面。

（一）闻声音

闻声音包括闻听小儿啼哭声、呼吸声、咳嗽声及语声。

1. 啼哭声

小的婴儿尚不会讲话，往往以啼哭来表达自己的要求。因此，可以说啼哭即是小儿的语言。医生可以从哭声中来辨别是正常还是病态。《医宗金鉴·幼科心法要诀·四诊总括》云：“有声有泪声长曰哭，有声无泪声短曰啼。”

健康小儿哭声洪亮而长，多伴有泪。乳儿啼哭多为尿布潮湿或饥饿思食所致。一般饥饿的哭声多绵长无力，伴有口作吮乳状。

小儿患病痛亦可从哭声中辨别。啼而不哭多为腹痛所致；哭而不啼多为惊恐、客忤所致，或为惊风之先兆；哭声重浊为外感风寒；声音嘶哑多为喉炎所致。哭声洪亮为实证，哭声怯弱细短为虚证。

2. 呼吸声

小儿肺脏娇嫩，呼吸道疾病较多。呼吸气粗多为风邪犯肺所致；若呼吸急促而鼻扇，多为肺炎；若呼吸气急，喉间哮鸣，多为哮喘；喉中痰声辘辘，为痰涎涌盛；若气不足息，呼吸节律不整或暂停，或时快时慢、深浅不一，为肺气垂绝。

3. 咳嗽声

咳声重浊不爽为外感风寒；咳声响亮多为外感风热；干咳无痰属阴虚；咳毕有鸡啼样回音为百日咳；咳声嘶哑常为喉炎所致。

（二）嗅气味

口气臭秽，多属胃热；嗳气酸腐，多为伤食；口气腥臭，多见于血证；小便臊臭为湿热下注；小便清长为下元虚寒；大便酸臭多为伤食所致；大便清稀不臭多属脾肾两虚。

三、问诊

问诊多数情况下是通过询问家长、亲属及保育人员来完成的，这就降低了问诊的可靠程度。尽管如此，问诊仍不失为一种有效的诊断途径。

（一）问寒热

小儿感寒时表现为依偎母怀、蜷缩而卧、喜近衣被而向暖；反之则为热象。打喷嚏、流清涕为外感风寒；流浊涕为外感风热；清浊涕交替则为寒热错杂。

（二）问汗

婴儿睡眠时头部微微汗出乃属正常。白天汗多为自汗，多为气虚所致；入睡汗多为盗汗，为阴虚所致；汗出如珠、面白肢冷为亡阳虚脱之表现。

（三）问头身

以手抓头或拍打头部多为头痛所致。头痛的原因较多，应问清部位。关节肿痛发热则多为风湿所致。

（四）问二便

主要问大便是否干燥，有无便血或下利脓血，以及大便是否稀薄。问小便主要是问是否短赤、清长或混浊。

（五）问饮食

主要问食欲之好坏，食量之正常与否，饮水之状况。单纯食量低于同龄儿童为厌食；饮多尿多则应考虑糖尿病。

（六）问胸腹

胸部闷痛应考病毒性心肌炎等心肺疾患。腹部疼痛应分清部位，脐部疼痛多为肠痉挛；剑下疼痛多为胃部疾患；右上腹疼痛多为肝胆疾患等。

（七）问睡眠

小儿年龄越小，睡眠时间越长。夜啼少睡、多汗、方颅、枕秃为佝偻病；睡眠不安，一惊一乍，则为夜惊；睡中突起、哭闹、走、跑，醒后茫然不知，则为梦游；睡中齘齿，多为肠道有寄生虫；睡中烦哭，手抓肛门，多为蛲虫所致；睡喜俯卧，多为脾胃不和。

（八）问现病史

按先后顺序，询问症状发生的时间、经过、部位和性质，以及已用过的治疗方法、药物和结果，对主要症状应详细询问。

（九）问既往史

问过去的健康情况及患病情况，对与现病有关的病史应详细询问。

（十）问个人史和家族史

个人史包括胎产、喂养、发育、预防接种四个方面。胎产史包括胎次、产次、是否足月、顺产或难产、接生方式、出生时情况等。喂养史包括喂养方式和辅食添加情况。发育史包括体格和智力发育情况。预防接种史主要问预防接种有无漏种，以及预防接种后的反应。家族史应重点询问是否有传染病或遗传性疾病等。

四、切诊

切诊包括脉诊和按诊两个部分。

（一）脉诊

小儿三岁以后虽可切脉，但由于部位短少而不能用三指脉法，应该用一指脉法，即所谓“一指定三关”。一般可采用食指诊脉。

1. 小儿正常脉象

小儿年龄越小，脉搏越快。成人一息五至为平和之脉。《脉经·平脉视人大小长短男女逆顺法第五》云：“四五岁脉呼吸八至，细数者吉。”《濒湖脉学·四言举要》云：“小儿之脉，七至为平。”故小儿之脉一息七八至为平和之脉，九至为数，五至为迟。

2. 小儿常见脉象

一般用浮、沉、迟、数、无力、有力这六种脉作为基本脉象，分别表示疾病的表、里、寒、热、虚、实证。此外，滑脉主痰、主食积，弦脉主惊风、主腹痛，结代脉主心气不足，芤脉主失血等，也较常见。

（二）按诊

1. 按皮肤

主要了解寒、热、汗的情况。肤冷汗多，为阳气不足；肌肤灼热，为热邪所致；手足心热，为阴虚内热或食滞内热；皮肤按之凹陷，为水肿之候；皮肤干燥松弛，为阴液大伤之候。

2. 按头颈部

囟门晚闭，头颅骨软如乒乓球，为佝偻病；颅缝开裂为脑积水；囟门凹陷为失水伤阴；囟填为火热内盛。颈项强直为惊风之候；颈部两侧触有串状肿块，常为淋巴结炎；颈前肿大多为甲状腺肿所致；双侧耳下漫肿为腮腺炎。

3. 按胸胁部

胸骨高突为鸡胸，脊柱高突为龟背。虚里搏动太强，或范围广泛，节律不整，多为心脏病证。左胁下痞块常为脾肿大，右胁下痞块常为肝肿大。

4. 按腹部

腹痛喜按属虚寒，拒按多为实证。腹部胀满，叩之如鼓，为气滞；腹部胀满，推之有液体波动，为腹水。

5. 按四肢

手足心热多属阴虚，或为食积化火；手足厥冷多属阳虚、阴寒内盛证，或为格阳证；四肢瘫软为小儿麻痹后遗症；四肢强直、痉挛多为产伤、脑炎后遗症等。

五、辨证概要

辨证的过程就是将“望、闻、问、切”四诊所获得的症状和体征信息加以综合、归纳、整理，进行分析推理，进而作出判断的过程。

中医辨证的方法很多，如八纲辨证、脏腑辨证、六经辨证、卫气营血辨证、气血津液辨证和三焦辨证等。这些辨证方法都具有各自不同的特点和内容，但又是互相联系和互相补充的。这些辨证方法在儿科临床上都比较常用，儿科临床医师都应掌握和正确运用。

由于儿科辨证的主要特点是以望诊收集到的资料为主，辅以“闻、问、切”三诊收集的资料，而这些资料与成人的四诊资料有较大差异，且年龄越小，差别越大。例如六经辨证中的太阳病总纲为“太阳之为病，脉浮，头项强痛而恶寒”，若是成人则可直接对照辨证；小儿则不然，从头项强痛而恶寒的症状上看，由于小儿不会言语，如何能问出其恶寒否、头项强痛否？其他辨证方法亦都有类似的情况。

（一）小儿证候特点

小儿由于体禀“少阳”，因此在证候上有其自身特点。在阴阳、表里、寒热、虚实中，阳证、表证、热证、实证所占的比例明显高于成人。

1. 阳证多于阴证

钱乙有“小儿纯阳，无烦益火”之说。阴阳为八纲之总纲，凡病须先辨明阴阳，以便用药补偏救弊。儿科病证每多新病，由阴阳偏盛偏衰而致，小儿患病之后往往以阳证居多。

2. 表证多于里证

由于小儿肌肤嫩薄，卫外功能较差，加之寒暖不知自调，易受外邪伤害，所以小儿表证居多。而不少儿科疾病又多由感冒后进一步发展而来，所以又常见表证未已、里证已起的表里俱病之证。

3. 热证多于寒证

小儿具有“易寒易热”的病理特点。但由于小儿阳气偏盛，感邪之后易从火化，故临床所见热证居多。所以《河间六书》云：“大概小儿病在纯阳，热多冷少也。”但小儿病证热多冷少，并非无寒证。目前，冷饮充斥家庭内外，小儿往往又贪凉过度，因此寒伤阳气之寒证日渐增多。同时，由于小儿病后传变迅速，易寒易热，寒热证之间常相互转化，而且寒热错杂证临床也并不少见，所以临证之时应仔细分别寒证与热证，而不应一味强调小儿“阳气偏盛，热病居多”而导致辨证失当。

4. 常虚实夹杂

小儿具有“易虚易实”的病理特点，虚实之间易于转化，临床常见虚中夹实、实中夹虚之虚实夹杂证。但由于小儿感受外邪与乳食内停的情况较多，因而虚实之间往往以实证更为多见。临证之时应详细审察，分清虚实。

（二）五脏证治理论

“五脏证治”是在脏腑辨证的基础上发展形成的，首见于钱乙《小儿药证直诀》，它的出现标志着中医儿科学理论体系的形成。千余年来，经过历代中医儿科医家等不断补充和发展，如万密斋的《育婴家秘·五脏证治总论》《幼科发挥·五脏主病》，王肯堂的《证治准绳·五脏补泻法》，李梴的《医学入门·五脏形证》等，该理论日臻完善，至今仍是中医儿科临床最基本的辨证方法。

“五脏证治”主要是将四诊收集到的症状和体征，按五脏所主加以综合，进行分析和归纳。

1. 肺病证治

肺主喘，娇嫩，其色白，其脉浮。肺病，闷乱，哽气长出气，气短喘息。实则闷乱喘促，有饮水者，有不饮水者；虚则哽气长出气。

（1）肺热：手掐眉目鼻面，甘桔汤主之。壮热饮水喘闷，泻白散主之。

（2）肺脏怯：唇白色，当补肺，阿胶散主之。若闷乱气粗、喘促哽气者难治，肺虚损故也。脾病病久则虚而唇白，脾者，肺之母也，母子皆虚，不能相营，故名曰怯。肺主唇白，白而泽者吉，白如枯骨者死。

（3）肺虚热：唇深红色，治之散肺；虚热，少服泻白散。

（4）肺盛复有风冷：胸满短气，气急咳嗽上气，当先散肺，后发散风冷，散肺泻白散、大青膏主之。肺不伤寒，则不胸满。

2. 心病证治

心主惊，为火为热，其色赤，其脉洪。心病，多叫哭惊悸，手足动摇，发热饮水。脉象为数。实则叫哭发热，饮水而摇；虚则卧而悸动不安。

（1）心热：视其睡，口中气温，或合面睡，及上窜咬牙，皆心热也，导赤散主之。心气热则心胸亦热，欲言不能而有就冷之意，故合面卧。

（2）心实：心气实则气上下行涩，合卧则气不得通，故喜仰卧，则气得上下通也，泻心汤主之。

3. 脾病证治

脾主困，常不足，其色黄，其脉缓。脾病，困睡泄泻，不思饮食。实则困睡，身热饮水；虚则吐泻生风。

（1）胃气不和：面㿠白，无精光，口中气冷，不思食，吐水，当补脾，益黄散主之。

（2）气不和：口频撮，当调气，益黄散主之。

（3）食不消：脾胃冷，故不能消化，当补脾，益黄散主之。

（4）脾热弄舌：泻黄散主之。

4. 肝病证治

肝主风，常有余，其色青，其脉弦。肝病，哭叫目直，呵欠顿闷项急。实则目直大叫，呵欠项强顿闷；虚则咬牙多欠气。热则外生气，湿则内生气。

（1）肝热：手寻衣领及乱捻物，泻青丸主之。

（2）肝有热：目直视不搐，得心热则搐，治肝泻青丸，治心导赤散主之。

（3）肝有风：目连札不搐，得心热则搐，治肝泻青丸，治心导赤散主之。

（4）肝外感生风：呵欠顿闷，口中气热，当发散，大青膏主之。若能食，饮水不止，当大黄丸微下之，余不可下。

（5）肝有风甚：身反折强直不搐，心不受热也，当补肾治肝，补肾地黄丸，治肝泻青丸主之。

凡病或新或久，皆引肝风，风动而上于头目，目属肝，风入于目，上下左右如风吹，不轻不重，儿不能任，故目连札也。若热入于目，牵其筋脉，两眦俱紧，不能转视，故目直也。若得心热则搐，以其子母俱有实热，风火相搏故也。治肝泻青丸，治心导赤散主之。

5. 肾病证治

肾主虚，常虚，其色黑，其脉沉。肾病，无精光，畏明，体骨重。肾，无实也。惟疱疹，肾实则变黑陷。

（1）肾虚：儿本虚怯，由胎气不成则神不足。目中白睛多，其颅即解（囟开也），面色㿠白，此皆难养，纵长不过八八之数。若恣意色欲，多不及四旬而亡，或有因病而至肾虚者非也。又肾气不足则下窜，盖骨重，惟欲坠于下而缩身也。肾水阴也，肾虚则畏明，皆宜补肾，地黄丸主之。

（2）肾怯失音相似：病吐泻及大病后，虽有声而不能言，又能咽药，此非失音，为肾怯，不能上接于阳故也，当补肾地黄丸主之。失音乃猝病耳。

古代医家认为心、肝二脏为有余之脏，而脾、肺、肾则为不足之脏。《育婴家秘》云："人皆曰肝常有余、脾常不足，子亦曰心常有余、肺常不足。有余为实，不足为虚。"

"五脏证治"的辨证方法不是唯一的辨证方法，临床应用时不应顾此失彼，还应与其他辨证方法配合起来，灵活运用，方不失于偏颇。

六、治疗概要

小儿疾病的治疗分内治法和外治法，内治法是指口服药物治疗疾病的方法，外治法指除口服给药外的其他途径给药法。小儿由于肌肤嫩薄的生理特点，外治法的应用比成人广泛得多；在药物剂量、药物选择、给药方法等方面，与成人比较也有许多特点。

（一）内治法

内治法就是不同剂型的中药通过口服后，再经过吸收，达到治病目的的方法。

1. 小儿内治法的特点

（1）由于小儿外感病居多，所以解表法的应用较多。有表证者，当先解表。《素问·阴阳应象大论》云："其在表者，汗而发之。"若有表证而不先解表，则生变证。故此，儿科疾病必先分清表里，及时治疗，以防生变。在表者解表固表，在里者清里，表里同病者则表里双解。

（2）由于小儿免疫力较差，易为疫邪所伤，出疹性疾患较多，所以透疹法在儿科占有特殊重要的地位。清热解毒法亦较常用。

（3）先天性疾患是小儿特有的疾患。所以，补肾填精益髓法在儿科应用较多。

（4）伤乳停食是小儿常见疾患，其发病率高，因而消食导滞法应用极为广泛。

（5）由于小儿"体禀少阳"，阳气偏盛，热性病居多。所以，小儿用益火壮阳法较少，而清热法应用则较普遍。

（6）由于小儿患病后变化快、传变迅速，所以要注意病情的变化，树立不治已病治未病的思想，防患于未然。例如：肺病之后，应想到可能会传脾、袭心、灼肝、及肾，应仔细检查，寻找欲传变之蛛丝马迹，做好应付传变的准备，以便及时用药，控制病情，提高临床疗效。

2. 常用的内治法则

（1）汗法：即解表法，是一种疏散外邪、解除表证的方法，主要适用于外邪侵袭肌肤的表证。小儿风水肿初起，上半身肿较显著的，也可运用解表法，以达到发汗消肿的作用。

表证有风寒、风热的区别，因此解表法又分辛温解表和辛凉解表两类。

①辛温解表：适用于外感风寒表证，常用麻黄、荆芥、防风、香薷、苏叶、淡豆豉等药。常用方剂如麻黄汤、葱豉汤、香薷饮、杏苏散等。

②辛凉解表：适用于外感风热证，常用银花、连翘、薄荷、桑叶、菊花、牛蒡子等药。常用方剂如桑菊饮、银翘散、桑杏汤等。

（2）下法：亦称泻法，主要是指通下大便以排除肠内积滞、荡涤实热的方法，主要适用于积热壅遏肠胃的里实证。由于里实证的病情不同，泻下法可分为泻热通下、祛寒泻下、润燥通下、峻下逐水等法。

①泻热通下：又称寒下，适用于肠中实热内结或热结旁流等证，常用大黄、芒硝、番泻叶等药。常用方剂如承气汤类。

②祛寒泻下：又称温下，适用于肠中寒凝积滞之证。冷积内阻，非用温药不能散其寒，非用泻下药不能去其积，常用附子伍用大黄或用巴豆霜等药。

常用方剂如大黄附子汤、三物备急丸等。

③润燥通下：又称润下，适用于津枯肠燥而大便艰难者，常用当归、郁李仁、火麻仁等药物。常用方剂如济川煎、五仁丸、麻仁滋脾丸等。

④峻下逐水：适用于重症水肿、胸腹积水等，常用芫花、大戟、甘遂、商陆、牵牛子等药物。因其药力峻猛，一般只用于体质壮实的实证。常用方剂如十枣汤、舟车丸等。

（3）和法：即和解少阳之法，有解除寒热、调燮阴阳、调整脏腑偏盛偏衰的作用，主要适用于邪在少阳的半表半里证及肠胃不和的寒热夹杂证。少阳病邪在半表半里，非发汗、清热、泻下等法所能解决，只宜“和解之法”的治疗，所以古人有“伤寒在表者可汗，在里者可下，其在半表半里者，唯有和解一法”的说法。后世医家引申其义，把调整脏腑偏盛偏衰的某些治法，如调和肝脾、调和肠胃等法，也归属于和法，这就大大地丰富了和法的内容。小儿由于脏腑娇嫩，具有“三有余、四不足”的生理特点，因此脏腑功能更易偏盛偏衰。故此，和法在儿科临床应用十分广泛。

①和解少阳：适用于热性病。邪在半表半里，症见寒热往来、心烦喜呕或类似疟疾症状。常用柴胡、黄芩等药物。常用方剂如小柴胡汤。

②调和肝脾：适用于邪气郁结，横逆犯脾侵胃，导致胸胁胀痛、厌食倦怠、恶心欲吐或大便泄泻。常用柴胡、白芍、当归、陈皮、青蒿、竹茹等药。常用方剂如逍遥丸、蒿芩清胆汤等。

③调和肠胃：适用于肠胃寒热失调，腹痛欲吐、心下痞满等症。常用黄连、黄芩、干姜、半夏等药。常用方剂如半夏泻心汤、黄连汤之类。

临床应注意，病邪在表或邪已入里，以及劳倦内伤、饮食失调而症见寒热者，均不宜使用和法。

（4）温法：是治疗里寒证的方法，主要适用于阳气亏损或阳气暴脱的证候。里寒有因外寒直中入里者，有因药物损伤阳气者，或元阳不足、寒从内生者，因此温法可分为温中祛寒和回阳救逆两法。

①温中祛寒：适用于治疗脾胃虚寒证。脾胃居中央，职司运化，若脾胃虚寒，就会出现肢体倦怠、食欲不振、腹痛吐泻、四肢不温等症。常用干姜、吴萸、蜀椒等温药及人参、白术、甘草等健脾补气药配伍组成方剂，如理中汤等。

②回阳救逆：适用于阴盛阳衰、阳气将亡之证。常用干姜、附子、肉桂

等药。常用方剂如四逆汤、参附龙牡救逆汤等。

临证之时应仔细辨别，勿为假象所惑。如小儿高热之时会出现肢端发凉的现象，为热深厥深之象。务须详辨，以免误补益疾，反泻含冤。

（5）清热法：简称清法，主要用于热邪羁留的热证。但具体应用时，既有甘寒清热、苦寒清热、咸寒清热之别，又有清气分热、清营分热、清脏腑热以及清虚热等不同的治法。

①甘寒清热：主要用于治疗热在气分、热炽津伤证，表现为口渴、大热、汗出、脉数等症者。常用生石膏、竹叶、寒水石等药。常用方剂如白虎汤、竹叶石膏汤等。

②苦寒清热：治疗热在气分但津液未伤之证。如痢疾初起、阳黄湿热之证，皆可用苦寒清热法。常用白头翁、黄连、黄芩、黄柏、茵陈等药。常用方剂如白头翁汤、茵陈蒿汤等。

③咸寒清热：主要适用于湿热深入营血之证，出现神昏谵语、斑疹隐隐等。常用犀角、生地等药。常用方剂如清营场、犀角地黄汤等。

④清虚热：若温病后期阴津耗伤，或阴虚火旺而致发热者，又当滋阴清热，不可苦寒直折，以免化燥伤阴。常用鳖甲、青蒿等以清虚热。常用方剂如青蒿鳖甲汤等。

小儿脾常不足，故清热法不宜久用，因寒凉之品最易伤损脾胃。

（6）消导法：简称消法，主要用于饮食不调、乳食停滞之证或积聚癥瘕等。

①消食导滞：适用于小儿乳食积滞证，症见嗳腐吞酸、痞胀恶食等，常用焦三仙、鸡内金、莱菔子等药。常用方剂如保和丸等。

②消痞化积：适用于积聚癥瘕等，常用三棱、莪术、桃仁等药。常用方剂如枳实消痞丸等。

（7）补虚法：简称补法，用于治疗虚弱的证候。临床常用的有补气、补阳、补阴、补血等方法。

①补气：适用于气虚证。小儿胎禀不足、肾气虚弱之遗尿、五迟五软等，当补肾气，常用如金匮肾气丸等。若久咳肺气虚弱，则宜补益肺气，如补肺阿胶散。

②补血：适用于血虚证。补气补血虽各有侧重，但不能截然分开，所谓“气有生血之功”，故常在补血方中配党参、黄芪益气生血，如当归补血汤。

③补阴：适用于阴虚证，常用地黄、麦冬、鳖甲等药。常用方剂如沙参麦冬汤等。

④补阳：适用于阳虚证。脾阳虚则泄泻肢冷，肾阳虚则完谷不化、小便频数。补脾阳常用党参、干姜等药，常用方剂如理中丸等；补肾阳常用附子、肉桂等药，常用方剂如右归饮等。

（8）理气法：适用于气机阻滞或气机逆乱之证。

①理气解郁法：适用于气机阻滞，症见脘腹胀满等。常用枳壳、青陈皮、郁金等药物。常用方剂如越鞠丸等。

②理气降逆法：主要用于气逆而致的呕逆、喘咳等。胃气上逆宜和胃降逆，如半夏泻心汤；肺气上逆宜降气平喘，如苏子降气汤等。

（9）调血法：为调畅血液、消散瘀血及止血的方法。血瘀者宜活血祛瘀，血溢者宜摄血止血，血虚者宜补血养血。常用方剂如桃红四物汤、归脾汤等。

（10）渗湿法：用于水湿停聚、小便短少之证。常用茯苓、猪苓等药物。常用五苓散、五皮饮等。

（11）润燥法：用于津枯液燥之证。燥邪在上者宜滋阴润肺，如清燥救肺汤；在下者宜润肠通便，如麻仁丸等。

（12）祛痰法：适用于各种痰证。祛风化痰适用于风痰证，常用方剂如牵正散等；燥湿化痰适用于湿痰证，常用方剂如二陈汤等；清热化痰适用于热痰证，常用方剂如清气化痰汤等；消食化痰适用于痰食证，常用方剂如曲麦二陈汤；温化寒痰法适用于寒痰证，常用方剂如小青龙汤等。

（13）逐饮法：适用于水饮证。如水饮停肺用葶苈大枣泻肺汤等。

（14）开窍法：用于神昏窍闭之证。清心开窍属凉开法，用于温邪内陷、热入心包者，常用安宫牛黄丸等；辟秽开窍属温开法，适用于秽浊之气上蒙清窍者，常用方剂如苏合香丸。

（15）熄风法：适用于风证，主要用于肝风内动证。镇肝熄风法用于风阳上扰证，常用方剂如镇肝熄风汤；凉肝熄风法适用于温热之邪逆传厥阴，常用方剂如羚角钩藤汤等；滋阴熄风法适用于阴虚风动，常用方剂如大定风珠等。

（16）祛虫法：用于治疗各种虫病。治蛔虫病常用使君子散；治钩虫病常用化虫丸；治绦虫病常用南瓜子、槟榔等药。此外，安蛔止痛法适用于蛔厥证，如乌梅丸。

（二）外治法

本法是将药物应用于体表，使药物从皮肤表面向里透入或循经络传导而发挥作用，以达到治疗目的。

1. 小儿外治法的特点

由于小儿服药比较困难，古代儿科医家就试图寻找另外的给药途径。小儿由于肌肤薄嫩，药物通过皮肤的吸收率远高于成人，因此可以通过皮肤等外用给药，以达到治疗目的。所以儿科外治法的应用比成人多。古代儿科医家创造和发明了许多外治方法。

2. 小儿常用的外治法

（1）涂敷法：是用新鲜中药捣烂或将药物研末加入水或醋调匀后，涂敷于患儿体表以治疗内脏疾病的一种方法。涂敷部位大都在囟门、胸部、手足心或肿胀部位等处。如用青黛粉调蛋清外敷腮部治疗腮腺炎。用吴茱萸根、生半夏等量研末，以鸡蛋清调和，敷双侧足底以治疗小儿脐风。

（2）熏洗法：是用药液蒸气熏洗患儿肌表的方法。如麻疹不透用芫荽、浮萍、西河柳煎汤熏洗，以助透疹。但应用时应注意避免受凉感冒。

（3）罨包法：是用药物置于局部肌肤上加以包扎的一种方法，分干、湿两种。如小儿积滞腹胀、大便不通，可用皮硝 2～3 两，用布包后置于脐腹部，用绷带固定，这是干罨。用白芥子末、面粉各等量，加水调和，以纱布包好，敷于背部，以治肺炎后期肺部湿啰音不吸收者，这是湿罨。

（4）热熨法：是将药物加热后用布包裹，以摩熨肌表，不时以手移动的一种方法。如用豆豉、生姜、葱白、食盐等一同炒热后温熨脐腹，用以治疗腹部疼痛。

（5）揩拭法：用药液揩拭局部。如用炉甘石液外揩肌表以止痒等。

（6）外贴法：是用膏药加药末外贴，或用潮湿药粉做成饼状贴于局部的一种方法。如用丁香、肉桂研末加少许麝香后置于普通膏药上，贴于脐部，治疗小儿慢性腹泻。

（7）吹喉法：是将药末吹入喉部的一种方法。如用锡类散、冰硼散吹喉等。

（8）搐鼻法：是用药末吹入鼻内以刺激鼻腔取嚏的一种方法。如用通关散吹鼻取嚏。

(9) 滴耳法：是用新鲜药物捣烂取汁滴耳的一种方法。如用鲜虎杖或地锦草捣烂取汁滴耳治疗小儿聍耳。

(10) 点眼法：是将药液滴入眼内的一种方法。如用黄连汁点眼治疗眼赤等。

(11) 蒸气吸入法：是用雾化吸入器将药液由口鼻吸入的方法。如用白毛夏枯草、板蓝根、川芎等药液雾化吸入治疗新生儿肺炎。

(12) 发泡疗法：是用某些中草药敷于皮肤引起发泡的一种治法。如用鲜毛茛（去叶）3g 加大蒜头一瓣捣烂，敷于单侧列缺穴上，24 小时后去掉，可有水泡发出，以治疗急慢性黄疸型肝炎。

（三）其他疗法

1. 灯火疗法

又称灯火燋法，是用灯心蘸清油以烧灼某些穴位的一种方法。该法的手法必须轻快迅速，火一触及皮肤立即离开。用于昏迷、抽搐、惊风、痫证、脐风等。

2. 拔罐疗法

是以罐为工具，利用火或油气等不同方法造成罐内负压，使罐吸附于体表，从而达到治病目的的一种方法。

3. 刮痧疗法

是利用瓷碗、贝壳等工具，蘸水后在患者一定部位的皮肤上划刮，以达到治病效果的一种方法。所谓刮痧疗法，是因划刮后皮肤起紫红色痧点而得名。

4. 刺四缝疗法

四缝是经外奇穴，位置在示、中、无名及小指四指中节，四缝是手三阴经所过之处。针刺四缝可清热除烦、通畅百脉、调和脏腑，用于治疗积滞、厌食和疳证。具体方法是：皮肤局部消毒后，用三棱针或粗毫针进行针刺，约 1 分深，刺后用手挤出黄白色黏液。每日 1 次，直到针刺后不再有黄白色黏液挤出为止。

5. 割治疗法

具有调和气血、促进脾胃运化功能等作用，用于治疗疳证和哮喘。割治部位常取手掌大鱼际处。先进行局部皮肤消毒，用手术刀割开约半厘米创口，挤出约如黄豆大的黄白色脂状物，并迅速剪去后包扎，5 天后解除包扎。此法应注意防止感染。

6. 推拿疗法及捏脊疗法

具体见本章第五节。

第四节　中医儿科选方用药特点

一、用药原则

小儿病情变化迅速，易虚易实，故治疗必须及时，用药必须果断。特别是某些危重疾病，更须争取时间，积极抢救。但是，由于小儿脏腑娇嫩，形气未充，用药更须审慎。一清一补，均要恰到好处，选方用药、剂量尤要适当。例如芩、连或参、附，只要用之得当，往往效如桴鼓，稍有不当，必将损害脏腑功能，促使病情剧变，使轻病转重、重病转危。清·吴鞠通在《温病条辨·解儿难》中云：“其用药也，稍呆则滞，稍重则伤，稍不对证，则莫知其乡，捉风捕影，转救转剧，转去转远。”因此，大苦、大寒、大辛、大热、攻伐和有毒之品，既能损伤小儿生生之阳气，又可耗损真阴，均须慎用。

小儿脾常不足，消化能力薄弱，过用苦寒则有伤脾败胃之虞。小儿疾病变化最速，小儿偶患感冒可瞬间转为肺炎，泻利稍多则伤损阴津，甚至朝呈实热阳证，暮则转为虚寒阴证；反之，实热内闭者可转瞬呈现虚寒外脱的危候。所以必须当机立断，及时用药救治，切忌拖延，以免猝变。并注意攻补得当，不可过剂。

小儿脏气清灵，随拨随应，对药物的反应往往比成人灵敏。因此，必须结合病情，掌握好剂量。如病重药轻，则难取疗效，贻误病机；若病轻药重，则反伤正气。例如逐水药，作用峻猛，且多有毒性，故不宜过量或久服，应中病即止，对脾胃虚弱者更应慎用。

此外，对无病之儿不宜滥服药物。朱丹溪指出：“药石皆有偏胜之气，虽参、芪之辈，为性亦偏。”小儿生机蓬勃，只要哺养合理，护理得当，自能正常生长发育，故健康小儿不应滥服药物。

二、剂型特点

汤、丸、散、膏、丹这些传统的剂型是为了针对不同疾病而设置，一般来讲，汤剂在体内吸收较好，发挥作用亦快，丸剂作用持久，散剂与丹剂作用速度介于汤、丸剂型之间。在这些剂型中，由于汤剂能随证加减，个体性强，所以临床应用较广。近年来，为了方便患儿服药，方便携带，便于保存，增加给药途径的需要，儿科用药剂型不断进行改革，颗粒剂、糖浆剂、片剂、口服液及针剂等剂型相继在临床出现。无糖颗粒剂以其剂量少、制剂精、疗效高等优点，受到儿科临床的欢迎。相信将来会有越来越多的新剂型出现，必将进一步改善儿科临床用药的状况。

三、用药特点

（一）用药剂量

小儿用药剂量根据年龄大小、病情轻重、个体差异及医者经验而有所不同。小儿时期由于药物排泄较快，体液占体重的比例较成人大，因此有些药物按照体重计算的剂量相对较成人大。一般情况下，益气健脾、养阴补血、消食和中之类药性平和的药物相对剂量大些，而辛热、苦寒、攻伐和药性峻猛的药物剂量应相对小一些，但原则上仍是选用最小的有效剂量以达到既祛病而又不伤正之目的。

一般情况下，新生儿的用药剂量为成人的1/6；婴儿为成人剂量的1/3；幼儿为成人剂量的1/2；学龄儿童为成人剂量的2/3或接近成人剂量。

（二）中药煎法

煎小儿中药汤剂过程中，先煎、后下、包煎、烊化、冲服等法和成人基本相同；但是，煎煮时间、次数、煎出的药量等则不同于成人。在煎药前，一般需要将所要煎煮的药物用清水浸泡半个小时。加水量一般掌握在药物浸透后水平面略高于药物的平面为宜。煎药开始时用武火（旺火），煮沸腾后改用文火（小火），如为治疗感冒的药物，开锅后10分钟即可；若属于滋补性质的中药，则需煎煮30分钟；一般的中药掌握在开锅后15～20分钟为宜。由于小儿服药困难，煎出的药量不宜太多；但也不宜太少，以防止药量不够而影响疗效；如果确实煎出药量过多，又不属于挥发性的药物，可以开盖以武火再煎煮3~5分钟即可，但是决不可以将煎出的药液再在火上浓缩。

（三）服药方法

小儿不知服药的重要性，加之中草药口感多数为小儿所不喜欢，多数不能自觉服药，婴幼儿服药就更加困难，常常拒服或服后易吐；同时，由于小儿吸收功能较差，排泄又快，导致药物在体内停留时间过短，有效血药浓度维持时间短。因此，小儿喂药应避开进餐时间，喂药采用少量、多次频服的方法，既可减少喂药的难度，又可提高临床疗效。

第五节　中医儿科特色调理方法

一、小儿推拿疗法

小儿推拿疗法属于中医传统疗法，具有疗效显著、无副作用的特点，深受广大基层群众的欢迎。

推拿，又称作按摩，在我国历史悠久，早在两千多年前的春秋战国时期就已被广泛应用于医疗，《黄帝内经》中有多处应用按摩防治疾病的记载。隋唐时期，太医院设有按摩科；到了明代，按摩治疗小儿疾病已积累了丰富的经验，形成了小儿推拿按摩的独立体系，有不少专著问世，如《小儿按摩经》《小儿推拿秘诀》《小儿推拿方脉活婴秘旨全书》，小儿推拿一名正是从这一时期开始出现，其中《小儿推拿秘诀》一书较系统地论述了小儿推拿的治疗方法。

由于推拿治病是用手直接接触病人肌肤，因而曾一度被清朝封建统治者视为“有伤大雅”“医家小道”而被太医院弃置。但因其疗效显著，受到民众的欢迎而流传于民间、保存于民间，没有失传，这正说明其生命力旺盛和疗效好。

（一）小儿推拿疗法的适应证和禁忌证

1. 适应证 小儿推拿疗法适用于婴幼儿，年龄越小，疗效越好，可以治疗发热、咳嗽、惊风、厌食、呕吐、腹痛、腹泻、小儿斜颈等。

2. 禁忌证 有皮肤病、创伤出血、骨折等疾病者，不适宜推拿治疗；急危重症者不宜单独应用推拿治疗，应及早综合治疗。

（二）小儿推拿疗法的特点

小儿推拿疗法疗效好，取穴方便，手法简单易学，患者易于接受。

1. 穴位特点 小儿推拿疗法的穴位可分两种：一种与成人针灸的穴位相同，如十四经穴、经外奇穴等；另一种为小儿推拿疗法的特有穴位，主要包括线状穴和面状穴。小儿推拿疗法的线状穴有手臂的三关穴、六腑穴、天河水穴，头面的天门穴、坎宫穴，腰背的脊柱穴、七节骨穴；小儿推拿疗法的面状穴有手五指的心、肝、脾、肺、肾经穴以及板门穴、内八卦穴、腹穴等。

2. 治疗特点 为方便起见，对小儿手及臂部穴位仅推拿左手及左上肢，一般不推拿右手、右上肢，男女患者均如此。

3. 手法应用特点 小儿推拿的常用手法有推、拿、按、摩、揉、捏、掐、运等。在临床应用之时，宜先使用轻手法，如推、摩；后使用重手法，如拿、掐、捏等。在用重手法后，应以揉法缓之。

4. 操作时间的特点 推、摩等轻手法一般以100～500次为宜；掐、拿等重手法则应快而少，一般1～3次为好。

5. 推拿介质 在治疗时，由于小儿皮肤娇嫩，如医者以手直接作用于小儿皮肤上易使小儿受损伤，所以医者在应用手法时常配合使用一些介质，以起润滑作用，防止小儿皮肤损伤。常用介质如滑石、水、蛋清等。还有一些介质是为了提高疗效而设，如薄荷水、葱汁、姜汁等用于小儿感冒等；水作为介质则适用于小儿发热。

（三）小儿推拿的常用手法

1. 推法 分直推法和分推法，常用于线状穴，推时要求有节律、柔和均匀，是小儿推拿的常用手法。

（1）直推法：用拇指桡侧或指面，或用食、中二指指面，在穴位上做直线运动。

（2）分推法：用双手拇指桡侧或指面，向两旁分向推之。

2. 拿法　用拇指和食指二指指端，或用拇指指端与其余四指指端相对用力提捏筋腱。本法为小儿推拿的常用手法之一。

3. 运法　以拇指或中指指端在一定穴位上，由此及彼做弧形或环形推动。本法宜轻不宜重，宜缓不宜急。

4. 按法　常用于点状穴。用拇指或掌根，在一定的部位或穴位上逐渐向下垂直用力压之。

5. 摩法　常用于面状穴。以手掌面或食、中、无名指指面附着于一定部位或穴位上，以腕关节连同前臂做顺时针或逆时针方向的圆周移动摩擦。本法为小儿推拿的常用手法，多用于胸腹部。操作时手法宜轻柔，又要保持一定的压力，速度宜均匀、协调。

6. 捏法　用拇指指面顶住皮肤，食、中指在对面将皮肤捏起，捻动向前进；或将食指弯曲，顶住皮肤，拇指前按，拇、食指同时用力捏起皮肤，双手交替，捻动向前。操作时捏起皮肤多少及用力大小应适当，以皮肤顺利向前捻动为宜。

7. 掐法　掐，即用指甲重刺穴位。本法属重手法，掐时要逐渐用力，力达深透为止，切不可掐破皮肤。操作后应轻轻揉之，以缓解不适感。

8. 揉法　用中指或拇指指端，或用掌，或用大鱼际，在一个部位或穴位做顺时针或逆时针方向旋转揉动。本法为小儿推拿的常用手法，操作时注意压力轻柔，用力均匀。其用力应大于摩法，使该处的皮下组织随手的揉动而动，不要在皮肤上摩擦。

（四）小儿推拿的常用穴位

1. 手及上肢

（1）脾经穴：在拇指桡侧缘或拇指末节罗纹面。操作时，施术者以左手握住患儿之手，同时以拇、食二指捏患儿拇指，使之微屈，再以右手拇指自患儿拇指指尖推向板门，为补脾经；若将患儿拇指伸直，自板门推向指尖，为泻脾经；来回推为平补平泻，为清补脾经。主治脾虚腹泻、便秘、食欲不振等。

（2）肝经穴：在食指末节罗纹面。操作时，由指根向指端方向直推，称清肝经。主治烦躁不安、惊风、目赤、五心烦热、口苦咽干等。

（3）心经穴：在中指末节罗纹面。操作时，由指根向指端方向直推，称清心经。主治高热神昏、五心烦热、口舌生疮、小便赤涩等。

（4）肺经穴：在无名指末节罗纹面。操作时，由指根向指端方向直推，称清肺经；由指尖向指根方向直推，称补肺经。主治感冒、发热、咳嗽等。

（5）肾经穴：在小指末节罗纹面。操作时，由指尖向指根方向直推，称补肾经。主治先天不足、久病体虚、肾虚腹泻、遗尿、虚喘等。

（6）大肠经穴：在食指桡侧缘，自食指尖至虎口成一直线。操作时，从食指尖直推至虎口，称补大肠经；从虎口直推至食指尖，称清大肠经。主治腹泻、脱肛、痢疾、便秘。

（7）小肠经穴：在小指尺侧缘，自指尖至指根成一直线。操作时，从指尖直推至指根，称补小肠经；从指根推向指尖，称清小肠经。主治小便赤涩、水泻、遗尿、尿闭等。

（8）内八卦穴：在手掌面。以掌心为圆心，以圆心到中指根横纹的2/3处为半径做圆周环形运法，称运内八卦。从小鱼际向入虎口方向做运法，称逆运内八卦；从小鱼际向出虎口方向做运法，称顺运内八卦。主治咳嗽、痰喘、胸闷、纳呆、腹胀、呕吐等。

（9）板门穴：在手掌大鱼际平面。操作时用指端揉，称揉板门。主治食积腹胀、纳呆、腹泻、呕吐等。

（10）一窝风穴：在手背腕横纹正中凹陷处。操作时用指端揉，称揉一窝风。主治腹痛肠鸣、伤风感冒等。

（11）三关穴：在前臂桡侧阳池到曲池成一直线。操作时用拇指桡侧或食、中二指指面自腕推向肘，称推三关。主治感冒风寒、病后体虚、气血不足、腹痛腹泻等。

（12）天河水穴：在前臂正中，总筋至曲泽成一直线。操作时，用食、中二指指面自腕推向肘，称清天河水。主治外感发热、烦躁不安、口渴、惊风等。

（13）六腑穴：在前臂尺侧阴池至肘成一直线。操作时，用拇指面或食、中二指指面自肘推向腕，称推六腑，或退六腑。主治一切实热证、高热、烦渴、惊风、咽痛、大便干燥等。

2. 头面部穴位

（1）天门穴：在两眉中间到前发际成一直线。操作时，用拇指面自下而上交替直推，称推天门，或开天门。主治发热、头痛、感冒等。

（2）眉弓穴：在眉头起，沿眉向眉梢成一横线。操作时，用两拇指自眉头向眉梢做分推，称推眉弓。主治外感发热、头痛、惊风等。

（3）太阳穴：在眉后凹陷处。操作时，用两拇指桡侧自前向后推，称推太阳；用中指端揉，称揉太阳。主治发热、头痛、惊风等。

（4）风池穴：在项后枕骨下大筋外侧凹陷处。操作时用拿法，称拿风池。主治感冒、头痛、发热、目眩、颈项强痛等。

（5）天柱骨穴：在颈后发际正中至大椎穴成一直线。操作时，用拇指面或食、中二指自上而下推，称推天柱骨。主治发热、惊风、咽痛、项强、呕恶等。

（6）膻中穴：在胸骨正中，两乳连线中点。操作时用中指端揉，称揉膻中。主治胸闭、咳喘等。

（7）乳旁穴：在乳旁开 2 分。操作时用中指端揉，称揉乳旁。主治胸闷、咳嗽、痰鸣、呕吐等。

（8）乳根穴：在乳下 2 分。操作时用中指端揉，称揉乳根。主治咳喘、胸闷。

3. 胸腹部穴位

（1）中脘穴：在肚脐正中，直上 4 寸处。操作时用指端或掌根按揉，称揉中脘；用掌心或四指摩之，称摩中脘；自中脘向上直推至喉下，或自喉往下推至中脘，称推中脘。主治腹胀、呕吐、食积、腹泻、食欲不振。

（2）腹穴：在腹部。操作时，沿肋弓角边缘或自中脘至脐向两旁分推，称分推腹阴阳；用掌或四指摩，称摩腹。主治腹痛、腹胀、消化不良、呕吐、恶心等。

（3）肚角穴：在脐下 2 寸，旁开 2 寸大筋。操作时用拇指和中指做拿法，称拿肚角。主治腹痛、腹泻。

4. 腰背部穴位

（1）大椎穴：在第一胸椎上的凹陷处。操作时用指端揉，称揉大椎。主治发热、项强、咳嗽等。

（2）风门穴：在第二胸椎下，旁开 1.5 寸处。操作时用食、中指端揉，称揉风门。主治感冒、咳嗽、气喘等。

（3）肺俞穴：在第三胸椎下，旁开1.5寸处。操作时用两拇指或食、中指端揉，称揉肺俞。主治咳喘、痰鸣、发热、胸闷等。

（4）脾俞穴：在第十一胸椎下，旁开1.5寸处。操作时用两拇指或食、中指端揉，称揉脾俞。主治呕吐、腹泻、食欲不振、四肢乏力等。

（5）脊柱穴：自大椎至长强穴成一直线。操作时，用食、中二指自上而下推，称推脊；用捏法自下而上，称捏脊。主治发热、惊风、夜啼、疳积、呕吐、腹泻、便秘等。

（6）七节骨穴：在第四腰椎至尾椎骨端成一直线。操作时，用拇指桡侧或食、中二指指面自下而上，或自上而下直推，分别称作推上七节骨和推下七节骨。主治腹泻、便秘、脱肛等。

5. 下肢穴位

（1）足三里穴：在外膝眼下3寸，胫骨旁1寸。操作时用拇指端按揉，称按揉足三里。主治胃痛、呕吐、腹泻、腹胀、水肿等。

（2）丰隆穴：在外踝上8寸，胫骨前缘外侧1寸半，胫、腓骨之间。操作时用拇指端或中指端按揉，称按揉丰隆。主治咳嗽、痰鸣、气喘。

（3）涌泉穴：在足掌心前正中凹陷处。操作时，用拇指面向足趾推，称推涌泉；用指端揉，称揉涌泉。主治发热、呕吐、腹泻、五心烦热等。

（五）小儿推拿的运用

1. 婴儿腹泻

（1）脾虚泻：补脾经，补大肠，推三关，摩腹，推上七节骨，捏脊。

（2）伤食泻：补脾经，清大肠，揉板门，运内八卦，摩腹。

（3）湿热泻：清大肠，清小肠，退六腑，清脾经。

2. 呕吐

（1）寒吐：补脾经，揉板门，推三关，推天柱骨，揉中脘。

（2）热吐：清脾经，清大肠，退六腑，运内八卦，揉板门，推天柱骨，推下七节骨。

（3）伤食吐：补脾经，揉板门，运内八卦，揉中脘，分推腹阴阳，按揉足三里。

3. 腹痛

（1）寒痛：补脾经，推三关，摩腹，掐揉一窝风，拿肚角。

（2）伤食痛：补脾经，清大肠，揉板门，运内八卦，揉中脘，分推腹阴阳，拿肚角。

4. 发热

（1）外感发热：推天门，推眉弓，揉太阳，清肺经，清天河水。风寒者加推三关，拿风池；风热者推脊。

（2）阴虚内热：补脾经，补肺经，清天河水，推涌泉，按揉足三里。

（3）肺胃实热：清脾经，清大肠，揉板门，运内八卦，清天河水，退六腑。

5. 咳嗽

（1）外感咳嗽：推天门，推眉弓，揉太阳，清肺经，运内八卦，揉膻中，揉乳旁，揉乳根，揉肺俞。

（2）内伤咳嗽：补脾经，补肺经，运内八卦，推揉膻中，揉乳旁，揉乳根，揉中脘，揉肺俞，按揉足三里。

6. 小儿保健

为增强小儿的体质，平日可以经常给小儿做如下推拿按摩，以起到保健作用：

补脾经，摩腹，按揉足三里，捏脊，揉涌泉。

二、捏积疗法

（一）捏积疗法简述

捏积疗法又称捏脊疗法，属中医学推拿疗法范畴，西晋葛洪《肘后备急方》中记载有“拈取其脊骨皮，深取痛行之，从龟尾至顶乃止，未愈更为之。”与近代捏积疗法的施术部位及手法十分相近。捏积疗法是以中医学的阴阳五行、卫气营血、经络学说为理论，并以中医学的辨证施治为原则，通过捏拿小儿的脊背，来达到治疗小儿疳证等脾胃疾病的治疗方法。

中医学认为腹为阴、背为阳，而脊又在背部的中央，督脉又循脊而过，督脉的特定循行路线决定了它具有统领全身阳气的功能；同时又与阴经任脉相连；此外，足太阳膀胱经也位于督脉的两旁，在这条经脉上分布着与人体内部脏腑相联系的脏腑俞穴，这些脏腑俞穴通称背俞。通过捏拿小儿的脊背，督脉、任脉以及背俞穴得到了相应的刺激，可以调整小儿的脏腑功能，促进机体的机能活动，还可以达到治疗小儿脏腑疾病的目的。因此，捏积疗法对小儿机体具有调阴阳、理气血、和脏腑、通经络的治疗作用。

（二）施术的步骤及疗程

术者用双手的中指、无名指和小指握成空拳状，食指半屈，拇指伸直并对准食指的前半段。施术从长强穴开始，术者用双手的食指与拇指合作，在食指向前轻推患儿皮肤的基础上与拇指一起将长强穴的皮肤捏拿起来，然后沿督脉，自下而上，左右两手交替合作，按照推、捏、捻、放、提的前后顺序，自长强穴向上捏拿至脊背上端的大椎穴，此为捏一遍。如此循环，根据病情及体质可捏拿4~6遍。从第二遍开始的任何一遍中，术者可根据不同脏腑出现的症状，采用“重提”的手法，有针对性地刺激背部的脏腑俞穴，以加强疗效。最后一遍结束后，术者用双手的拇指腹部，采用揉、按并作的手法，对腰部的肾俞穴揉按10次，至此施术结束。每天清晨空腹施术1次，连续6天为1个疗程。

（三）手法介绍

1. 推法 术者用双手食指第二、三节背侧紧贴患儿施术部位的皮肤，自下而上向前推。推时力量应均匀轻快，不可过猛。

2. 捏法 在上述推法基础上，双侧拇指与食指合作，将患儿施术部位的皮肤捏拿起来。

3. 捻法 在上述捏法的基础上，拇指与食指合作，向前捻动患儿的皮肤，向上移动施术部位，左右两手交替进行。施捻法时注意不要偏离督脉，从长强穴一直施术到大椎穴。

4. 放法 放法是捏积术中的第四个手法，也就是在上述推、捏、捻三个手法的综合施术后，随着捏拿部位的向前推进，皮肤自然恢复到原状的一种必然结果。

5. 提法 术者从捏拿患儿脊背的第二遍开始的任何一遍中，在患儿督脉两旁的脏腑俞穴处用双手的拇指与食指合作，分别将脏腑俞穴的皮肤用较重的力量在捏拿的基础上向后上方用力牵拉一下，目的是通过这个手法加强对某些背部脏腑俞穴的刺激，用以治疗或调整小儿脏腑的功能。

6. 揉法和按法　揉法和按法是捏积术中的第6、7个手法，这两个手法同时并用。将双手的拇指腹部放在后背的肾俞穴处，在揉动该穴的过程中，又用拇指适当地向下施以一定的压力，做到揉中有按、按中有揉。

以上七法为捏积的常规手法，手法的补泻主要通过手法的轻重来体现，其原则是实证用重法，虚证用轻法；病情轻浅用轻法，病情重绵用重法。

（四）治疗选穴

捏积疗法治疗范围比较广泛，主要以治疗疳积为主。除施以常规捏积手法外，还要根据不同的病证及症状选取不同的背俞穴进行“重提”，用以加强治疗效果，其治疗选穴如下：

1. 厌食　选胃俞、脾俞、大肠俞穴。

2. 腹泻　选脾俞、三焦俞、大肠俞穴。

3. 呕吐　选胃俞、肝俞、膈俞穴。

4. 便秘　选大肠俞、胃俞、肝俞穴。

5. 烦躁　选肝俞、厥阴俞、心俞穴。

6. 夜啼　选胃俞、肝俞、厥阴俞穴。

7. 多汗　选肺俞、厥阴俞、肾俞穴。

8. 尿频　选肺俞、肾俞、膀胱俞穴。

（五）捏积疗法的禁忌证

1. 小儿后背有疖肿。
2. 小儿患有严重的心脏病。
3. 小儿患有神经系统发育不全的病症。
4. 小儿患有出血性疾病。
5. 小儿在某些急性热性病的过程中。

下篇 各论

第三章 小儿养生保健

第一节 初生儿期保健

小儿初生，乍离母腹，如嫩草之芽，脏腑柔弱，气血未充，全赖悉心调护，若稍有疏忽，易致患病，甚至夭折。新生儿发病率和死亡率均为一生最高峰，因而初生儿期保健值得高度重视。

新生儿有几种特殊生理状态，不可误认为病态。如新生儿上腭中线和齿龈部位有散在黄白色、碎米大小的隆起颗粒，称为“马牙”，会于数周或数月自行消失，不可挑刮。生后3~5天的男女婴均可见乳房隆起，如蚕豆到鸽蛋大小，可在2~3周后消退，不应处理或挤压。少数女婴生后5~7天阴道有少量流血，持续1~3天自止，无其他部位出血者，是为假月经，一般不必处理。新生儿两侧颊部各有一个脂肪垫隆起，称为“螳螂子”，有助于吮乳，不能挑割。新生儿的腰骶部、臀部及背部等处可见大小不等、形态不规则、不高出皮面的大块蓝灰色斑，称胎儿青痣，大多在4岁时消失，有时稍迟，为正常现象。新生儿生后2~5天可见尿布上有红褐色斑点，婴儿排尿时啼哭，此为红尿，加大哺乳量或多喂温开水以增加尿量后可消失，不必特殊处理。新生儿还可出现生理性黄疸，大部分新生儿在出生后2~3天出现黄疸，于4~5天最明显，最迟可在第5天出现，足月儿黄疸在生后10~14天消退，均属于新生儿的特殊生理状态。

一、拭口洁眼

小儿出腹时，必须立即做好体表皮肤黏膜的清洁护理。可应用消毒纱布探入口内，拭去小儿口中秽浊污物，包括羊水、污血及胎粪等，以免小儿啼声一发咽入腹内。同时，要轻轻拭去眼睛、耳朵中的污物。新生儿皮肤上的胎脂有一定的保护作用，不要马上拭去。但皮肤皱褶处及二阴前后应当用纱布蘸消毒植物油轻轻拭擦，去除多余的污垢。

二、断脐护脐

胎儿在腹，脐带是母体与胎儿气血经络相通的纽带。婴儿降生，啼声一发，口鼻气通，百脉流畅，小儿开始独立生存。婴儿出生后随即需要断脐。我国古代已认识到，新生儿断脐护脐不可不慎，若处理不洁会因感受风邪而患脐风。新生儿娩出1～2分钟就要结扎脐带后剪断，处理时必须无菌操作，脐带残端要用干法无菌处理，然后用无菌敷料覆盖。若在特殊情况下未能保证无菌处理，则应在24小时内重新消毒处理脐带残端，以防止感染及脐风。

断脐后还须护脐。脐部要保持清洁、干燥，让脐带断端在数天后自然脱落。在此期间，要注意勿让脐部为污水、尿液及其他脏物所侵，洗澡时勿浸湿脐部，避免脐部污染，预防脐风、脐湿、脐疮等疾病。

三、祛除胎毒

胎毒，指胎中禀受之毒，主要指热毒。胎毒重者，出生时常表现为面目红赤、多啼声响、大便秘结等，易于发生丹毒、痈疖、湿疹、胎黄、胎热、口疮等病，或造成以后好发热性疾病的体质。

自古以来，我国有给初生儿祛除胎毒的传统方法，给小儿服用少量具有清热解毒作用的药液可以减少发病。常用的方法有：

1. 银花甘草法

银花6g、甘草2g煎汤。可用此药液拭口，并以少量给儿吮吮。

2. 黄连法

黄连1～3g。用水浸泡令汁出，取汁滴入小儿口中。黄连性寒，胎禀气弱者勿用。

3. 大黄法

生大黄3g。沸水适量浸泡或略煮，取汁滴儿口中。胎粪通下后停服，脾虚气弱者勿用。

4. 豆豉法

淡豆豉10g。浓煎取汁，给小儿频频喂服。

四、洗浴衣着

初生之后，一般当时用消毒纱布拭去体表的血迹，次日给小儿洗澡。洗澡水要用烧开过的水，待降温至与小儿正常体温略高时使用，也可在浴汤中加入一枚猪胆之汁以助解毒。洗浴时将小儿托于左手前臂，右手持纱布，蘸水后轻轻擦拭小儿体表。注意不要将小儿没入水中，以免浸湿脐部。第3天再给小儿洗浴，称为“三朝浴儿”，可用“桃根汤浴”（桃根、李根、梅根各二两，煮沸去滓后给小儿洗浴），浴毕将全身拭干，皮肤皱褶潮湿处扑以松花粉或滑石粉。洗浴时注意动作轻柔，最好在室内恒温条件下进行，以防止冒受风寒。

小儿刚出生时必须注意保暖，要防止着凉或受暑。新生儿衣着要适宜，衣服宜柔软、宽松，容易穿换，以纯棉衣物为佳，可使用母亲的旧衣改制，切忌衣服过厚甚至穿戴皮革制品。临产前应将给婴儿准备的衣服取出吹晒，放置衣服的箱子里不可放樟脑丸。小儿衣物应日晒夜收，不可露天过夜。尿布也要柔软而且吸水性强，尿布外不可加用塑料或橡皮包裹。

五、生后开乳

产妇分娩之后应将小儿置于母亲身边，以给予爱抚。一般生后半小时左右即可给小儿吸吮乳房，鼓励母亲按需哺乳。早期开乳有利于促进母乳分泌，对哺乳成功可起重要作用。开始2~3天乳汁分泌不多，但一般也可满足婴儿的需要；若婴儿有明显的饥饿表现或体重减轻过多，可在哺乳后补授适量糖水或牛奶，但应避免用糖水或牛奶取代母乳。

六、疾病预防

初生儿期小儿活动范围局限，受外界寒温影响大，除了注意保暖以预防冻伤、防止因受冷发生呼吸系统疾病以外，主要是及时接种卡介苗及乙肝疫苗，并进行某些遗传性疾病及内分泌疾病的筛查。

第二节　婴儿期保健

度过新生儿期，婴儿的自立能力已大为增强。婴儿期生长发育特别快，脾胃常显不足，因此合理喂养显得特别重要。婴儿期保健要做好喂养、护理和预防接种等工作。

一、喂养方法

婴儿喂养方法分为母乳喂养、人工喂养和混合喂养三种。

（一）母乳喂养

生后6个月之内以母乳为主要食品者，称为母乳喂养。母乳营养丰富，最适合婴儿的生理需要；母乳易为婴儿消化吸收；母乳含优质蛋白质、必需氨基酸及乳糖较多，有利于婴儿脑的发育；母乳具有增进婴儿免疫力的作用；母乳喂哺最为简便而又经济；母乳喂养有利于增进母子感情，又便于观察小儿变化，随时照料护理；产后哺乳可刺激子宫收缩，以利于早日恢复，并可推迟月经来潮而不易怀孕；哺乳的妇女也较少发生乳腺癌、卵巢癌等。

1. 母乳喂养的方法　以按需喂给为原则。第1、2个月不需定时喂哺，可按婴儿需要随时喂。此后按照小儿睡眠规律可每2~3小时喂1次，逐渐延长到3~4小时1次，夜间逐渐停1次，一昼夜共6~7次。4~5个月后可减至5次。每次哺乳约15~20分钟，可根据各个婴儿的不同情况适当延长或缩短每次哺乳时间，以吃饱为度。每次哺乳前要用温开水拭净乳头，乳母取坐位，将小儿抱于怀中，让婴儿吸空一侧乳房后再吸另一侧。哺乳完毕后将小儿轻轻抱直，头靠母肩，轻拍其背，使吸乳时吞入胃中的空气排出，可减少溢乳的发生。

2. 不宜哺乳的情况及断奶方法

（1）母亲患传染病，如活动性肺结核、肝炎，严重的心脏病、肾脏病、糖尿病、恶性肿瘤、精神病等，或身体过于虚弱者，不宜哺乳。

（2）母亲正在服药或者接受放射性碘治疗，接触有毒物质者，不宜哺乳。

（3）母亲有感冒、发热、呕吐、腹泻，暂不宜哺乳；母亲情绪不佳，大喜、惊吓、伤心大哭后，皆不宜马上哺乳。

（4）母亲乳头皲裂、感染时可暂停哺乳，但要吸出乳汁，以免病后无乳。

（5）若母亲在哺乳期中怀孕，应改人工喂养。因为怀孕后乳汁的营养成分会发生变化，继续哺乳对母婴的健康都不利。

（6）婴儿患有不宜母乳喂养的疾病，应及时改为专门的人工喂养。

此外，哺乳地点宜选择温暖舒适处，走廊当风处、夜间户外皆不宜哺乳。

断奶的时间视母婴情况而定，一般可在小儿10～12个月时断奶，若母乳量多者也可延至1.5～2岁断奶。断奶时应逐渐减少哺乳次数以至停止哺乳，不可骤断。若正值夏季或小儿患病之时，应推迟断奶。

（二）混合喂养

因母乳不足而需添喂牛乳、羊乳或其他代乳品时，称为混合喂养。混合喂养的方法有两种，即补授法与代授法。

1. 补授法

每日母乳喂养的次数照常，每次喂完人乳后加喂一定量代乳品，直到婴儿吃饱。这种喂养方法可因经常吸吮刺激而维持母乳的分泌，因而较代授法为优。

2. 代授法

一日内由数次完全喂牛乳、羊乳代替母乳。使用代授法时，每日母乳哺喂次数最好不少于3次，维持夜间哺乳，否则母乳会很快减少。

（三）人工喂养

母亲因各种原因不能喂哺婴儿时，可选用牛乳、羊乳或其他兽乳，或别的代乳品喂养婴儿，称为人工喂养。

1. 乳制品

根据当地习惯和条件选用动物乳，其中牛奶最为常用。

牛奶所含营养成分与人奶有差别。牛奶所含蛋白质较多，但以酪蛋白为主，在胃内形成凝块较大而不易消化。牛奶含乳糖较少，故喂食时最好加5%～8%的糖。婴儿每日约需加糖牛奶100～120mL/kg，需水每日150mL/kg。例如3个月婴儿，体重5kg，每日需喂鲜牛奶550mL，内加蔗糖44g，另需加喂温开水、果汁200mL。一般小儿全日鲜牛奶喂哺量以不超过800mL为宜，能量供给不足时可增补辅助食品。小于5个月的婴儿喂牛奶宜适当加水稀释，2个月以内加1/2的水，3～4个月加1/3的水。

全脂奶粉是由鲜牛奶灭菌、浓缩、喷雾、干燥制成。按重量1∶8（30g奶粉加240g水）或按体积1∶4（1匙奶粉加4匙水）加开水调制成乳汁，其成分与鲜牛奶相似。

鲜羊奶成分近似于牛奶，使用方法可参照牛奶。

2. 代乳品

大豆类代乳品营养价值较谷类代乳品为好，制备时应补足所缺成分，可用作3～4个月以上婴儿的代乳品。3个月以下婴儿因消化功能较弱，最好不用豆类代乳品。

豆类代乳品可用豆浆，方法是：用500g大豆制成豆浆约3000mL，每500g豆浆加食盐0.5g、乳酸钙1.5g、淀粉10g、糖30g，煮沸20分钟，待温喂用。开始喂哺时可加1倍水稀释，如无消化不良可逐渐减少水分。豆制代乳品如5410代乳粉也适合婴儿使用。

米、面制品大多含碳水化合物高而蛋白质、脂肪过少，所含必需氨基酸也不完善，一般只宜作为辅助食品。使用时要加入一定量的豆粉、蛋粉、鱼蛋白粉或奶粉及植物油，以增加其营养价值。

（四）添加辅食

无论母乳喂养、人工喂养或混合喂养的婴儿，都应按时于一定月龄添加辅助食品。添加辅助食品的原则是：由少到多；由稀到稠；由细到粗；不能同时添加几种，需适应一种食物后再添加另一种；应在婴儿健康、消化功能正常时添加。添加辅食的顺序可参照表3－1。

表 3-1　添加辅食顺序

月龄	添加辅食
1~4个月	菜汤，水果汁，维生素A、D制剂
5~6个月	米汤，米糊，稀粥，蛋黄，鱼泥，菜泥，豆腐
7~9个月	粥，烂面，碎菜，蛋，鱼，肝泥，肉末，饼干，馒头片，窝窝头，熟土豆，芋头等
10~12个月	粥、软饭、挂面等各种饮食，豆制品、碎菜、碎肉、带馅食品等

需注意的是，1周岁内的婴儿肠道正常菌群尚未全建立，不宜喂食酸奶、蜂蜜等食物，也不宜常喂甜食，以避免婴儿产生嗜食甜味的爱好。

断奶期的婴儿应该主食和零食同时兼顾。一般来讲，上午应该给少量高热量食品，如一小块蛋糕或2~3块饼干，下午吃少量水果，晚餐后杜绝零食，但睡觉前可给一杯牛奶。

二、婴儿护养

婴儿期间生长发育迅速，护养方面除了要合理喂养之外，必须根据这一时期儿童的特点安排起居作息。阳光及新鲜空气是婴儿成长不可缺乏的，要经常带孩子到户外活动，天气暖和无风之时可抱小儿于日中嬉戏，数见风日则小儿肌骨强健，耐受风寒。

婴儿衣着不可过暖，入秋后要缓缓加衣，以锻炼耐寒能力。衣着要宽松，不可紧束，以免妨碍气血流通而影响发育。古人有“头要凉、背要暖、腹要暖、足要暖”等说法，可资护养参照。

婴儿需要有足够的睡眠，但随着生长发育，睡眠时间逐渐缩短，因此在哺乳、活动的安排上，要注意有利于使之逐步形成夜间以睡眠为主、白天以活动为主的作息习惯。

婴儿期是感知觉发育的重要时期，视觉、听觉及其分辨能力迅速提高，要结合生活的实践，教育、训练他们由近及远认识生活环境，促进感知觉发展，培养他们的观察力。

小儿神气衰弱，精神未全，见到未识之人、听到打雷之声常易惊恐，要注意安抚。小儿啼哭时不可以恐吓手段使其停止，以免成胆怯客忤。

三、预防接种

婴儿时期脏腑娇嫩，卫外不固，易于发生脾胃疾病、肺系疾病和时行疾病。要调节乳食，使婴儿的脾胃功能逐步增强；还要注意饮食卫生，降低脾胃病的发病率。婴儿时期对各种传染病都有较高的易感性，必须切实按照我国卫生部门制定的全国计划免疫工作条例规定的免疫程序，为1岁以内的婴儿完成预防接种的基础免疫。

四、疾病预防

此期主要关注婴儿的营养状况，及早发现缺铁性贫血、佝偻病、营养不良、发育异常等疾病，预防感染性疾病和传染病的发生。

第三节　幼儿期保健

进入幼儿期，小儿的活动能力增强，活动范围扩大，虽然体格生长、智力发育趋于平稳，但仍易于发病，需要做好保健工作。

一、饮食调养

幼儿处于以乳食为主转变为以普通饮食为主的时期，此期乳牙逐渐出齐，但咀嚼功能仍差，脾胃功能仍较薄弱，食物宜细、软、烂、碎。食物品种要多样化，以谷类为主食，每日还可给予1～2杯豆浆或牛奶，同时进鱼、肉、蛋、豆制品、蔬菜、水果等多种食物，荤素菜搭配。每日3次正餐，外加1～2次点心。要培养小儿形成良好的饮食习惯，按时进餐，相对定量，不挑食，不偏食，不多吃零食。在这一阶段要保证充足的营养供给，以满足小儿这一时期生长发育仍然很快的需要。同时，在饮食上要注意忌食生冷油腻甜物等，尤其夏天不可过饮冷饮，以免戕伐小儿阳气。

二、起居活动

幼儿1～1.5岁学会走路，2岁以后能够并且喜欢跑、跳、爬高。与此同时，手的精细动作也发展起来，初步学会用玩具做游戏。幼儿学走路时要由成人牵着走，防止跌跤，又要为孩子保留一定的自主活动空间，引导孩子的动作发育。此期应结合幼儿的年龄特点，培养其养成良好的生活习惯。每天保证适宜的睡眠时间，从14小时渐减至12小时，以夜间睡觉为主，日间午休1次（1.5~2.5小时）。2岁开始培养其睡前及晨起漱口刷牙的习惯，逐渐教孩子学会自己洗手洗脚、穿脱衣服，正确使用餐具和独立进餐。1岁让孩子坐盆排尿，1.5岁不兜尿布，夜间按时唤醒小儿坐盆小便，平时注意观察小儿要解大小便时的表情，使小儿早日能够自己控制排便。

三、疾病预防

幼儿生活范围增大，患病机会增加，要注意训练其养成良好的卫生习惯。幼儿的肺系疾病、脾胃疾病发病率高，要防外感、慎起居、调饮食、讲卫生，才能减少发病。还要继续按免疫程序做好预防接种，以预防传染病。幼儿好奇好动，但识别危险的能力差，应注意防止跌倒、触电、烫伤、误服、交通事故等意外的发生。

第四节　学龄前期保健

学龄前期儿童活动能力较强，智识已开，求知欲望旺盛。虽然随着体质增强，发病率明显下降，但也要根据这一时期的特点，保障儿童身心健康成长。

一、饮食调养

学龄前期儿童饮食的安排基本接近成人，已可以与父母家人同桌进餐，饭菜内容也大致相同。但4~6岁儿童的饭量仍应该比少年或成人略少，而且需要继续保证优质蛋白质如蛋、乳、肉等动物性食物的供给。食物烹制上要讲究色、香、味、形，以引起孩子对食物的兴趣。可让孩子主动参与食物挑选和制作，使孩子心理上对食物产生兴趣，从而吃得津津有味，食欲大增。切忌食物品种单调，每餐雷同，使小儿产生厌恶的心理。

二、体格锻炼

学龄前期小儿一般开始上幼儿园，也可能散居，要注意加强体格锻炼，以增强小儿体质。要有室内外活动场所，幼儿园要添置活动设备，如摇船、摇马、滑梯、跷跷板、转椅，各种电子活动设备以及做操用的地毯、垫子，有条件的还有戏水池、小型游泳池、运动场等。安排适合该年龄特点的锻炼项目，如跳绳、跳舞、踢毽子、做保健操，以及小型竞赛项目。各种活动和锻炼方法可轮换安排。要保证每天有一定时间的户外活动，接受日光照射，呼吸新鲜空气。

三、早期教育

学龄前期儿童好学好问，家长与保育人员应因势利导，耐心地回答孩子的提问，尽可能给予解答。要按照小儿的智能发育特点，安排适合的教育方法与内容。幼儿园有规范的学前教育，包括课堂教学和在游戏中学；家庭中也可通过讲故事、看学前电视节目、接触周围的人和物、到植物园或动物园游览等多种多样的形式，使孩子增长知识。不能强迫孩子过早地接受正规的文化学习，违背早期教育的规律，以免犯拔苗助长的错误。

四、疾病预防

这一时期的儿童发病率下降，要利用孩子体质增强的时机，尽可能根治某些疾病。防病的根本措施在于加强锻炼，增强体质，也要调摄寒温、调节饮食、避免意外、讲究卫生。对幼儿期患病未愈的孩子要抓紧调治，如对反复呼吸道感染的儿童应辨证调补，改善体质，减少发病；哮喘缓解期应扶正培本，控制发作；厌食患儿应调节饮食，调脾助运，增进食欲；疳证患儿可食疗、药治兼施，健脾开胃，以促进生长发育。

第五节　学龄期保健

进入学龄期，儿童已经入学读书，生活规律和要求都发生了较大的变化。学龄期保健的主要任务是保障身心健康，促进儿童的全面发展。

一、全面发展

学龄期儿童处于发育成长的重要阶段，学校和家庭的共同教育是使孩子健康成长的必要条件。家长和教师要言传身教，通过自己的言行举止引导孩子，实施正确的教育方法培养孩子，既不能娇生惯养、姑息放纵，也不能操之过急、打骂逼迫，要努力让孩子沿着正确的培养目标发展，使之造就目标远大、道德高尚、有责任感、遵守纪律、团结友爱、自强自重的优良品质。要让孩子生动、活泼、主动地学习，促进其创造性思维的发展；要减轻过重的学习负担，给孩子留下自主学习的空间和必要的活动时间；还要加强素质教育，培养儿童成为德、智、体、美、劳全面发展的有用人才。

二、疾病预防

学龄期儿童的发病率有所降低，但也有此期的好发疾病，须注意防治。如学生中近视、龋齿发病增多，要加强日常保健教育。一些免疫性疾病如哮喘、风湿热、过敏性紫癜、肾病综合征等在这一时期发病率高，要预防和及时治疗各种感染，避开污染的环境，避免过敏源，以减少发病。近年来儿童性早熟的问题日益突出，家长要注意日常饮食，勿盲目给儿童进补，避免进食含激素的食物。学龄期儿童也需要关注因学校学习、生活的各方面影响带来的情绪和行为变化，避免精神过度紧张，减少精神行为障碍的发生。

第四章　小儿亚健康状态的防治

第一节　鼻塞倾向

【概述】

鼻塞是小儿时期常见的症状。由于小儿鼻腔发育尚未成熟，如鼻腔比较短小，鼻黏膜内血管丰富，接触忽冷忽热的空气或病原体侵犯后可能会引起炎症，鼻黏膜充血肿胀，鼻腔内分泌物明显增加，表现为鼻子不通气，并且流鼻涕。此时由于孩子不舒服，常常会哭闹、烦躁不安，严重时张口呼吸，并影响吃奶。故此，若患儿易于感冒，或易受其他因素影响而具有反复鼻塞病史者，可谓之“鼻塞倾向”。

婴幼儿本身的呼吸通道如鼻孔、鼻腔比较狭窄，故稍有分泌物或黏膜肿胀更易阻塞，故半岁之内的婴幼儿时常有鼻塞的现象。

鼻腔阻塞多兼呼吸不利，并可影响嗅觉。《类证治裁·鼻口症论治》曰：“肺感风寒，则鼻塞声重，参苏饮、羌活汤；若风热壅肺，亦致嚏涕声重，宜疏散，菊花茶调散；肺火盛鼻，宜清解，黄连清肺饮；鼻塞甚者，往往不闻香臭，荜澄茄丸。”鼻塞多属外感所致，故一般在解表、驱寒、祛风、清肺等治法后均可缓解。

【诊断】

1. 眼睛发红、发痒及流泪，鼻痒，鼻涕多，多为清水涕，感染时为脓涕，鼻腔不通气，耳闷。

2. 打喷嚏（通常是突然和剧烈的），眼眶下黑眼圈（经常揉眼所致），经口呼吸，嗅觉下降或者消失。

3. 头昏，头痛。儿童可由于揉鼻子出现过敏性体征。

【发生原因】

1. 感冒鼻塞　以发热恶寒、鼻塞流涕、喷嚏等症为主，多兼咳嗽，可伴有呕吐、腹泻或高热惊厥。四时均有，多见于冬春季，常因气候骤变而发。

2. 鼻窒鼻塞　是因脏腑虚弱、邪滞鼻窍所致，以鼻塞为特征的慢性鼻病。鼻塞时轻时重，呈间歇性或双侧交通性、连续性，鼻涕或多或少，为清涕或脓性鼻涕，可伴鼻部黏膜慢性充血脓肿。常反复发作，经久不愈。

3. 鼻鼽鼻塞　是因禀质特异，脏腑虚弱，邪犯鼻窍所致，以阵发性鼻痒、喷嚏、清水涕及鼻塞反复发作为特征的鼻病。可有其他变应性疾病史或家族变应性疾病史。以阵发性鼻痒、连续不断的喷嚏、大量的清水样涕、鼻塞为主要症状，可伴有眼痒、咽喉痒等。鼻黏膜大多苍白、水肿，发作时鼻腔内有较多清稀分泌物。可常年性反复发作或季节性发作，常因接触花粉、烟尘等致敏物质或环境温度变化而诱发。鼻分泌物或血清 IgE 值增高，皮肤划痕或点刺试验或变应原皮肤试验阳性。此类鼻病反复发作可引发哮喘的发生。

4. 鼻渊鼻塞　鼻渊是因外邪侵袭，或脏腑蕴热，蒸灼鼻窦，或因脏腑虚损，邪留鼻窦所致，以鼻流清涕不止为主要特征的鼻病。以大量浊性或脓性鼻涕为主要症状，可伴有嗅觉减退或消失，或伴有头昏头胀、鼻塞、记忆力减退，急性发作时有头痛、发热及全身麻木。鼻腔黏膜充血肿胀，中鼻甲肿大或息肉样变，中鼻道或嗅裂积脓后鼻孔可见多量脓性或稍脓性分泌物。

5. 鼻槁鼻塞　鼻槁是因脏腑虚弱、鼻窍失养所致，以鼻内干燥、黏膜甚至鼻甲骨后萎缩为特征的慢性鼻病。临床可见鼻内干燥，鼻塞感，头痛，嗅觉减退或丧失，鼻内多干痂，可有恶臭，易鼻败，可伴有咽部干燥，鼻腔宽大，鼻甲萎缩，鼻黏膜薄而干燥，表面可覆黄绿色痂皮。该病多起病缓慢，症状逐渐加重，病程较长，以女性为多见。

6. 鼻咽部肥厚　鼻塞，夜寐打鼾，甚至张口呼吸，或咳嗽有痰，或出现耳闷塞感、耳鸣、听力减退、注意力不集中等症状。X 线摄片提示：鼻咽部黏膜组织增厚。儿童鼻咽增殖体肥厚常和扁桃体增大并存。

7. 鼻腔内异物阻塞　可有喷嚏，单侧鼻塞，久则有脓涕带血秽臭，或可有偏头痛。鼻腔检查可以发现异物。

【辨证治疗】

1. 感冒鼻塞

（1）风寒束表证

主要证候：发热轻，恶寒重，无汗，鼻塞流涕，喷嚏咳嗽，年长儿可诉肢体疼痛，头痛。舌苔薄白，脉浮紧。

治法：辛温解表。

方药：荆防败毒散加减（荆芥6g，防风6g，羌活6g，独活6g，柴胡3g，川芎3g，枳壳6g，茯苓6g，桔梗6g，前胡6g，甘草3g）。

（2）风热袭表证

主要证候：发热重，恶寒轻，有汗或无汗，头痛，鼻塞流稠涕，咳嗽，咽红，或目赤流泪，烦热口渴。舌质红少津，舌苔薄黄，脉浮数。

治法：辛凉解表。

方药：银翘散或桑菊饮加减（金银花6g，连翘6g，淡豆豉6g，牛蒡子6g，薄荷6g，荆芥6g，桔梗6g，甘草3g，竹叶6g，芦根12g）。

（3）暑湿袭表证

主要证候：高热不退，或身热不扬，汗出不畅，头痛，倦怠，泛恶，鼻塞流涕，咳嗽。舌尖红，舌苔白腻，脉数。

治法：清暑解表。

方药：新加香薷饮加减（香薷6g，金银花10g，扁豆花10g，厚朴6g，连翘10g）。

2. 鼻窒鼻塞

（1）肺虚邪滞证

主要证候：鼻塞多为间歇性或双侧交替性，时轻时重，鼻涕量多色白，遇寒加重，气短乏力，容易感冒。鼻黏膜红肿，表面光滑。舌淡红，舌苔薄白，脉细弱。

治法：补益肺气，散邪通窍。

方药：温肺止流丹加减（荆芥6g，诃子3g，桔梗10g，细辛1g，石首鱼脑石10g，人参3g，甘草3g）。

（2）气滞血瘀证

主要证候：鼻塞多为持续性，鼻涕黏稠，不易擤出。鼻部黏膜色暗红，下鼻甲肥大，表面不平，缺乏弹性，对麻黄素类滴鼻剂收缩反应较差。舌紫暗或有瘀点，舌苔薄，脉涩或缓。

治法：行气活血，化瘀通窍。

方药：通窍活血汤加减（赤芍 6g，川芎 3g，桃仁 6g，红花 6g，老葱 3g，麝香 0.3g，生姜 3g，大枣 3g）。

3. 鼻鼽鼻塞

（1）肺虚感寒证

主要证候：常因感受风冷、异气而发病，伴有气短乏力，面白多汗，易感冒。鼻黏膜苍白水肿。舌淡，舌苔薄白，脉浮。

治法：温肺散寒，祛风通窍。

方药：温肺止流丹加减（荆芥 6g，诃子 3g，桔梗 10g，细辛 1g，石首鱼脑石 10g，人参 3g，甘草 3g）。

（2）脾气虚弱证

主要证候：鼻痒，嚏频，清涕量多，伴有腹胀纳呆，大便稀薄。鼻部黏膜色淡，水肿明显，鼻甲肿大。舌淡胖，舌苔白，脉细弱。

治法：健脾益气，升清通窍。

方药：参苓白术散合补中益气汤加减（人参 3g，白术 6g，茯苓 6g，桔梗 3g，山药 10g，白扁豆 6g，莲子肉 6g，砂仁 3g，薏苡仁 12g，大枣 3g，黄芪 10g，升麻 3g，柴胡 3g，当归 3g，陈皮 6g，甘草 3g）。

（3）肾阳亏虚证

主要证候：鼻塞发作频繁，遇寒易发，伴有面色㿠白，肢寒怕冷，小便清长，大便稀薄。鼻黏膜淡白，水肿较甚。舌淡，舌苔白润，脉沉细。

治法：温补肾阳，温阳通窍。

方药：金匮肾气丸或右归丸加减（熟地黄 10g，山药 10g，山茱萸 10g，泽泻 6g，茯苓 6g，牡丹皮 6g，桂枝 6g，炮附子 3g）。

4. 鼻渊鼻塞

（1）肺经风热证

主要证候：多见于发病初期，或慢性鼻渊因外感而急性发作。鼻塞，鼻涕量多而色黄，伴有发热恶风，头痛，咽痛，咳嗽有痰。鼻黏膜充血，鼻甲肿大，中鼻道部流涕。舌偏红，舌苔微黄，脉浮数。

治法：疏风清热，芳香通窍。

方药：银翘散合苍耳子散加减（金银花 6g，连翘 6g，淡豆豉 6g，牛蒡子

6g，薄荷6g，荆芥6g，桔梗6g，甘草3g，竹叶6g，芦根12g，辛夷6g，苍耳子3g，白芷6g）。

（2）胆经郁热证

主要证候：多见于急性鼻渊，或慢性鼻渊急性发作。鼻塞甚，涕黄而浊，头痛剧烈，伴有发热，口苦咽干。鼻黏膜充血肿胀明显，鼻内脓性分泌物多。舌质红，舌苔黄，脉弦数。

治法：清泄胆热，利湿通窍。

方药：龙胆泻肝汤加减（龙胆草6g，黄芩6g，栀子6g，泽泻6g，木通6g，车前子6g，当归3g，生地黄6g，柴胡6g，甘草3g）。

（3）脾胃湿热证

主要证候：鼻塞重而持久，嗅觉消失，鼻胀痛，涕黄量多，伴头痛、头重，脘胁胀闷，食欲不振，小便黄。鼻黏膜充血肿胀，鼻甲肿大，鼻内积脓。舌质红，舌苔黄腻，脉滑数。

治法：清脾泄热，利湿祛浊。

方药：黄芩滑石汤加减（黄芩6g，滑石12g，猪苓10g，茯苓6g，通草6g，白豆蔻6g，大腹皮6g）。

（4）肺脾气虚证

主要证候：鼻塞，鼻涕黏稠，头昏，记忆力减退，嗅觉减退或丧失。面色萎黄或苍白，少气乏力，食少腹胀，肢体困重，大便溏薄。鼻黏膜肿胀，鼻内有清稀或脓性分泌物。舌淡苔薄白，脉细弱。

治法：健脾益气，升清降浊。

方药：补中益气汤加减（人参3g，白术6g，黄芪10g，升麻3g，柴胡3g，当归3g，陈皮6g，甘草3g）。

5. 鼻槁鼻塞

（1）肺脾气虚证

主要证候：鼻内干燥，鼻涕如浆如酿，伴有头昏、头重、头痛，少气乏力，食少便溏。鼻黏膜淡红，鼻甲萎缩，色淡黄或浅绿。舌淡苔白，脉细弱。

治法：健脾益气，补肺润鼻。

方药：补中益气汤合生脉散加减（人参3g，白术6g，黄芪10g，升麻3g，柴胡3g，当归3g，陈皮6g，甘草3g，麦冬10g，五味子6g）。

（2）肺肾阴虚证

主要证候：鼻内干燥，灼热疼痛，鼻涕少，时带血丝，伴有咽喉干燥，耳鸣，午后潮热，手足心热，腰膝酸软。鼻黏膜暗红，鼻甲萎缩。舌质红，舌苔薄或光剥，脉细数。

治法：滋阴补肾，养肺润鼻。

方药：左归丸合二至丸加减（熟地黄 6g，山药 6g，枸杞子 6g，川牛膝 6g，山茱萸 6g，菟丝子 6g，鹿角胶 3g，龟胶 3g，附片 3g，肉桂 3g，旱莲草 6g，女贞子 6g）。

6. 鼻咽部肥厚

（1）肺脾气虚，邪滞脉络证

主要证候：鼻塞，夜寐打鼾，甚至张口呼吸，少气乏力，食少便干。舌淡苔白，脉细。

治法：健脾益气，活血化瘀。

方药：玉屏风散合通窍活血汤加减（黄芪 12g，白术 10g，防风 6g，赤芍 6g，川芎 3g，桃仁 6g，红花 6g，老葱 3g，麝香 0.3g，生姜 3g，大枣 3g）。

（2）邪毒久留，气滞血瘀证

主要证候：鼻塞无歇，涕多，或黄稠，或黏白，嗅觉迟钝，咳嗽痰多，耳鸣不聪。舌质红或有瘀点，脉弦细。

治法：活血化瘀，调和气血。

方药：当归芍药汤或通窍活血汤加减（当归 6g，白术 6g，赤芍 6g，茯苓 6g，泽泻 6g，黄芩 6g，辛夷 6g，白菊花 6g，干地龙 3g，甘草 3g，薄荷 6g，川芎 3g）。

7. 鼻腔内异物阻塞

本病治疗以外治为主，根据异物的性质、大小、形态、位置，采取相应的取出方法。

【其他治疗方法】

1. 自我按摩　患者平坐，用拇、食两指在鼻翼两侧自上而下揉摩 3 分钟，再揉压迎香穴 1 分钟，当鼻腔有热感时气息就通。每隔 2～3 小时做一次，2 天后鼻塞自然消失。若为重感冒引起轻度发热的鼻塞，配风池穴、合谷穴按摩也有一定帮助。

2. 蒸熏法　以食醋 20mL 加热蒸发，患者吸入蒸气，鼻塞自解。也可用葱白或洋葱切碎煮沸，自然呼吸，吸入葱白、洋葱的水蒸汽，片刻后能消除鼻塞。

3. 填塞法 用热毛巾敷鼻，每次5～10分钟，每日3次，有一定效果。

【预防与调护】

1. 避免吹冷风和突然改变环境空气，要避开可能存在的过敏源。

2. 鼻内有涕时应让孩子自行擤出。要有正确的擤鼻方法，按住一侧鼻孔，一侧一侧地擤。

3. 平常加强耐寒锻炼，多到室外活动。保持空气清新，合理营养，使小儿获得良好的免疫力。

第二节 流涕倾向

【概述】

流涕是儿科呼吸系统疾病常见症状之一。鼻涕可经前鼻孔流出，也可后流入鼻咽部。流入后鼻孔，经鼻、口腔吐出者，称后流鼻涕。正常鼻腔中只有少量黏液，呈湿润状态，以维持正常的生理功能。故此，若患儿易于感冒，或易受其他因素影响而具有反复流涕病史者，可谓之“流涕倾向”。

鼻腔有病变时可以引起鼻分泌物性质和量的改变。鼻腔分泌物外溢时，称为流涕。很多小儿都有流涕的症状，家长都认为是不卫生而引起的，其实未必。流涕最多见于鼻炎、鼻息肉、鼻窦炎等疾病。家长们一定要正确区分孩子流涕的症状，如果没有及时进行治疗，很有可能成为一种终身性的行为。

【诊断】

1. 如为过敏性鼻炎或血管运动性鼻炎，早晨掀被起床或接触冷空气，或吸入花粉、尘埃引起过敏，会在短时间内流大量清水样鼻涕。

2. 病毒性感冒也可出现流清涕和鼻塞，流黄色的鼻涕则可能合并细菌感染。

3. 长期流脓样黄绿色鼻涕多为鼻窦炎。

4. 少数小儿不爱清洁，鼻腔内有异物，也会经常流鼻涕，如为异物塞入鼻孔，还会出现鼻塞、呼吸不畅、烦躁不安。

【发生原因】

1. 感冒　孩子患有感冒，在初期的时候鼻涕为清水样或者黏液性，感冒后期可以出现脓涕。感冒时流涕称急性鼻炎，此时鼻腔黏膜充血肿胀，腺体分泌增多即形成鼻涕，起初为清水样的，3～5日后渐为脓涕，1～2周后可痊愈。

2. 慢性鼻炎　如果急性鼻炎反复发作，鼻黏膜长期充血肿胀甚至肥厚，则为慢性鼻炎，鼻涕多为黏液性，量可多可少。

3. 过敏性鼻炎　如果患有过敏性鼻炎，则鼻涕为清水样，量较多，伴有打喷嚏、鼻痒感，可常年性发作，也可季节性发作。过敏性鼻炎的病人可以伴有哮喘。

4. 慢性流鼻涕　鼻涕多为黏液脓性分泌物，发于双侧或者单侧，伴有鼻塞、头昏、记忆力下降等。单侧的流鼻涕要考虑牙源性疾病。

5. 鼻息肉　也可出现流清水涕，感染时可以伴有流脓涕，可出现鼻塞、头昏、记忆力下降等。

6. 冷空气及异物刺激　冷空气刺激鼻腔可引起流涕，若单侧鼻塞伴涕中带血可能为鼻腔内异物引起。

7. 鼻窦内囊肿　流黄水样分泌物，要考虑鼻窦内囊肿的可能，鼻窦X线片或者CT可确诊。

8. 脑脊液鼻漏、萎缩性鼻炎　二者均可引起儿童流鼻涕，萎缩性鼻炎以鼻干痂为主，鼻涕稠厚，量少且臭。

中医认为“脾为生痰之源，肺为贮痰之器。”故小儿流涕的根本病因在于脾和肺。《黄帝内经》中指出：脾主中气，司中阳，主运化水湿。小儿由于脾阳不足，运化功能较弱，因此很容易滋生痰湿之邪。这些痰湿之邪若上行入肺并蓄积在肺内，就会形成从鼻中流出的涕。鼻在发挥其正常生理功能的过程中离不开津液的濡养，如鼻黏膜分泌的黏液可润泽鼻窍等。人体内津液的输布一旦发生了失常，津液就会停聚在鼻内，进而发生流涕。

【辨证治疗】

1. 感冒流涕

（1）风寒束表证

主要证候：发热轻，恶寒重，无汗，鼻塞流涕，喷嚏咳嗽，年长儿可诉肢体疼痛，头痛。舌苔薄白，脉浮紧。

治法：辛温解表。

方药：荆防败毒散加减（荆芥6g，防风6g，羌活6g，独活6g，柴胡3g，川芎3g，枳壳6g，茯苓6g，桔梗6g，前胡6g，甘草3g）。

（2）风热袭表证

主要证候：发热重，恶寒轻，有汗或无汗，头痛，鼻塞流稠涕，咳嗽，咽红，或目赤流泪，烦热口渴。舌质红少津，舌苔薄黄，脉浮数。

治法：辛凉解表。

方药：银翘散或桑菊饮加减（金银花6g，连翘6g，淡豆豉6g，牛蒡子6g，薄荷6g，荆芥6g，桔梗6g，甘草3g，竹叶6g，芦根12g）。

（3）暑湿袭表证

主要证候：高热不退，或身热不扬，汗出不畅，头痛，倦怠，泛恶，鼻塞流涕，咳嗽。舌尖红，舌苔白腻，脉数。

治法：清暑解表。

方药：新加香薷饮加减（香薷6g，金银花10g，扁豆花10g，厚朴6g，连翘10g）。

2. 鼻鼽流涕

（1）肺虚感寒证

主要证候：常因感受风冷、异气而发病，伴有气短乏力，面白，多汗，易感冒。鼻黏膜苍白水肿。舌淡苔薄白，脉浮。

治法：温肺散寒，祛风通窍。

方药：温肺止流丹加减（荆芥6g，诃子3g，桔梗10g，细辛1g，石首鱼脑石10g，人参3g，甘草3g）。

（2）脾气虚弱证

主要证候：鼻痒，嚏频，清涕量多，伴有腹胀纳呆，大便稀薄。鼻部黏膜色淡，水肿明显，鼻甲肿大。舌淡胖苔白，脉细弱。

治法：健脾益气，升清通窍。

方药：参苓白术散合补中益气汤加减（人参3g，白术6g，茯苓6g，桔梗3g，山药10g，白扁豆6g，莲子肉6g，砂仁3g，薏苡仁12g，大枣3g，黄芪10g，升麻3g，柴胡3g，当归3g，陈皮6g，甘草3g）。

（3）肾阳亏虚证

主要证候：流涕发作频繁，遇寒易发，伴有面色㿠白，肢寒怕冷，小便清长，大便稀薄。鼻黏膜淡白，水肿较甚。舌淡苔白润，脉沉细。

治法：温补肾阳，温阳通窍。

方药：金匮肾气丸或右归丸加减（熟地黄 10g，山药 10g，山茱萸 10g，泽泻 6g，茯苓 6g，牡丹皮 6g，桂枝 6g，炮附子 3g）。

3. 鼻痔流涕

（1）肺经湿热证

主要证候：鼻流黄涕，量较多，鼻塞嗅减，头脑昏痛。息肉淡红，鼻黏膜色红增厚。舌尖红苔黄腻，脉实。

治法：清宣肺热，祛湿散结。

方药：辛夷清肺饮加减（辛夷 6g，黄芩 6g，栀子 6g，麦冬 6g，百合 6g，石膏 12g，知母 6g，甘草 3g，枇杷叶 6g，升麻 6g）。

（2）痰湿结滞证

主要证候：流涕白黏或稀白，量多，鼻塞，嗅觉减退，头重昏闷，胸闷痰多。息肉色白如脂或如石榴子状，光滑水亮。舌淡苔白腻，脉缓滑。

治则：燥湿化痰，散结消瘤。

方药：导痰汤加减（法半夏 6g，陈皮 6g，茯苓 6g，甘草 3g，枳实 6g，南星 3g，生姜 3g）。

（3）肺脾气虚证

主要证候：流涕清稀或稀白，伴倦怠乏力，易感冒。息肉淡白或苍白，或术后反复再发。舌淡苔白，脉缓弱。

治法：补益肺脾，化湿散结。

方药：补中益气汤合二陈汤加减（人参 3g，白术 6g，黄芪 10g，升麻 3g，柴胡 3g，当归 3g，陈皮 6g，甘草 3g，法半夏 6g，茯苓 6g）。

4. 鼻窒流涕

（1）肺虚邪滞证

主要证候：鼻塞多为间歇性或双侧交替性，时轻时重，鼻涕量多色白，遇寒加重，气短乏力，容易感冒。鼻黏膜红肿，表面光滑。舌淡红苔薄白，脉细弱。

治法：补益肺气，散邪通窍。

方药：温肺止流丹加减（荆芥 6g，诃子 3g，桔梗 10g，细辛 1g，石首鱼脑石 10g，人参 3g，甘草 3g）。

（2）气滞血瘀证

主要证候：鼻塞多为持续性，鼻涕黏稠，不易流出。鼻部黏膜色暗红，下鼻甲肥大，表面不平，缺乏弹性，对麻黄素类滴鼻剂收缩反应较差。舌紫暗或有瘀点，舌苔薄，脉涩或缓。

治法：行气活血，化瘀通窍。

方药：通窍活血汤加减（赤芍6g，川芎3g，桃仁6g，红花6g，老葱3g，麝香0.3g，生姜3g，大枣3g）。

【预防与调护】

1. 避免吹冷风和突然改变空气环境，要避开可能存在的过敏源。必要时还可酌情选用抗过敏药物，如氯雷他定等。

2. 鼻内有涕时应让孩子自行擤出。要用正确的擤鼻方法：按住一侧鼻孔，一侧一侧地擤。同时要在鼻腔通畅的情况下进行，否则副鼻窦内的鼻涕不易擤出，而鼻腔内脓涕可进入副鼻窦内，也可进入咽鼓管而造成中耳炎。

3. 手绢或纸巾擦拭并不能清洁鼻腔，要学会清洗鼻腔，即在流水中用手在鼻孔下搓动，并不时擤鼻以清洗鼻腔；还可用温热湿巾捂鼻根部，涂油性药膏（如抗生素眼药膏），以防止皮肤皲裂疼痛。

4. 要防止感冒病人间交叉感染。平常加强耐寒锻炼，多到室外活动。保持空气清新，合理营养，使小儿获得良好的免疫力。

第三节　鼻衄倾向

【概述】

鼻衄是鼻腔疾病的常见症状之一，主要由于肺、胃、肝火热偏盛，迫血妄行，以致血溢清道，从鼻孔流出而成鼻衄；亦有少数由肾精亏虚或气虚不摄所致者；也可由全身疾病引起。鼻衄属耳鼻喉科急症，有来势凶猛者，亦有渗渗而出者，严重者可致失血性休克，甚至危及生命。其治疗除立即填塞止血外，还应根据患者的全身状况辨证治疗。若患儿具有反复发作性鼻衄病史，可谓之“鼻衄倾向”。

血从清道出于鼻，称为鼻衄，也就是常见的鼻出血。鼻衄量多时又称为鼻洪或鼻大衄。

【诊断】

凡血自鼻道外溢而非外伤、倒经所致者，均可诊断为鼻衄。

【发生原因】

儿童鼻衄多发于4～10岁，并且90%以上的鼻出血发生在鼻中隔前下方。鼻中隔前下方有一个由动脉和静脉血管构成的血管网，这里的黏膜薄，静脉没有瓣膜，医学上称为鼻腔易出血区。由于位置靠前，当受到外力冲击时很容易出血。临床常见原因有：

1. 外伤　儿童天性好动，跌倒撞伤常引起鼻部出血；另外，有些小孩喜欢挖鼻，常导致鼻前庭糜烂而出现黏膜糜烂渗血。

2. 气候条件　空气干燥、炎热、气压低、寒冷、室温过高等都可以引起鼻出血。这种情况在秋冬季发生得比较频繁，尤其是小儿熟睡时特别容易发生。

3. 鼻腔炎症　鼻腔炎症常导致分泌物积聚在鼻腔、鼻前庭，引起痒、干痛等不适，因儿童不会擤鼻涕，而是经常用手挖鼻而致鼻出血。

4. 饮食偏嗜　挑食、偏食、不吃青菜等不良习惯容易造成维生素缺乏，进而导致鼻出血。

5. 其他原因　孩子流鼻血往往是流行性感冒、急性呼吸道疾病的预兆。鼻出血的原因很多，有局部的，也有全身性的。局部的原因有鼻部外伤、鼻前庭炎、鼻腔异物、鼻血管瘤等；全身性的原因有上呼吸道炎症、再生障碍性贫血、血小板减少性紫癜、肝硬化、维生素C缺乏、血友病、白血病等。如果从鼻内流出来的脓性分泌物先于流鼻血之前，那么异物可能是主要原因。

【辨证治疗】

1. 风热犯肺证

主要证候：鼻干，口干，咽痛，鼻衄量少或涕内带血，鼻黏膜充血，鼻中隔毛细血管或见扩张及出血点，咽红。苔薄黄，脉浮数。

治法：疏风清热。

方药：银翘散加减（金银花6g，连翘6g，淡豆豉6g，牛蒡子6g，薄荷6g，荆芥6g，桔梗6g，甘草3g，竹叶6g，芦根12g）。

2. 胃火炽盛证

主要证候：鼻衄量多，血涌如洗，常不易见到出血点，伴口鼻干，口渴引饮，大便燥结。舌红苔黄，脉数或洪。

治法：清热降火，凉血止血。

方药：犀角地黄汤加减（水牛角12g，牡丹皮10g，生地黄10g，赤芍药10g）。

3. 阴虚肺燥证

主要证候：鼻衄，鼻燥，口干，咽痛，便干，鼻黏膜干燥无光泽、易出血。舌质偏红，苔少或花剥，脉细数。

治法：养阴清肺。

方药：养阴清肺汤加二至丸加减（生地黄10g，麦门冬10g，玄参10g，牡丹皮10g，白芍10g，贝母10g，甘草3g，薄荷6g）。

4. 气血两亏证

主要证候：鼻衄淋漓不止，质稀色淡，多数见不到出血点，伴面色㿠白，神疲乏力，食欲不振。舌淡苔薄，脉沉细无力。

治法：健脾益气，养血摄血。

方药：归脾汤加减（白术10g，黄芪10g，龙眼肉10g，茯神10g，酸枣仁10g，党参10g，当归10g，木香3g，远志10g，炙甘草3g，生姜3g，大枣3g）。

5. 外伤型

头面、鼻部、鼻窦外伤等均可引起鼻出血，无明显寒热虚实之象，其出血量根据损伤程度而异，可伴有局部开放性损伤或软组织挫伤，表现为局部红肿、出血、疼痛。治疗应根据损伤情况，首先处理外伤或先止鼻衄，并选用通窍活血汤加减治疗。

【其他治疗方法】

孩子鼻出血时，应让患儿取坐位或半坐位，头略向前倾，不能取仰卧位，也不能头向后仰，以免血液呛入呼吸道。若血流入咽部，刺激咽部咳嗽后会加重出血。这时可用冷毛巾敷头部，用手指在鼻翼上稍施加压力3～5分钟；也可用消毒棉花蘸0.1%肾上腺素溶液或云南白药，填塞鼻腔10分钟，然后轻轻取出棉花。

【预防与调护】

1. 积极治疗可以引起鼻衄的各种疾病是预防鼻衄的关键。

2. 晚间孩子发生鼻呼吸不畅可用呋麻滴鼻液润鼻，而千万不能抠挖鼻腔。

3. 一旦发生鼻出血，可以用干净的脱脂棉充填鼻腔止血；如没有脱脂棉，也可用手指压迫鼻翼两侧5分钟。

4. 纠正孩子偏食的习惯，多喝水，多吃蔬菜，合理科学地安排孩子的饮食。

5. 让鼻出血的儿童低头（注意不是仰头）并举起上肢，以增加上腔静脉的回心血量，从而减少鼻腔供血，以达到止血的目的。

6. 用冷毛巾敷鼻部可使鼻血管收缩，有助于止血。

第四节　龂　齿

【概述】

龂齿亦称夜间磨牙，是睡眠时上下齿摩擦有声的症状。

龂齿被称夜磨牙是有其历史渊源的，隋·巢元方《诸病源候论》卷二十九曰："龂齿者，是睡眠而相磨切也。此由血气虚，风邪客于牙与筋脉之间，故因睡眠气息喘而邪动，引其筋脉，故上下齿相磨切有声，谓之龂齿"。

【诊断】

梦中咬牙，即眠中磨牙，其声响之大犹如咬磨硬豆，绝非常人所能模仿。

【发生原因】

患儿平素嗜食肥甘，饮食积滞，损伤脾胃，影响运化功能。脾失健运则气血生化之源不足，致肝血不足，筋失濡养，筋脉拘挛为病。同时，"脾开窍于口"，口腔是脾胃之"门户"，脾失健运则热蕴脾胃，上熏口舌而见小儿夜间磨牙。

【辨证治疗】

1. 肝肾阴虚证

主要证候：骨蒸潮热，烦躁易怒，头目眩晕，耳鸣耳聋，自汗盗汗，睡眠梦多，牙齿动摇，足跟作痛，大便干燥，小便黄赤，至夜磨牙。舌质红苔润，脉细数。

治法：滋补肝肾，祛风解痉。

方药：知柏地黄汤加味（熟地 10g，山萸肉 10g，山药 10g，丹皮 6g，泽泻 6g，茯苓 6g，知母 10g，黄柏 10g，全蝎 3g，防风 10g）。

2. 心胃火炽证

主要证候：龂齿，口渴面赤，心胸烦热，意欲冷饮，口舌生疮，小溲赤涩，大便干燥，口气热臭，时有牙痛牵引头脑，满面发热。舌红少苔，脉滑大而数。

治法：清心胃之火，兼以熄风解痉。

方药：清胃散和导赤散加味（升麻6g，生地10g，丹皮6g，黄连6g，当归6g，木通6g，竹叶6g，生甘草3g，僵蚕6g，全蝎3g，石膏10g）。

3. 气血两虚证

主要证候：气短自汗，唇淡面白，语声低微，四末微冷，腹胀便溏，时筋惕肉瞤，头晕心悸，至夜磨牙。舌质淡苔白，脉细弱无力。

治法：补益气血，解痉熄风。

方药：八珍汤加味（党参10g，当归10g，白术10g，茯苓10g，白芍10g，川芎10g，熟地10g，炙甘草6g，僵蚕10g，地龙10g，防风10g，全蝎3g）。

4. 脾胃湿滞证

主要证候：四肢无力，倦怠嗜卧，头重如裹，脘腹胀满，呕吐恶心，嗳气吞酸，吐痰黏稠，口中无味，大便溏泻，至夜磨牙。舌苔白厚腻，脉濡而缓。

治法：健脾利湿，祛痰熄风。

方药：二陈汤加味（半夏10g，陈皮10g，茯苓10g，炙甘草6g，僵蚕10g，地龙10g，防风10g，全蝎3g）。

【预防与调护】

小儿磨牙与精神心理因素，咬手指、铅笔等不良习惯，睡眠姿势及体内有肠道寄生虫等原因有关，在小儿日常护理中应针对不同情况对症护理。

第五节　气池青紫

【概述】

气池是指眶下孔部位之皮肤，属中医五轮学说中的肉轮，主要反映脾胃的变化。经临床观察发现，许多亚健康患儿可出现气池青紫症状，并且一旦出现该症状，则疾病将至或已病未愈，或病有反复。

“气池”，其名见于《奇效良方》，为小儿头面部望诊部位，位于眼平视时瞳孔直下1寸处，相当于眶下孔之部位，为面部皮肤的最薄处，最能反映人体的变化。《医宗金鉴·幼科心法要诀》中也明确提出："风池在眉下，气池在眼下，二处青主惊风，紫多吐逆。"

【发生原因】

脾为后天之本，为气血生化之源，与肺、肝、肾等脏腑关系密切。《金匮要略》曰："四季脾旺不受邪"，然而"小儿脾常不足"，故临证多虚。脾主肌肉，主运化水湿，脾虚运化失常则水湿内停，湿性重浊、沉降，故积于所主之眼睑之下，可见下眼睑虚浮微垂，如成人之"眼袋"；脾虚失运，乳食内停，脾虚夹积，气机不畅，日久血瘀则胞中隐青；再者，土虚木乘，肝在色为青，亦可见胞中隐青。

脾为后天之本，主运化水谷精微，为气血生化之源，脾虚则气血生化不足，不能滋养四肢百骸，故可伴见面色白或萎黄，食少纳呆，消瘦，便溏或秘，甚则厌食；脾胃不和则夜卧不安或喜俯卧位。又"小儿肺常不足"，肺虚卫外不固，加之小儿寒暖不能自调，故易为外邪所侵，外邪袭肺，肺卫失和则感冒，肺失清肃则发咳嗽，肺气闭阻则见肺炎喘嗽等。子病及母，肺虚及脾，故在肺系的病证过程中或疾病的恢复期，均可致脾虚夹积或积久肝瘀而出现"熊猫眼"征象。小儿"肾常不足"，若先天不足而又失养于后天，也可致脾虚夹积或土虚木乘而见"熊猫眼"。同时，母病及子，脾虚致肺虚，肺虚卫表不固则小儿易反复外感、汗出；脾虚日久不能滋养先天，则见发稀、发育迟缓及某些佝偻病患儿长年补钙而疗效不佳。脾虚可以影响其他脏，同时其他脏腑病变也可影响到脾，导致出现"气池"的变化。

西医学研究表明，症见"气池青紫"的儿童易出现锌、钙缺乏的情况，部分存在缺铁及铅超标的问题。

【辨证治疗】

1. 脾胃气虚证

主要证候：气池发青，其色较淡，伴不思进食，或食而不化，大便偏稀、夹不消化食物，面色少华，形体偏瘦，肢倦乏力。舌质淡，苔薄白，脉缓无力。

治法：健脾益气，佐以助运。

方药：异功散加味（人参6g，白术10g，茯苓6g，甘草3g，陈皮6g，焦山楂10g，神曲10g）。

2. 脾虚夹积证

主要证候：气池青紫色深，伴面色萎黄，形体消瘦，神疲肢倦，不思乳食，食则饱胀，腹满喜按，大便稀溏酸腥，夹有乳片或不消化食物残渣。舌质淡，苔白腻，脉细滑，指纹淡滞。

治法：健脾助运，消食化滞。

方药：健脾丸加减（人参6g，白术6g，陈皮6g，麦芽6g，山楂6g，神曲6g，枳实6g，木香6g，三棱6g，莪术6g）。

【其他治疗方法】

可以适当补充所缺乏的微量元素，注意在饮食中多摄取锌、钙、铁等元素，远离铅等重金属。

【预防与调护】

1. 饮食 定时定量，注意调整饮食结构，多食蔬果，多饮白开水。食物应富于营养，易于消化，可酌情多食山药、红小豆、薏米等。

2. 注重清内热 多食清热泻火的蔬果，清除食积内热，例如芹菜、白菜、苦瓜、黄瓜、西瓜翠衣、梨或绿豆等。

第六节 腹 痛

【概述】

腹痛为小儿常见的证候，可见于任何年龄与季节。婴幼儿不能言语，腹痛常表现为啼哭，如《古今医统·腹痛》说："小儿腹痛之病，诚为急切。凡初生二三个月及一周之内，多有腹痛之患。无故啼哭不已或夜间啼哭之甚，多是腹痛之故。"

腹痛是指胃脘以下、脐之四旁以及耻骨以上部位发生的疼痛，包括大腹痛、脐腹痛、少腹痛和小腹痛。大腹痛是指胃脘以下、脐部以上腹部疼痛；脐腹痛是指脐周部位的疼痛；少腹痛是指小腹两侧或一侧疼痛；小腹痛是指下腹部的正中部位疼痛。

腹痛是儿科临床最常见的消化道症状。急性腹痛发病急骤，进展迅速，倘延误诊断往往后果严重；再发性腹痛多病程迁延，严重影响正常生活和生长发育。本病以腹痛为主，可伴有厌食、吐、泻等症状。当然，腹痛也可作为某些疾病的主症或兼症，如泄泻、虫积、过敏性紫癜等。

【诊断】

患儿如有啼哭，或突然啼哭，或阵发性啼哭，或哭声为突发性尖叫，均应考虑到是腹痛所致。同时，患儿如有体位变化，或双手捧腹，或屈膝蜷卧，或曲腰弓背等特殊体位，也应考虑腹痛。

小儿面色苍白，或青，或黑，亦多为腹痛。

【发生原因】

小儿脏腑娇嫩，且饮食不知自节，寒暖不能自调，独生子女又任性孤僻，家长一旦调护失宜，所欲不遂或过食寒凉肥甘油腻之品，积滞于胃肠，阻滞气机，血行不畅，则发为腹痛。且年龄愈小，自理、自控能力越差，患病率也越高。但小儿脏气清灵，生机蓬勃，稍得外助，气血即畅，腹痛得缓，故腹痛有时发时止之象。

【辨证治疗】

1. 食（乳）积腹痛

主要证候：腹痛时作时止，多于进食时腹痛明显。平素口臭，纳差，呕恶，大便不调，或干或稀，或有酸臭气味，面色萎黄，体瘦。舌质淡红，苔薄白或白腻，指纹略紫、滞，脉滑。

治法：消食导滞，行气止痛。

方药：保和丸加减（神曲10g，炒莱菔子10g，半夏6g，陈皮6g，茯苓6g，连翘10g）。

2. 虚寒腹痛

主要证候：腹痛多痛势绵绵，喜暖喜按，平素多喜食生冷，年幼儿不能自诉则啼哭不已。饮食尚可，形体瘦弱。舌质淡红，苔薄白而润，指纹淡红，脉沉缓。

治法：温中散寒，理气止痛。

方药：理中丸加减（党参10g，白术10g，干姜6g，炙甘草5g，丁香6g，吴茱萸6g）。

3. 寒积腹痛

主要证候：多为突发性腹痛，持续剧烈，喜暖喜按但不缓解，畏寒肢冷，口淡不渴。舌质淡红，苔薄白而润，脉沉而无力。

治法：温中散寒，缓急止痛。

方药：养脏汤加减（当归6g，沉香3g，木香6g，丁香6g，肉桂6g，川芎6g，白芍10g，炙甘草6g）。

【其他治疗方法】

可运用小儿推拿治疗。伤食腹痛揉一窝风，揉小天心，推板门，清脾土，推大肠，推四横纹，清肺金，退六腑，清天河水，揉中脘，揉足三里，捏脊2遍；寒证腹痛揉一窝风，揉外劳宫，补脾土，推四横纹，推三关，揉中脘，揉神阙，灸神阙，揉足三里；虫积腹痛揉一窝风，揉外劳宫，揉小天心，推四横纹，补脾土，推三关，顺运外八卦。

【预防与调护】

1. 注意饮食卫生，勿多食生冷。

2. 注意气候变化，防止感受外邪，避免腹部受凉。

3. 剧烈或持续腹痛者应卧床休息，随时查腹部体征，并作必要的其他辅助检查，以便进行鉴别诊断和及时处理。

第七节　尿频倾向

【概述】

尿频多发于学龄前儿童，尤以婴幼儿时期发病率最高。女孩发病率高于男孩。婴儿时期因脏腑之气不足，气化功能尚不完善，若小便次数稍多，无尿急及其他所苦，不为病态。但若患儿具有明显小便次数增多者，可谓之“尿频倾向”。

尿频多属于中医淋证的范畴，尤以热淋为多。尿频早在《黄帝内经》中即有论述，如《素问·脉要精微论》云：“水泉不止者，是膀胱不藏也。”中医认为本病有火热、肾虚、脾虚之不同。本病经过恰当治疗多预后良好。

【诊断】

尿频是以小便频数为特征的疾病。无痛热之感，每日十数次，甚者数十次，能受意识控制。尿频也可发生在某个特定的活动中，如午睡、上课时，患儿每隔几分钟就排尿1次，每日10次以上，每次尿不多，经正规医院检查无其他异常体征，无龟头炎、尿道炎等泌尿系统疾患。

【发生原因】

主要病变在肺、肾、膀胱，与心和脾也有一定关系。小儿脏腑娇嫩，形气未充，加以过食肥甘，助湿生热，导致气化失职而尿出不畅。或因小儿不懂卫生，坐地嬉戏，潮湿邪气侵袭于下，郁而化热，影响膀胱气化而为尿频。总之，不论内因、外因，均为湿热郁阻、膀胱气化失司所致。

【辨证治疗】

1. 湿热下注证

主要证候：急性发病，小便频数短赤，尿道灼热疼痛，甚则尿液淋漓混浊，小腹坠胀，腰部酸痛，婴儿则时时啼哭不安，常伴有发热，烦躁，口渴，头痛，身痛，恶心纳差。舌质红，苔薄腻微黄，脉数有力。

治法：清热利湿。

方药：八正散加减（车前子10g，瞿麦10g，萹蓄10g，滑石15g，栀子10g，甘草3g，木通10g，大黄3g，灯心草3g）。

2. 脾肾阳虚证

主要证候：小便频数，每天达10～20次以上，无其他尿路刺激症状，小便外观正常，时有小便清长；或小便频数，滴沥不尽，尿液澄清，精神倦怠，面色苍黄，饮食不振；或伴畏寒怕冷，手足不温，大便稀溏，眼睑微浮。舌质淡或有齿痕，苔薄腻，脉细无力。

治法：健脾补肾助阳。

方药：金匮肾气丸合实脾饮加减（熟地黄10g，山药10g，山茱萸10g，泽泻10g，茯苓10g，牡丹皮10g，桂枝10g，炮附子10g，白术10g，大腹皮10g，木香6g，草豆蔻10g，甘草3g）。

【其他治疗方法】

可采用针灸疗法，取关元、中极、足三里（双）、三阴交（双）等，采用补法，隔日针灸1次。

【预防与调护】

1. 加强幼儿心理教育工作，对那些性格内向或特别调皮的幼儿，更应注重教育方法，不能简单粗暴，使幼儿适应幼儿园的集体生活环境，健康成长。

2. 加强宣传工作，使家长了解幼儿尿频的原因，在孩子出现尿频症时对孩子进行正确引导、安慰，并配合好幼儿园的工作，不能一味地责骂或劝孩子憋尿，否则会加重患儿的症状。

第八节　遗尿倾向

【概述】

遗尿症在儿童时期较常见，给病儿带来精神紧张和痛苦，给家长造成精神负担和烦恼。患儿夜间睡眠较深，不易唤醒，神志朦胧，每夜或隔天尿床，或每夜遗尿1~3次，多发生于10岁以下儿童。从病程而言，一般小儿遗尿病程较长，有的反复发作，重症病例白天也会遗尿，多造成患儿睡眠不足，记忆力下降，学习成绩不佳，性格孤僻，易激惹，影响患儿身心健康和生长发育。故此，若患儿具有长期、反复遗尿病史，可谓之“遗尿倾向”。

小儿遗尿为儿童时期常见的一种疾病，大多病程长，或反复发作，重症病人白天睡眠中也会发生遗尿，严重影响患儿的身心健康与生长发育。

【诊断】

1. 睡眠较深，不易唤醒，每夜或隔几天发生尿床，甚则一夜尿床数次。
2. 发病年龄在5岁以上。
3. 小便常规检查多无异常发现。
4. 部分患儿X线摄片检查可发现有隐性脊柱裂。

【发生原因】

小儿遗尿的发生原因不外乎虚实两端，实者多为肝经湿热。肝主疏泄，足厥阴肝经环绕阴器，抵少腹，若湿热之邪郁滞肝经，可致肝失疏泄，进而导致膀胱开合失司则致遗尿，即如《证治汇补》所言：“遗尿……又有挟热者，因膀胱火邪妄动，水不得宁，故不禁而频来。”虚者或为肾气不足，下元虚冷，气化功能失调，膀胱闭藏失职，不能约束水道而发为遗尿；或为脾肺气虚，肺为水之上源，主通调水道，脾主运化水湿，下输膀胱，脾肺气虚则水道制约无权，发为遗尿。故《景岳全书》有云：“脾肺气虚，不能约束水道，而病为不禁者。”

本病虚证多而实证少，肾气亏虚、下元不固贯穿疾病的始终，故补肾固涩乃治疗的根本。另外，临床上遗尿患儿多有教养不当，未能养成很好的排尿习惯，或者睡眠较深而不易觉醒。

【辨证治疗】

1. 肝经湿热证

主要证候：睡中遗尿，小便黄而量少，性情急躁，夜卧不宁，手足心热，面红目赤，口渴喜饮，大便干结。舌红苔黄腻，脉滑数。

治法：清热利湿，固涩止遗。

方药：龙胆泻肝汤加减（龙胆草6g，黄芩6g，栀子6g，泽泻6g，木通6g，车前子6g，当归3g，生地黄6g，柴胡6g，甘草3g）。

2. 肾气不足证

主要证候：夜间遗尿，面色无华，神疲乏力，肢冷畏寒，小便清长，大便溏薄。舌质淡，苔白滑，脉沉无力。

治法：补肾温阳，固涩止遗。

方药：五子衍宗丸合缩泉丸加减（枸杞子10g，菟丝子10g，覆盆子10g，五味子10g，车前子10g，山药10g，益智仁10g，乌药3g）。

【其他治疗方法】

将肉桂、覆盆子、益智仁、芡实、五味子等单味配方免煎中药研成细末，加入少量蜂蜜与醋，调和成蚕豆大小的膏状药丸，入睡时贴于脐部神阙穴，每日一贴，连用10天。

【预防与调护】

1. 建立合理的生活制度，每日晚上6～8点以后适当限制水分饮入，在夜间定时叫醒小儿排尿。经过一段时间有规律排尿训练，建立条件反射，培养其在有尿意时即能觉醒排尿。家长在小儿发生遗尿时不要指责，应给予病儿信心和鼓励。

2. 患儿夜间睡眠较深者日间不要过度疲劳，并可以午休；晚餐后不再饮水或尽量少饮水，睡前少喝牛奶、汤等利尿饮食及水果。

3. 遗尿患儿多为脾肾亏虚，平日饮食上可给予莲藕、山药、大枣、薏苡仁等食物健脾补肾。

第九节　异常瞬目

【概述】

人类平均2～8秒钟就会眨一次眼，这是一种不由自主的眼睑运动。我们睁开眼睛的时候，眼球暴露在外面，一方面会有灰尘吹到眼睛里，另一方面水分蒸发会使眼睛发干，转动就不灵活。眼睛眨动可以把眼球上的灰尘、脏物刮到眼角，同时为角膜和结膜带去水分，使其保持湿润。

眨眼也称瞬目，是指双眼睑非随意性的暂时性闭合运动。正常的瞬目运动节律为2～10秒进行1次，超过这一节律即给人以眨眼过于频繁的异常感觉。这种无明显眼病而伴有阵发性频繁眨眼动作的病症，称为频繁或异常瞬目。

【诊断】

1. 阵发的不规则的眨眼，为随意或不随意的运动，有时频率很快。常突发或间歇发作，多无明显诱因。大部分为双眼发作，偶有单眼发作者。

2. 主诉有眼部干涩、灼烧感、异物感及揉眼等。也有的患儿眨眼出现于睡眠不足后，或发作时伴有腹痛。

3. 大多数患儿仅表现为眨眼频繁，可称为单纯性异常瞬目症；亦有患儿伴有其他部位异常动作，部分患儿因经常频繁瞬目而形成习惯性随意动作。

【发生原因】

1. 气郁化火　肝主疏泄，性喜条达。若情志失调，五脏失和，则气机不畅，郁久化火，引动肝风，上扰清窍则发瞬目。

2. 脾胃虚弱　脾主眼睑。禀赋不足或病后失养，损伤脾胃，脾虚不运，眼睑开合失司，故而发病。

3. 肝肾阴虚　肝开窍于目。素体真阴不足，或热病伤阴，肝阴不足，不能上荣于目，目失所养，故发病。

【辨证治疗】

1. 气郁化火证

主要证候：面红耳赤，烦躁易怒，眨眼频发，大便秘结，小便短赤。舌红苔黄，脉弦数。

治法：清肝泻火。

方药：清肝达郁汤加减（栀子10g，白芍10g，当归10g，柴胡10g，丹皮10g，甘草3g，陈皮10g，薄荷6g，菊花10g）。

2. 脾胃虚弱证

主要证候：面黄体瘦，精神不振，偶有眨眼，纳少厌食。舌质淡苔白，脉沉滑或沉缓。

治法：健脾益胃。

方药：资生健脾丸加减（鹿茸10g，肉苁蓉10g，牛膝10g，熟地黄10g，当归10g，菟丝子10g，巴戟肉10g，杜仲10g，石斛10g，桂心3g，干姜3g）。

3. 肝阴亏虚证

主要证候：心烦躁扰，口干咽燥，手足心热或有面色潮红，目睛干涩或视物不清，眨眼。舌红苔少，脉弦细数。

治法：养血柔肝，滋阴明目。

方药：石斛夜光丸加减（天门冬10g，人参10g，茯苓10g，麦门冬10g，熟地黄10g，甘菊花10g，草决明10g，枸杞10g，川芎6g，炙甘草3g，青葙子6g，防风10g，黄连3g）。

【其他治疗方法】

1. 推拿　气郁化火者平肝清肺10分钟，清天河水15分钟，清小天心10分钟；脾胃虚弱者清补脾10分钟，运八卦10分钟，推四横纹5分钟，捏脊5次；肝阴亏虚者补肾15分钟，揉二马10分钟。

2. 耳穴　以耳穴神门、交感、肝、肾、目1、目2、眼、脾等为主穴，根据病情再配以相应的耳穴区。用王不留行籽贴压法，嘱患儿或家属每日按压3~4次，至耳部充血、发热为度。

3. 针灸　取攒竹、鱼腰、承泣、四白、丝竹空、风池、足三里、昆仑、太阳、合谷、内关、外关等。每日轮流取穴针灸，施捻转方法，每次0.5~1分钟，每隔10~15分钟施一次，留针30~45分钟，10天为1个疗程，1个疗程后观察疗效。

【预防与调护】

1. 分析病因对因治疗　根据病情做相关的辅助查体检查找出病因，如结膜炎、眼内异物等，针对病因选择药物、手术等治疗。

2. 消除焦虑　对此眼病，患儿和家长容易焦虑不安，医护人员应以充分的事实为依据，用充满信心的态度向患儿及家长解释，从心理上消除其紧张、焦虑、恐惧情绪。

3. 注意用眼卫生 学校或家长督促并鼓励患儿注意用眼卫生，不能用手揉眼睛，不能在吸烟或其他污染环境中滞留太久，注意休息，不能让眼睛过度疲劳等。

4. 保健指导 老师和家长鼓励督促患儿保证充足的睡眠，养成早睡早起的好习惯；读书写字的姿势要端正，限制看电视、玩电脑的时间，集中用眼时间一次不宜超过40分钟，坚持做眼保健操等；饮食要合理，避免偏食，以防营养及维生素缺乏引起眼睛疾患，多食动物肝脏、蔬菜、水果等对眼有保健作用的食品。

第十节 咳 嗽

【概述】

咳嗽既是小儿常见的多发病证，又是儿科多种疾病的一个症状，还可以是人体正常防御性的生理反射。在儿科门诊中50%以上的患儿以咳嗽为主诉来诊。

《幼幼集成·咳嗽证治》曰："凡有声无痰谓之咳，肺气伤也；有痰无声谓之嗽，脾湿动也；有痰有声谓之咳嗽。"说明咳、嗽二者有别，但常常并存，故统称为咳嗽。咳嗽是肺系疾病的主要证候之一，一般多为痰、声并见。咳嗽是由不同原因所致肺失宣肃而以咳嗽为主要临床见症的一种肺系病证。小儿咳嗽主要为感受外邪所致，其中又以感受风邪为主。此外，肺脾虚弱是本病的主要内因。

【诊断】

1. 咳嗽为主症，可伴有鼻塞、流涕、身热、恶寒、咽痛等，并且逐渐加重。多继发于感冒之后，好发于冬春两季。

2. 胸部X线片显示正常或两肺纹理增粗，无斑点状阴影。

3. 肺部听诊两肺呼吸音粗糙，或闻及不固定啰音。

4. 血象检查大多正常，有细菌感染者血白细胞总数及中性粒细胞比例可增高。

【发生原因】

小儿咳嗽有外感和内伤两种，小儿以感受外邪为主。

1. 外因　小儿脏腑娇嫩，肺常不足，卫外不固，且寒温不知自调。若一旦调护失宜则易感外邪，引发咳嗽。

2. 内因　五脏六腑皆可令人咳。五脏六腑有病犯肺，皆可导致咳嗽。若脾气受损，水湿内停，滋生痰湿，上贮于肺而发咳嗽。余脏仿此。肺脏有病亦可侵犯他脏，与他脏并病，在出现咳嗽的同时出现他脏的病证，亦属小儿内伤咳嗽。诚如《幼幼集成·咳嗽证治》所云："有痰有声谓之咳嗽，初伤于肺，继动脾湿也"。

【辨证治疗】

1. 外感咳嗽

（1）风寒咳嗽

主要证候：头痛鼻塞、流清涕，初起咳嗽咽痒，吐白色稀薄痰，或有发热、头痛等。舌质淡红，舌苔薄白，脉浮紧或指纹浮红。

治法：辛温散寒，止咳化痰。

方药：可服用儿童清肺口服液、消咳喘、解肌宁嗽丸、半夏露、通宣理肺丸、百日咳糖浆等中成药。

（2）风热咳嗽

主要证候：发热，口干咽燥，胸闷，咳嗽痰多，咳黄痰且咳痰不爽，或久咳不止，口渴，咽痛，鼻流浊涕，或伴发热、头痛、恶风、微汗出。舌红，苔薄黄，脉浮数。

治法：疏风清热，宣肺化痰。

方药：可服用蛇胆川贝液、川贝枇杷露、小儿急支糖浆、桑菊银翘散、罗汉果止咳冲剂、银黄口服液、复方枇杷膏等中成药。

（3）风燥咳嗽

主要证候：干咳喉痒，咽喉干痛，唇鼻干燥，无痰或痰少而粘连成丝，不易咯出，或痰中带有血丝，口干，初起或伴鼻塞、头痛、微寒、身热等症状。舌苔薄少或薄黄，舌质红干而少津，脉浮。多见于夏末、秋初季节。

治法：疏风清肺，润燥止咳。

方药：应选用养阴清肺糖浆、百合固金口服液等具有疏风清肺、润燥止咳作用的中成药治疗。

2. 内伤咳嗽

（1）痰热咳嗽

主要证候：咳嗽发作频繁，痰黄黏稠难咯，甚则气息粗促，喉中痰鸣，或伴发热口渴、面红耳赤、烦躁不安，小便短赤，大便干结。舌红苔黄，脉滑数。

治法：宣肃肺气，清肺化痰。

方药：可选用的中成药有健儿清解液、橘红丸、猴枣散等。

（2）痰湿咳嗽

主要证候：咳嗽伴有喘、胸闷、痰多清稀，纳呆，神情困倦。舌质淡红，舌苔白腻，脉滑。

治法：宣肃肺气，燥湿化痰。

方药：可服用杏苏饮、复方鲜竹沥口服液等中成药。

（3）气虚咳嗽

主要证候：咳嗽反复不已，咳而无力，痰白清稀，面色苍白，气短懒言，语声低微，自汗畏寒。舌淡嫩，边有齿痕，脉细无力。

治法：健脾补肺，益气化痰。

方药：可选用的中成药有桂龙咳喘丸、固肾咳喘丸等。

（4）阴虚咳嗽

主要证候：久咳不愈，干咳无痰或痰少黏稠而难以咯出，或痰中带血，口渴喜饮，咽喉干燥，喉痒，声音嘶哑，午后潮热或手足心热。舌质红少苔，脉细数。

治法：养阴清肺，润燥化痰。

方药：可选用养阴清肺口服液、小儿止嗽金丹等。

【其他治疗方法】

1. 经验方 川贝研面水冲服，治疗反复咳嗽。

2. 外治疗法 白芥子40g、紫苏子40g、莱菔子40g、生姜5片、食盐250g焙干共研细末，炒至50℃左右，装入纱布袋内，在两侧胸背及腋下来回熨烫，每次30～40分钟，每日2～3次。

3. 推拿按摩 对于风热咳嗽并同时伴有咽痛、扁桃体发炎的患儿可以采用足底按摩的方法。先上下来回搓小儿的足心，双足各搓30下；然后每个足趾都上下按摩20～40下，重点按摩足面大趾根部两侧的部位，扁桃体发炎时这个部位会很疼，每足按摩 5 分钟。按摩后，小儿咽喉肿痛的症状会明显减轻。按摩后要及时给小儿多喝温开水，也可以喝淡淡的盐开水。每天坚持给小儿按摩 2 次，再配合食疗，小儿的病会很快治愈。

4. 药浴法　风寒咳嗽的孩子可使用药浴法。用生姜适量，择净，放入药罐中，加清水适量，浸泡 5～10 分钟后水煎取汁，放入浴盆中，待温时足浴。每次 1 剂，每日 2～3 次，每次 10～30 分钟，连续 2～3 天。可温肺散寒。

【预防与调护】

1. 预防　经常到户外活动，加强锻炼，以增加小儿抗病能力。避免感受风邪，积极预防感冒。避免与煤气、烟尘等接触，减少不良刺激。

2. 调护　热体质的小儿应多吃水果，避免过吃肥腻之品，慎或忌辛辣、香燥之品。寒性体质者慎用或忌用苦寒攻伐之品。气虚体质者应避免沉闷、压郁，保持心情舒畅，积极参与活动。阴虚体质者注意定时正餐及合理搭配，进食宜清润而忌辛热等。痰多者应经常变换体位及拍打背部，以促进痰液的排出。

第十一节　个　小

【概述】

《素问·宝命全形论》云："人生有形，不离阴阳"。小儿自从离开母体，就开始了自身阴阳平衡的过程。小儿生长发育皆赖阳气的生发，独阳不生，孤阴不长；阴阳互根，阳生阴长。小儿的阴阳平衡是阳气占主导地位的阴阳平衡，处于不断的发展变化中，是维持小儿健康生长的基础。随着阳气的不断迅速生长，阴气随之生长，即所谓"阳生而阴长"，旧的阴阳平衡不断被新的阴阳平衡所取代。这种阴阳平衡的不断更迭呈螺旋式增长，构成了小儿生长发育的全过程。小儿阴阳平衡更迭替换快，小儿生长发育也快。小儿阴阳平衡更迭和替换不是匀速进行的，而是有时快、有时慢，具有一定的规律性，从而形成了小儿生长发育的规律。年龄越小，生长发育越快。这种特点尤其在 3 岁以前的小儿表现得更为突出。

在整个小儿时期，机体的生长发育是不断进行的，但也存在着明显的阶段性。早在先秦时期我国古代儿科医家已认识到这一点。小儿生后前半年内是生长最快的时期，尤其是在前3个月。出生后半年生长速度减慢，到青春期长个的速度又增快。

一年四季中小儿长个的速度明显不同，小儿长个与环境温度密切相关。一般在10℃～30℃之间有利于小儿长个。春天天气转暖，大地回春，万物复苏，是小儿长个的黄金季节。北方严冬季节一般不会长个，而岭南地区则恰恰相反。故长个的季节性与纬度密切相关。

生长发育的标准不是绝对的，不仅有一定的范围，而且有个体差异。在正常标准范围内，体格生长个体差异随着年龄而逐渐加大，到青春期后期则差异更大。因此，标准值不是绝对的、不变的，不可生搬硬套用数字来判断生长发育是否正常。

小儿长个的黄金时限一般在子时以后。一般情况下，晚上10点以后是孩子生长激素分泌最旺盛的时候。

小儿的身高较正常值偏低，称为个小。

【发生原因】

小儿生长发育受内、外两个因素的影响。大多数国家小儿的身长、体重自19世纪起就有了增加。现在初入学小儿平均身长较20世纪初增高5～10cm。

1. 遗传因素 父母的种族、身高、外貌特征等对小儿的生长发育影响是非常重要的。但是遗传因素不是绝对的，父母遗传因素对孩子身高的影响约占70%，一般来讲，父母遗传因素是无法改变的。

2. 外界因素 外界因素对小儿生长发育有很大的影响，常见有以下几点：

（1）营养失衡：营养对小儿生长发育十分重要，乳儿期营养不良可影响长个，而且年龄越小影响越显著。孩子的长个需要蛋白质、脂肪、碳水化合物等各种营养元素。但目前城市中约80%以上的孩子存在营养摄入严重失衡的情况，一天当中摄入量最多的是油炸食品、汉堡包等食物。

（2）睡眠不足：这是容易引发孩子发育不良、身材矮小的重要原因。因为缺乏良好的休息，将严重抑制孩子体内生长激素的分泌。而现在学生学习负担重，父母则往往为督促孩子学习，导致孩子晚上10点之前无法入睡。

（3）缺乏运动：是导致个子矮小的一个重要原因。由于学习压力大，以及孩子迷恋电脑网络等原因，导致孩子的运动时间越来越少，影响了孩子长个。

（4）疾病影响：母亲在妊娠早期患病毒感染性疾病、中毒等可影响胎儿发育，可导致畸形和先天性疾患。孕期营养不良可导致早产或胎儿在宫内生长障碍。长期消耗性疾病对小儿生长发育的影响极大，例如佝偻病、贫血等均可使小儿生长发育迟缓。

【辨证治疗】

1. 胆气怯弱者 可以采用温胆宁神助长法，使用温胆汤加减。

2. 脾气虚弱者 可采用健脾益气助长法，使用四君子汤加减。

3. 肾气虚弱者 可采用补肾壮骨助长法，使用六味地黄丸加减。

【其他治疗方法】

春季适当增加高蛋白食物的夜宵有利于孩子长高，如猪肝、猪肾、瘦肉等，以及鱼、虾、黄豆等；微量元素锌含量高的食物有利于孩子长高，如牡蛎、蛤蜊、花生、核桃、瓜子等；含钙高的食物有利于孩子长高，如牛奶等。每100g牛奶含钙125mg，蛋白质3.4g，脂肪3.7g，还含有维生素B_2、维生素A等；每100g大豆中含钙426mg、钾1660mg、磷532mg、镁180mg、铁9.2mg、锌5.07mg、钠4.8mg、锰2.37mg、铜11.4mg、硒4.22mg以及多种维生素，均有利于长高，可以适当食用。

【预防与调护】

1. 不利于长高的饮料要少喝，偏爱饮用碳酸饮料的儿童容易造成发育迟缓。

2. 合适的体育锻炼有助于孩子长高。例如压腿抻筋，摸高蹦跳，游泳等。避免俯卧撑，引体向上，举哑铃，举杠铃，负重过度等。

3. 适度的服用钙与锌等有利于长高的药物。

第十二节 紧张状态

【概述】

我们现在所说的紧张状态是人受到某种刺激而产生诸多精神紧张临床症状的一种病理状态，并且在后来一段时间内一旦遇到类似的刺激即会出现精神紧张的临床症状。

紧张状态又称为应激，是人对环境刺激的一种反应。应激学说是由加拿大著名学者塞里（Hans Selye）最早提出。

【诊断】

1. 突然呆若木鸡，全身软弱无力，冷汗直流，心悸气短，魂不守舍，甚至出现二便失禁等一系列症状。

2. 精神紧张的患儿平时面色泛青，或面色咋红、咋白、咋黄、咋青，五色交替于面上。

3. 临床多表现为精神萎靡，胆小怯弱，惶惶不安，如被抓捕状，神思涣散，心烦不宁，一惊一乍，夜眠不安，失眠多梦，睡眠易惊，尿频、遗尿，便频或大便失禁等症状。

【发生原因】

1. 与小儿“神气怯弱”的生理特点密切相关 儿童具有“神气怯弱”的生理特点，其对外界刺激的耐受力明显弱于成人。因此一旦调护失宜，受到较大程度的刺激，即容易引起紧张状态而发病。

2. 与儿童胆气虚弱的特点相关 许多儿童自幼胆小怯弱，勇敢不足，甚至到了中学阶段还不敢独处一室、单独睡觉。儿童的勇和怯与五脏六腑中关系最密切的莫过于胆。小儿体禀少阳，全赖少阳胆气之生发以维系生长之机。胆气虚弱不仅影响生长发育，也容易产生胆小怯弱的性格，对于惊恐、紧张等的耐受能力较低。若突然受到惊吓等刺激，可损伤小儿稚嫩之胆气而发病。因此儿童紧张状态与胆气虚弱密切相关。

胆气受损可波及其他脏腑，波及于肝则魂不安；波及于肺则魄不宁；波及于心则神不宁；影响及脾则意不宁；波及于肾则志不宁。

【辨证治疗】

主要证候：心胆虚怯，处事易惊，或梦寐不祥，或异象眩惑，遂致心惊胆慑，气郁生涎，涎与气搏，变生诸证，或短气悸乏，或复自汗，或四肢浮肿，饮食无味，心虚烦闷，坐卧不安。

治法：温胆宁神，定魄安魂。

方药：温胆汤加减。波及于肝者，合用返魂丹（玳瑁、朱砂、雄黄、白芥子）；或合用柴胡疏肝散。临证之时常加柴胡、防风、钩藤、黄芩、蕤仁以疏肝清热、解郁安魂。波及于肺者，合用定魄丸（人参、琥珀、茯苓、远志、朱砂、菖蒲、天门冬、酸枣仁、甘草）；或在临证之时加天竺黄、胆南星、金礞石等豁痰安魄；喉间发声不能者，加蝉衣、僵蚕、远志以开音。波及于心者，合用琥珀安神丸（地黄、当归、柏子仁、酸枣仁、天冬、五味子、大枣、人参、茯苓、丹参、远志等）；或临证之时加黄连、栀子、莲子心、炒酸枣仁、琥珀等以清心安神。波及于脾者，合用归脾汤归脾益志；加炒谷芽、炒麦芽、炒稻芽以生发脾胃之气；或合七味白术散以健脾生津。波及于肾者，合六味地黄丸以补肾定志；或加牡蛎、龙骨以定志；伴遗尿者，加桑螵蛸、益智仁以定志止遗。

第十三节　地图舌

【概述】

小儿舌面的舌苔分布不均匀，部分脱落，呈多个圆形红斑区，边缘隆起呈白色，使舌面看起来像一张地图，称为“地图舌”。如脱落的形状变化起伏，部位游走，周期发作，通常称为“游走性舌炎”。

舌苔的颜色、厚薄可以反映人体内部邪气的盛衰，而舌苔的有无可反映胃气的盛衰。脾胃乃后天之本，因此舌苔的有无也反映了人体中气的情况。

【诊断】

小儿舌面的舌苔分布不均匀、部分脱落为几乎唯一症状。

【发生原因】

多发生在3岁以前的婴幼儿，儿童发病率约为15%，随着年龄增长而逐渐自愈。常伴有进食不好、面黄肌瘦、盗汗夜惊、便溏或便秘等症状。西医学认为与遗传、胃肠道疾病、过敏、炎症因素、维生素和微量元素缺乏等有关，其中B族维生素缺乏、锌缺乏、消化不良、反复感冒、肠道寄生虫等是常见的关联因素。

【辨证治疗】

1. 脾胃气虚证

主要证候：舌苔剥脱，边缘无隆起，剥脱面光滑如镜，其颜色与舌质颜色大体相同。

治法：补气益脾。

方药：补中益气汤加减。

2. 脾胃阴虚证

主要证候：舌苔剥脱如地图状，剥脱片大小不等，边缘隆起，剥脱面为红色，与舌质颜色有别。

治法：补气养阴。

方药：养胃增液汤加减。

【其他治疗方法】

1. 食疗方

（1）乌梅膏：乌梅250g，加饴糖适量，熬膏服。可滋阴生津，适用于脾胃阴虚的小儿。

（2）山药薏米粥：山药60g、薏米30g、百合10g、麦冬15g，煮粥服。可健脾益气滋阴，适用于脾胃阴虚的小儿。

（3）党参山药汤：党参250g、山药250g、生姜25g、蜂蜜300g，煎汤服。可健脾益气，适用于脾胃气虚的小儿。

（4）黄芪粥：生黄芪30g、粳米100g、陈皮末1g，煮粥服。可健脾益气，适用于脾胃气虚的小儿。

2. 推拿疗法 足三里、三阴交、中脘，每个穴位按揉5分钟；揉二马3分钟，运内八卦2分钟，并进行捏脊疗法。

3. 涂敷法 黄柏15g，青黛、赤芍各10g，薄荷、冰片各1g，肉桂、白及各5g。上药研成细末，混匀装瓶。每次用棉签蘸芝麻油少许，再蘸药涂于地图舌处，每日数次。

【预防与调护】

1. 预防 保持口腔清洁，饭后漱口，晚上睡前刷牙或漱口。培养良好的饮食习惯，不挑食，不偏食，尤其要多食新鲜蔬菜与水果，保证多种维生素的摄入。

2. 护理 忌食辛辣刺激、不易消化的食物，少吃零食，不吃膨化食品、冷饮等。视情况补充B族维生素及微量元素锌。明确有肠道寄生虫感染的，给予驱虫治疗。让孩子进行规律性的体育运动，以增强体质。

第十四节　流　涎

【概述】

幼儿流涎俗称流口水，多见于1～3岁幼儿。

幼儿流涎是一种常见的现象，是指小儿唾液过多而引起口涎外流的一种常见症状，有生理性及病理性之分。正常情况下，唾液能够湿润与溶解食物，使之易于吞咽，并引起味觉，还具有清洁、保护口腔和清除口腔中残余物的作用。幼儿唾液量过多称为幼儿流涎，中医学称“滞颐”。

【发生原因】

1. 生理性流涎　生理性流涎常见原因有食物刺激、乳牙萌生。乳牙萌生时会对牙龈感觉神经产生机械性刺激，使唾液腺分泌更多唾液，而此时幼儿口腔较浅，吞咽反射不灵敏，不能及时将过多的唾液吞下，导致唾液在口腔内不断蓄积而外溢。

2. 病理性流涎

（1）母乳喂养时间过长：有些母亲错误地认为母乳喂养的时间越长越好，将母乳喂养延长至1岁以后，甚至在断奶以后再添加辅食。这种做法不利于幼儿脾胃的正常发育。中医学认为，涎为脾之液，脾胃虚弱，失于调摄，故而流涎，且常伴有消化不良。

（2）腮腺机械性损伤：有些孩子的父母和亲友出于喜爱，经常捏压孩子的面颊部，这种做法容易造成腮腺的机械性损伤，导致唾液的分泌量大大超过正常幼儿，从而出现流涎。

（3）口腔炎症：很多口腔炎症如卡他性口炎、细菌感染性口炎、疱疹病毒引起的口炎等，均可刺激唾液腺分泌旺盛而导致流涎，此时流出的唾液多为黄色或血色，气味臭秽，常伴发热、烦躁不安、拒食等症状。

（4）神经系统疾病：唾液腺由交感神经和舌咽神经支配，主管它们的神经中枢在丘脑，因此丘脑的各种损伤和病变都可能导致流涎，如CO中毒、脑炎等。面神经麻痹的幼儿由于局部神经功能减退或消失，影响到唾液腺的分泌调节能力，也会出现流涎。

（5）先天性疾病：一些先天性疾病（如21－三体综合征、先天性甲状腺功能减低症等）也常有流涎现象，同时伴有智力低下、反应迟钝、目光呆滞、哭闹无常、舌头伸出口外等症状。

【诊断】

1. 多见于3岁以内的小儿。

2. 唾液增多，不断流涎，浸渍于两颐及胸前，不仅衣服被浸润而常湿，且口腔周围发生粟样红疹及糜烂。

3. 全身状况尚好。

【辨证治疗】

1. 脾胃积热证

主要证候：流涎稠黏，颐肤红赤、痛痒，口角赤烂，面赤唇红，啼声响亮，口渴引饮，大便秽臭或燥结，小便短黄。舌质红，苔厚腻，脉滑数，指纹色紫。

治法：清脾泄热。

方药：泻黄散。

2. 脾胃虚寒证

主要证候：涎液清稀，多如漏水，颐肤湿烂作痒，面白唇淡，四肢不温，啼声低弱，大便稀溏。舌淡苔白，脉沉迟，指纹色淡红。

治法：燥湿运脾，温补脾胃。

方药：益黄散或温脾丹。

【其他治疗方法】

1. 中药代茶饮调治

（1）青果10g，石斛15g，灯心草2g，生地15g。共放锅内加清水400mL煮取100mL，去渣，再与雪梨汁50mL混合。每日服1次，可连用7~10天。适用于偏热者。

（2）儿茶5g，冰糖适量（以甜为度），煎汤代茶饮服，连服5天。适用于偏热者。

（3）炒白术12g，益智仁8g。共研细末，分成12包，每日2次，每次1包，用温开水调服或入烙饼食之均可，适宜于偏寒者。也可每天用白术粉10g和食糖适量一起蒸食，坚持服用疗效理想。

2. 食疗

（1）属热者

①用西瓜皮 50g 放锅内，加清水 400mL 煮至 150mL 去渣，再入冰糖 24g，凉后即可服用。每日 1～2 次，随意食之，连用 7～10 天。

②青果 10g、石斛 15g、灯心草 2g、生地 15g，共放锅内，加清水 400mL，煮取 100mL 去渣，再与雪梨汁 50mL 混合。每日 1 次，可连食 7～10 天。

③儿茶 5g，冰糖适量，煎汤代茶饮服，连用 5 天。

④竹叶 7g、陈皮 5g、大枣 5 枚，水煎，食枣饮汤，每日 1 剂，连用 3～5 天。

（2）属寒者

①白果肉 5～7 粒、益智仁 3～5 粒打碎，加清水 300mL，打开锅盖煮取约 90mL，去渣，冲入蜂蜜 20mL 调化。每日分 1～2 次食用，连用 10～15 天。

②橘子皮 100g、干姜 50g、益智仁 30g、甘草 15g，共放锅内，加清水 150mL，滤去渣，加入蜂蜜 100mL，再用文火熬炼成膏状，取出候凉，瓶装备用。1～2 岁者每取 10g，放口内含化或用温开水冲服，每日 2～3 次，疗程不限。

③炒白术、益智仁各 20～30g，鲜生姜、白糖各 50g，白面粉适量。先把白术、益智仁研成细末，生姜洗净捣烂绞汁，再把药末同面粉、白糖加入姜汁和水和匀，做成小饼 15～20 块，入锅内烙熟备用。每次 1 块，早晚 2 次嚼食，连用 7～10 天。

3. 外治法

（1）天南星 100g，碾碎后用干净容器盛装；白醋 25～50mL，慢慢倒入盛装天南星的容器内，充分和匀，再将配制好的天南星装入干净的广口瓶内，瓶口拧紧待用。每日晨起取用蚕豆大小两团，分别敷于两涌泉穴，然后用约 3cm×3cm 胶布固定，穿好鞋袜，晚上睡觉前撕开胶布，去掉药物。每日 1 次，10 次为 1 个疗程。

（2）白矾 30g，加清水煎沸，倒入盆内，待温后浸泡双脚。每次 30 分钟，每日早、晚各 1 次，3～5 次即开始见效。

【预防与调护】

合理膳食，早发现、早诊断是本病防治的关键。

第十五节 口角溃烂

【概述】

口角溃烂，俗称烂嘴角，表现为口角潮红、起疱、皲裂、糜烂、结痂、脱屑等。患者张口易出血，连吃饭说话都受影响。秋季是小儿口角溃烂的高发季节，家长应了解口角溃烂发生的原因，积极预防。中医又有“口疳”“口糜”“燕口疮”的称谓，相当于西医学的“疱疹性口炎”“溃疡性口炎”“口角炎”等。

【诊断】

1. 口角潮红、起疱、皲裂、糜烂、结痂、脱屑等。

2. 疼痛剧烈时，患儿可表现拒食、流涎、烦躁，常因拒食、啼哭才被发现。

【发生原因】

口角溃烂的诱发因素首先是缺乏新鲜蔬菜和水果。孩子从膳食中摄取的维生素减少，容易导致维生素 B 缺乏性口角炎。干燥的气候也会使孩子口唇、口角周围皮肤黏膜干裂，周围的病菌乘虚而入造成感染，引起口角溃烂。另外，不良习惯同样可以促发口角溃烂。干燥的秋季口唇干裂，一些孩子经常用舌头去舔，更容易使口角干裂。此外，吃零食、吮手指等不良习惯也容易导致口角溃烂。然而，当前众多家长对小儿口角溃烂熟视无睹，不加重视。殊不知小儿长时期缺乏维生素 B，会影响机体对铁、铜等微量元素的吸收和贮存，进而导致贫血，将严重影响小儿的生长发育。

【辨证治疗】

1. 风热乘脾证

主要证候：起病急，病程短，口角糜烂，周围红赤、疼痛，局部灼热感，拒食，烦躁多啼，小便短黄，大便干结，多伴有外感症状，如发热、流涕、咳嗽、咽痛等。舌红苔黄，脉浮数，指纹浮紫。

治法：散风清热，祛火清疮。

方药：可用中成药蒲地蓝消炎片、双料喉风散、冰硼散。或用凉膈散。

2. 心脾积热证

主要证候：口角、舌上糜烂或溃疡，色红疼痛，饮食困难，心烦不安，口干欲饮，小便短赤。舌红尖赤，苔薄黄，脉数，指纹紫。

治法：清心泻脾，祛火清疮。

方药：可用中成药小儿化毒散、健儿清解液、冰硼散。或用泻心导赤汤合泻黄散加减。

3. 虚火上浮证

主要证候：口舌溃疡或糜烂，稀散色淡，不甚疼痛，口流清涎，神疲颧红，口干不渴。舌红苔少，脉细数，指纹淡紫。

治法：滋阴降火，解毒清疮。

方药：可用中成药六味地黄丸、知柏地黄丸。

【其他治疗方法】

1. 外涂蜂蜜　秋冬季节给小儿洗脸时最好不要用肥皂，应该用性质柔润的香皂，洗净后在口角处涂抹护肤油脂。有条件者可用蜂蜜兑上一半水涂抹口角，如此既能保持口角滋润，又能提供口角必要的营养。

2. 食疗方

（1）绿豆小米粥：绿豆30g，小米100g，百合15g。绿豆泡4小时后和小米、百合混在一起煮熟，加蜂蜜调味后食用。适用于嘴唇干红、口角溃烂而食量又小的幼儿。

（2）西红柿鸡蛋汤：把水烧开，加入切好的西红柿，等水开后加入搅匀的鸡蛋，煮3分钟，加入食盐就可以食用了。

【预防与调护】

1. 饮食禁忌　大多数口角溃烂祸起秋燥，调整食谱十分重要，要增加滋润祛燥食品，删减刺激性食物（如大蒜、姜、韭菜、花椒、辣椒）以及高热量油炸食品与“上火”水果（如荔枝、桂圆、橘子）等。另外，长期喝饮料会让嘴唇变得越来越干燥，应代之以白开水、绿豆汤、银耳汤、乌梅汤、金银花露等。

2. 洁面　要注重面部皮肤的清洁，阻止病菌侵入的途径。进食后应及时洗脸擦嘴，酌情使用适合皮肤滋润之品，防止口角干裂。

第十六节　湿　疹

【概述】

小儿湿疹，民间俗称胎癣、奶癣等，多发生于1个月至2岁的婴幼儿，尤多见于较为肥胖的幼儿。常常反复发作，经久不愈。西医常用激素调治，副作用大，中医药在调治本病方面有很大优势。

中医称“湿疹”为“湿疮”“浸淫疮”，认为其病机为先天禀赋不足，饮食不节，过食辛辣荤腥动风之品，伤及脾胃，脾失健运，湿热内生，又兼外受风邪，风湿热邪浸淫肌肤所致。

湿疹是婴儿期出现多种形态皮肤损害，剧烈瘙痒，反复发作的一种皮肤病，多发生在1~6个月的婴儿，无季节性，一般在2~3岁渐渐减轻而自愈。皮损常对称出现在面颊、额部及头皮处，初期为痱子样的红色小丘疹，在红斑上发生丘疹、水疱、渗液、糜烂，结成淡黄色脂性皮痂。中期皮肤以小丘疹为主，渗液、红肿、皮痂逐渐减轻，时有白色鳞皮或遗留部分疱疹及糜烂面，瘙痒减轻，持续时间较长。后期皮肤变粗稍厚，出现色素沉着，极少数出现苔藓样变；也可发展为儿童湿疹，少数可延至成人。

【诊断】

1. 多在婴儿出生1~6个月发病，2岁以内皮疹逐渐减轻，有些可自愈，少数可迁延不愈。

2. 皮损表现多样，形态不一，常对称分布于面颊、额部及头皮，可见到红斑、丘疹、水疱、糜烂、渗液、结痂、脱屑等多形损害。在头皮、眉部可有黄色脂性痂皮覆盖。

3. 久病可见鳞屑、薄痂、苔藓样改变、皮肤干燥，皮肤肥厚明显。

4. 伴有严重的瘙痒感，病情反复。

【发生原因】

湿疹的皮疹呈多种形态，发无定位，具有潮红、肿胀、水疱、糜烂、渗液、剧烈瘙痒等特点，常为内外因素互相作用的结果。导致本病的因素很多，往往不能查清，其发生可能与迟发型变态反应有关。婴幼儿湿疹的高发病率主要是婴幼儿皮肤角质层菲薄，毛细血管网丰富，以及内皮含水及氯化物较高，容易发生变态反应。此外，机械性摩擦和溢奶的刺激，护理不当如过度使用碱性较强的肥皂、过高营养以及肠内异常发酵等也可引起本病。

【辨证治疗】

1. 湿热俱盛证

主要证候：皮疹见红斑、水疱、糜烂，滋水淋漓，味腥而黏，或有结痂，瘙痒难忍，皮疹发于头面部及躯干、四肢的屈侧面；伴有小便短赤、大便干结。舌红苔黄腻，脉滑，指纹青紫。

治法：清热止痒，祛风除湿。

方药：可用中成药赛金化毒散、导赤丹。或用五味消毒饮加味。

2. 脾虚湿盛证

主要证候：皮疹颜色暗红不鲜，表面有水疱、渗液和结痂；伴有纳差，大便稀溏，腹胀，吐乳。舌淡苔白腻，脉濡缓，指纹淡红。

治法：健脾除湿，祛风止痒。

方药：可用中成药参苓白术丸。或用胃苓汤加味。

3. 血虚风燥证

主要证候：皮疹干燥，有鳞屑、色素沉着、苔藓样改变，瘙痒剧烈，皮肤肥厚粗糙，抓破有少量渗液；伴有口干，夜寐不安，大便干结。舌淡，苔薄白或少苔，脉细数。

治法：养血润燥，祛风止痒。

方药：养血定风汤加味。

【其他治疗方法】

1. 外治法

（1）川黄连50g，黄柏100g，黄芩50g。共研细末，过细筛后调匀，装瓶备用。调治时每日以高锰酸钾溶液冲洗患处，用药棉吸干，再用棉签蘸药涂于患处，每日2~3次，连用1周。

（2）地肤子、蛇床子各15g，枯矾9g。水煎浓缩，每日1剂，分2次涂洗患处。

（3）大黄9g，清油适量。将大黄研细末，用清油调擦患处。

（4）五倍子6g。将其炒黄研细末，撒于患处。

（5）蛇床子、金银花、野菊花各10g，甘草6g。用1000mL水煎成药液后，待药液温度适宜时用纱布外洗患处。每日加温后洗2~3次，每次5~10

分钟。本方有清热、燥湿、止痒之功效。

（6）黄柏6g，牡丹皮炭、陈皮炭各3g，冰片1.5g，蛋黄油适量。前四味药研细末，用蛋黄油调成糊状，涂患处，每日3次。

（7）将凉瓜放入搅拌机榨成凉瓜汁，然后轻轻涂在患处。凉瓜具有消炎消肿及止痛的作用。

（8）用芦荟内的白肉涂在皮疹及红肿处，有消炎消肿及止痛的作用。

（9）苍耳子30g，苦参30g，土茯苓25g，蛇床子15g，苍术15g，荆芥15g，紫草15g，黄柏15g。将上药用纱布包好，放入砂锅内，加入清水1500～2000mL。武火煎沸后再用文火煎1小时，将药液滤出；其药渣内再加入1500mL清水，煎沸1小时，将药液滤过。将2次药液合在一起，温热备用。每天用煎出的药液在患处擦洗10～15分钟。糜烂渗液处用小毛巾或纱布叠4～6层，浸透药液后捏至半干，湿敷于患处，每次敷3～5分钟，每天3～4次，1周为1个疗程。

（10）菊花10g，枇杷叶10g，蝉蜕2.5g，地肤子10g，黄柏2.5g，甘草2.5g；渗液较多者加苍术10g、苦参7.5g。上药加水300mL，煮取150mL。自然冷却后，无感染者用医用棉签蘸洗患处，有感染者先用抗生素软膏控制感染后使用。

2. 食疗方

（1）绿豆藕片：绿豆30g，鲜藕250g，鲜荷叶5g，调料适量。将藕去皮，绿豆泡4小时后装入藕孔内，蒸熟切片；鲜荷叶切碎，撒在藕片上，加调料凉拌，佐餐常用。可清热除湿、凉血止痒，适用于血热湿盛之湿疹。

（2）莲心银耳羹：银耳50g，莲心15g，百合30g，冰糖适量。将银耳用温水泡发，掰成小块，与莲心、百合同放锅中，加清水适量，熬至熟烂，加冰糖调味。每日1次食用。可清热滋阴除烦，适用于慢性湿疹伴阴虚烦热者。

（3）桑椹大枣汤：桑椹、百合各30g，大枣10枚，青果9g。将大枣去核，与桑椹、百合、青果同煎水，去渣取汁。代茶频饮，每日1剂，连服10～15剂。可养血生津解毒，适用于血虚风燥型湿疹。

（4）二红汤：红萝卜200g，红枣20枚。将红萝卜洗净、切片，红枣去核，同置锅中，加清水适量，煮沸30分钟后去渣取汤。每天分2～3次饮下，常用。可健脾生津，适用于急、慢性湿疹伴口干纳少者。

（5）冬瓜粥：冬瓜 60g，粳米 30～60g。冬瓜不去皮，洗净，切成小块，同粳米煮粥。每日 1～2 次，空腹食用。可清利湿热，适用于湿热型湿疹。

（6）荷花糯米粥：荷花 5 朵，糯米 100g，冰糖 20g。将荷花用清水漂净，糯米放入砂锅内，加清水适量熬粥，粥将熟时放入冰糖、荷花稍煮即可。每日早、晚分 2 次服食，连用 5～7 日。可清热利湿健脾，适用于脾虚有湿兼热之湿疹。

（7）田螺面：田螺肉 50g，挂面 100g，酱油、盐、油、味精、葱、姜、料酒各适量。将油锅烧热，葱、姜炝锅，放入田螺肉、料酒、食盐、酱油，煸炒 3 分钟，加入开水适量，煮沸 20～30 分钟后入挂面，煮至面熟后加味精即可。每日早、晚餐食用。可清热解毒、利湿通便，适用于湿热并重之湿疹。

（8）选用白菜或青色卷心菜适量（其他新鲜蔬菜亦可），将菜叶切碎后倒入沸水中，15 分钟即熟，取出加少许精盐后食用。

（9）选用细玉米面 20～30g 煮成粥，加适量菜泥、冰糖即成，分数次适量食用。

（10）选用新鲜白菜、卷心菜、胡萝卜各适量，洗净切碎，按 2 碗菜 1 碗水的比例，水煮沸后加菜，煮 4～5 分钟即可，汤内可加适量蜂蜜。

（11）绿豆、薏苡仁各 30g，白糖适量。先煮绿豆、薏苡仁至烂熟，加入白糖调味。一天内分几次食完，每天 1 剂，连服 5～7 剂。

（12）薏苡仁 30g，荸荠 10 个。将荸荠去皮洗净，加薏苡仁、适量清水，煮熟后加适量白糖调味服食。每天 1 剂，连服 5～7 天。

（13）红枣 10 枚，扁豆 30g，红糖适量。将前两味加水煮烂熟，加入红糖后服食。婴儿减量。

【预防与调护】

1. 平时小儿内衣应选择松软宽大的棉织品或细软布料，不要穿化纤织物。内、外衣均忌羊毛织物以及绒线衣衫。尽量给幼儿穿棉质衣物，并保持柔软、宽松、干净，且注意不要过暖。剪短指甲，双手用手套或干净的袜子等套上，以防搔抓，并注意勤观察，防止线头缠绕手指。此外，患病期间应禁止预防接种。

2. 密切注意幼儿的消化状态，先要观察有没有食物过敏，特别是牛奶、鸡蛋、动物蛋白的过敏；其次，在吃这些动物性食品后应观察幼儿的皮肤病是否加重，如果与上述情况有关，应避免食用。

3. 幼儿要避免碱性肥皂、化妆品或者香水等物的刺激。发病期间不要进行卡介苗或其他预防接种。要避免与单纯疱疹（俗称“热疮”）的患者接触，以免发生疱疹性湿疹。

第五章　小儿症状的综合调理

第一节　小便黄

小便黄是指少儿排出的尿液颜色呈深黄色，但没有任何的主观不适感觉，且排除了肝胆系统疾病、泌尿系统疾病以及食用某些富含胡萝卜素的食品（如胡萝卜、南瓜等）和维生素 B_2 等所引起的尿黄。

【判断依据】

1. 以尿黄为几乎唯一症状。

2. 排尿时无任何主观的不适感。

3. 尿液实验室化验正常。

4. 排除急、慢性肝炎，胆囊炎，急、慢性肾炎，肾盂肾炎，溶血性贫血等疾病。

5. 排除肝细胞对胆红素的摄取、结合及排泄有先天酶缺乏的疾病（如 Gilbert 综合征等）。

6. 排除可能引起尿黄的食物或药物因素。

7. 少儿饮水量及小便量正常。

【发生原因】

1. 少儿为纯阳之体，阴常不足，阳热易亢，阴津耗伤，心阴不足，虚火内生，移热于小肠，以致小便发黄。

2. 过食辛热、温补之品，以致心火亢盛，心移热于小肠而致尿黄。

3. 中气不足，脾失健运，湿热内蕴，下迫膀胱，湿热下注则尿色发黄。

4. 肝失条达，肝胆失和，横逆犯脾，脾不健运，湿热内生，下注膀胱而导致尿黄。

【调理原则】

条达肝木，培补脾土，清热利湿，清心泻火。

【调理方法】

1. 推拿调理 补脾经300次、补肾经100次、清肝经50次、清天河水100次、清小肠100次、清心经50次、水底捞月5～7次。虚热者加揉涌泉1～3分钟。

2. 膏药 用归原调理膏。

方药：吴茱萸、胡黄连、天南星、生大黄等。

功能：引热下行。

规格：每贴重3.0g。

用法用量：外用，贴于双足涌泉穴，每穴1贴，24小时换药一次。

3. 食疗

(1) 竹叶粥

原料：生石膏45g，鲜竹叶10g，粳米100g，白砂糖5g。

制法与用法：竹叶洗净，同生石膏一起加水煎煮，去渣取汁，放入粳米煮成稀粥，调入白糖即成。每日分2～3次食用，小便正常即止。

功效：清热泻火，清心利尿。适用于少儿心阴不足、虚火内生之口舌生疮、心烦尿黄。

(2) 茵陈大枣汤

原料：茵陈100g，大枣10枚，冰糖20g。

制法与用法：茵陈洗净，同大枣一起加水煎煮，去渣取汁，放入冰糖即成。代水饮用，小便正常即止。

功效：健脾祛湿，清热利胆。适用于少儿肝胆失和，横逆犯脾，脾不健运，湿热内生之小便黄。

4. 中医辨证调摄

(1) 心阴不足证

证候：心悸而烦，夜寐不安，小便色黄，或口咽干燥，或盗汗。舌红少津，脉细数。

治法：滋阴清热。

方药：补心丹加减（人参3g，玄参6g，五味子6g，茯苓6g，麦冬6g，生地6g，生甘草3g，淡竹叶3g）。

（2）心火亢盛证

证候：心烦失眠，面赤口渴，小便色黄，或口舌生疮。舌红，脉数。

治法：清心泻火。

方药：导赤散加减（生地5g，竹叶5g，黄连1g，天冬5g，甘草梢3g）。

（3）湿热中阻证

证候：脘腹胀闷，厌食便溏，小便色黄，或肢体困重，或恶心欲吐。舌苔黄腻，脉濡数。

治法：清热化湿利尿。

方药：甘露消毒丹加减（滑石10g，茵陈6g，黄芩6g，连翘6g，白蔻仁6g，藿香6g，淡竹叶3g，生甘草3g）。

（4）肝逆犯脾证

证候：胸胁胀满，纳食减少，小便色黄，或腹胀便溏，或肠鸣矢气。舌红，苔或白或黄而腻，脉弦。

治法：疏肝健脾。

方药：逍遥散加减（川楝子3g，当归6g，白芍6g，柴胡6g，茯苓6g，白术6g，丹皮6g，竹叶3g，黄芩6g，生甘草3g）。

第二节　手足心热

手足心热是指家长感觉少儿手心和脚心的温度高于身体的其他部位，或少儿自己感觉手心脚心发热，甚则手脚喜着冰凉之处，喜凉恶热。无其他明显症状，身体发育正常，排除结核病等疾病。

【判断依据】

1. 以手足心热为几乎唯一不适感。无其他明显症状。

2. 饮食及生长发育正常。

3. 排除肺结核、贫血、慢性肾炎和急、慢性肝炎、甲状腺功能亢进等疾病。

【发生原因】

1. 少儿乃纯阳之体，阴常不足，阳热易亢。阴虚则内热生，虚热内蒸则手足心热。

2. 少儿饮食不知自节，常为饮食所伤，食伤则脾失健运，食热与湿热内生，蒸腾于外，故见手足心热。

3. 少儿贪玩多动，多动则汗出过多，以致阴津耗伤，阴不制阳，阳热外蒸则见手足心热。

【调理原则】

健脾，补肝，滋肾，清热，消食，利湿。

【调理方法】

补脾经300次、补肾经100次、清天河水100次、退六腑50次。虚热者加揉涌泉3~5分钟、揉二马3~5分钟；食积者加清大肠100次、揉板门3~5分钟、运内八卦50次、揉中脘3分钟、推下七节骨50次；汗多者加揉肾顶3分钟、补肺经100次。

第三节　口　臭

口臭是指少儿口腔中有难闻的酸腐臭味。但应排除口腔疾病如龋齿、牙周炎等，排除上呼吸道感染伴有口腔感染和肝胆系统、泌尿系统等疾病。

【判断依据】

1. 以口臭为几乎唯一不适感，他人可以嗅到明显的口腔异味，少儿自己亦可有口中黏腻、口苦等感觉。

2. 少儿可伴有食欲不振，腹胀，大便秘结，小便色黄，舌苔厚腻。

3. 排除口腔疾病如龋齿、牙周炎和上呼吸道感染伴有口腔感染等疾病。

4. 排除慢性胃炎以及肝脏疾病（如肝炎、肝硬化）、肾脏疾病（如肾衰竭）等引起的口腔异味。

【发生原因】

1. 小儿属稚阴稚阳之体，生长发育迅速，多表现为脾常不足的特点，再加上小儿饮食不知自节，因此常为饮食所伤，胃火上升。

2. 小儿营养过剩、过食生冷肥甘、饥饱不调、食物不洁等不良饮食习惯，以及家长喂养不当等损伤脾胃。加之小儿多衣被厚实，湿热内蕴，脾不健运，胃火内炽；或胃火素旺，湿浊蒸腾，上冲口腔。

3. 内伤饮食，超过了小儿脾胃的运化能力，脾胃受损，必致积滞，积久不消，内蕴胃火，则又成为致病因素。

【调理原则】

1. 消食导滞，健脾和胃。

2. 节制饮食，减少摄入，注意饮食卫生和科学饮食。

【调理方法】

1. 推拿调理　清补脾经300次、清胃经200次、清大肠100次、清天河水100次、推下七节骨50次、运内八卦50次、推四横纹100次、揉中脘3分钟、揉板门3~5分钟、按揉足三里3~5分钟。

2. 饮食调理

（1）药膳或饮食宜清淡，可选用西瓜汁、芦根、乌梅、金橘饼、甜瓜子等。

（2）忌辛辣刺激及温热、肥甘食品，如辣椒、羊肉、狗肉、牛肉、甜食等。

（3）食疗

①参麦银花饮

原料：沙参、麦冬、金银花各10g。

制法与用法：水煎代茶饮。

功效：清热生津，适宜于少儿口臭之热盛少津者。

②柚子里脊汤

原料：柚子数片，去衣取瓤，猪肉（里脊肉）100g，陈皮9g。

制法与用法：上料加水煮成汤，加调味品，食肉喝汤，每日1剂，连服数天。

功效：清热泻火，适宜于少儿口臭之胃热偏盛者。

③黑鱼芫荽汤

原料：黑鱼1条，芫荽50g。

制法与用法：黑鱼起肉切成鱼片，先用芫荽（香菜）50g煮汤20分钟，然后加入黑鱼片，加调味品，待熟后食鱼片喝汤。

功效：清热养胃，适宜于少儿口臭之胃气不足、胃热偏盛者。

④罗汉果陈皮茶

原料：罗汉果1只，陈皮6g。

制法与用法：煎汤代茶饮服。

功效：清热除湿，适宜于少儿口臭之湿热偏盛者。

⑤百合绿豆羹

原料：百合、绿豆各适量。

制法与用法：上两味加水煮羹服食，连服数日。

功效：滋阴清热，适宜于少儿口臭之阴虚微热者。

⑥麦门冬粥

原料：麦门冬30g，粳米100g，冰糖适量。

制法与用法：将麦门冬30g洗净，入锅加水煎熬，弃渣取药汁待用。粳米100g淘净放入锅内，加水适量，再将麦门冬汁和冰糖同入锅内，置武火上烧沸，用文火煮熟即成。连服数日。

功效：滋阴清热，适宜于少儿口臭之阴虚有热者。

3. 中医辨证调摄

（1）饮食停滞证

证候：脘腹胀满，不欲饮食，口臭，或大便酸臭，或大便秘结。舌苔厚腻，脉滑。

治法：消食化滞。

方药：保和丸加减（山楂5g，神曲3g，法半夏3g，陈皮3g，莱菔子5g，白术3g）。

（2）胃火（热）证

证候：胃脘嘈杂，渴喜凉饮，大便秘结，口臭，或消谷善饥，或牙龈肿痛。舌红苔黄，脉滑数。

治法：清胃泻火。

方药：泻心汤加减（大黄2g，黄连2g，黄芩2g，麦冬3g，陈皮3g）。

第四节　便　秘

便秘，是指少儿排出粪便的周期延长，每2～3天或更长时间排便一次，排便没有规律，或大便干燥，常有排便困难感或排便不尽感。不包括各种疾病（如肠道炎症、肠道息肉等）所导致的大肠功能紊乱而引起的便秘。在少儿亚健康状态中，便秘并不是疾病，而是一种症状。

【判断依据】

1. 以排便不畅为几乎唯一不适感，其他不适感均为继发，如腹痛、腹胀、消化不良、食欲不振、头晕、睡眠不安等。

2. 上述排便不畅的情况连续发生 2 次以上，持续时间一般在 2 周以内。如超过 2 周，则应注意排除某些胃肠道疾病和肠道外疾病。

3. 便秘引起少儿哭闹或烦躁不安，学龄儿童可能引起学习效率下降。

4. 不是任何一种躯体疾病或消化系统疾病的一部分（继发症状）。

5. 排除药物因素所致的便秘。

【发生原因】

1. 不良的饮食习惯

（1）饮食过于精细，高脂肪、高蛋白食物摄入过多，膳食纤维摄入过少，蔬菜品种单调，水果摄入量明显不足。

（2）进食量减少，每日进食量明显低于过去的水平，特别是有些肥胖少儿为了减肥而过度节食等。

（3）平时不爱喝水，饮水量少等。

2. 不良的生活习惯

（1）长期久坐，缺乏运动。

（2）不良的排便习惯，如不按时排便、有意抑制便意等。

（3）早晨起床晚，错过最佳排便时间。

3. 精神因素　精神因素可通过中枢神经产生中枢神经递质，作用于神经系统，使肠神经系统异常或影响消化道激素调节，从而导致排便障碍。如少儿课业负担过重，学习压力大，特别是不良的家庭因素（单亲家庭、家庭暴力等）而导致的生活习惯或环境的改变等。

【调理原则】

便秘与个体身体状况、饮食因素、生活习惯及精神因素等密切相关，故调理原则主要是通过推拿按摩以补养气血、健脾生津、增水行舟，同时加上均衡饮食、改变生活习惯等综合干预措施。

【调理方法】

1. 推拿调理　清大肠 300 次、按揉膊阳池 3 分钟、揉龟尾 1 分钟、推下七节骨 100 次、揉中脘 3 分钟。实秘者加清脾经 300 次、清胃经 100 次、清天河水100次、揉天枢3分钟、搓摩两胁3～5次；虚秘者加补脾经300次、推三关100次、补肾经300次、按揉足三里3～5分钟、捏脊3～5次。

2. 精神调摄 保持精神愉快，情绪稳定，避免烦闷、忧虑、恼怒。

3. 培养好的生活习惯

（1）养成每日晨起定时排便的良好习惯。每日排便1次，最好早晨定时蹲厕，排便时间应选择在晨起后1小时为佳，排便时间不要过长，最好在5分钟以内。

（2）进行适当的体育锻炼。根据少儿身体情况制定锻炼计划，如散步、体操等。经常锻炼腹壁肌肉和做深呼吸锻炼膈肌，以增加辅助排便的力量；也要加强肛提肌的锻炼，以利于排便时肛门正常的舒张。

（3）要多饮水，每晚睡前喝蜂蜜水可以清洗肠胃。每日晨起口服淡盐水，以利于排便。无胃肠道疾病的少儿可用米醋一勺（10g左右），加蜂蜜两勺（20g左右），再加5倍的温水调匀，餐后饮用。

4. 饮食调摄

（1）多吃水果：含膳食纤维较多的水果在改善便秘上效果较好，如猕猴桃、西瓜、香蕉、柚子、橙子、大枣、桑椹、苹果等。苹果含有丰富的膳食纤维——果胶，因此苹果在通便方面能起到“双向调节”的作用，尤其适宜于少儿。但并非所有水果都能起到治疗便秘的作用，如山楂、乌梅等水果含有较多鞣酸，具有收敛作用，反而会加重便秘的症状。

（2）多吃蔬菜和粗粮：可多食用膳食纤维含量高的食物，如粗制的五谷杂粮，蔬菜如山芋、萝卜、洋葱、蒜苗等，这类食物同时也富含B族维生素，可预防便秘。另外，红薯、玉米、燕麦、荞麦等粗粮含有丰富的膳食纤维，也有防治便秘的功效。应该吃10种以上的此类食物，才能保证纤维素的获取量。

（3）补充油脂类食物：易有便秘症状的少儿还可补充油脂类食物，炒菜时可多放点植物油，如花生油、核桃油、芝麻油、菜籽油等，植物油的分解产物脂肪酸有刺激肠蠕动的作用。

（4）经常饮用酸奶：可以有效缓解便秘，因为其中所含的乳酸杆菌能改善肠道的生态平衡。如易便秘者可将早餐的牛奶改成酸奶。若在酸奶中加入香蕉、草莓、猕猴桃、芦荟等果粒，效果会更好。

（5）食疗：本病以肠道津亏、传导无力或气机郁滞为病理特点，故宜食清淡滑润之品，如蔬菜、水果、豆浆、麻油等。少食甘腻之品，以防滞中腻膈、助热伤津而加重病情。

药膳结构要做到合理，应适当增加润肠食物，如植物油类、核桃仁、松子仁、芝麻等，以及含粗纤维食物，如粗粮、麦麸食品、豆类、芹菜、韭菜等，以增加肠道的蠕动功能。并可多食产气食品，如土豆汁、萝卜等，亦可奏利便之效。

排便不畅是本病的主要症状，但切不可单食泻下之品以通为快，应辨证用膳。

①番泻鸡蛋汤

原料：番泻叶0.5~2g，鸡蛋1个，菠菜少许，食盐、味精适量。

制法与用法：鸡蛋打入碗中搅散备用。番泻叶水煎，去渣留汁，倒入鸡蛋，加菠菜、食盐、味精，煮沸即成。晨起空腹一次服下，便通即止，不宜久服。

功效：泻热通便，适宜于实热便秘者。

②黄芪苏麻粥

原料：黄芪10g，紫苏子50g，火麻仁50g，粳米250g。

制法与用法：将黄芪、紫苏子、火麻仁洗净，烘干，打成细末，倒入300mL温水，用力搅匀，待粗粒下沉时取上层药汁备用。洗净粳米，以药汁煮粥。粥熟后分3次服下，可连服1周。

功效：益气润肠，适宜于气虚便秘者。

③柏子仁炖猪心

原料：柏子仁15g，猪心1个，酱油适量。

制法与用法：将柏子仁放入猪心内，隔水炖熟，切片，加酱油少许即可食之。食不拘时，一个猪心可食2天，连服2周。

功效：养血、滋阴、润燥，适宜于血虚便秘者。

④苁蓉羊肾粥

原料：肉苁蓉30g，羊肾1对，粳米100g，葱、姜、酱油、味精、香油各少许，淀粉适量。

制法与用法：羊肾切开，剔去筋膜，洗净细切，用酱油、淀粉拌匀备用。锅内加水适量，下苁蓉，药熬20分钟，去渣留汁，再下羊肾、粳米入锅同煮至熟，放葱、姜、盐、味精、香油，搅匀即成。均分为4份，每日早晚各服1

份，2天服完，服前加温，连服2周。

功效：温阳通便，适宜于阳虚便秘者。

⑤菠菜猪血汤

原料：猪血50g，菠菜100g。

制法与用法：将猪血切成块状，新鲜菠菜洗净切成段，加水适量煮汤，调味服用，一次服完，每日或隔日1次，连服2~3周。

功效：滋肾补肺、润肠通便，适宜于肾虚便秘者。

⑥牛血桃仁汤

原料：牛血20g，桃仁3g，生姜2片，油、盐酌量。

制法与用法：将凝固的牛血和桃仁浸洗干净，牛血切成小方块，用清水与原料一起煲约1小时，调味后即可饮用。每日早晚分服，连服2周。

功效：破瘀行血，适宜于血燥便秘者。

⑦荠菜蜜枣瘦肉汤

原料：荠菜150g，蜜枣6粒，瘦肉150g，油、盐酌量。

制法与用法：将荠菜洗净，蜜枣去核，瘦肉切成小块，入煲内加清水一起煮，待肉煮烂后调味即可饮用。每日早晚分服，服前加温，连服1周。

功效：解毒排便，适宜于湿热便秘者。

⑧牛乳蜂蜜芝麻饮

原料：牛乳250mL，蜂蜜30g，芝麻15g。

制法与用法：先将芝麻炒香，研末备用；牛乳、蜂蜜混匀，煮沸后调入芝麻，每日晨起空腹饮用，久服无妨。饮牛奶腹胀或腹泻者不宜。

功效：养阴生津、润肠通便，适宜于阴精亏少之大便困难者。

⑨香参炖大肠

原料：木香3g，降香1g，海参5g，猪大肠1具，盐、酱油、葱、姜、味精各适量。

制法与用法：将海参泡发，洗净切片；猪大肠洗净，切细；降香、木香装入纱布袋中。锅内加水适量，倒入大肠，煮沸去沫，加葱、姜，煮至大肠将熟时，放入海参、药袋煮至大肠软烂，再加入适量盐、酱油、味精，稍煮即成。三餐时服用，服前加温。一副大肠可服3天。

功效：滋阴润燥通便，适宜于肠燥便秘者。

5. 中医辨证调摄

（1）热结便秘

证候：大便干结，小便短赤，面红心烦，或兼有腹胀腹痛，口干口臭。舌红苔黄，脉滑数。

治法：清热润燥通便。

方药：三仁汤加减（火麻仁3g，杏仁1g，柏子仁3g，生薏苡仁3g，厚朴3g，枳实2g，黄柏1g，甘草1g）。

（2）气滞便秘

证候：排便不畅，嗳气频作，严重者腹中胀痛，纳食减少。舌苔薄腻，脉弦。

治法：理气行滞。

方药：运气通便汤加减（黄芪5g，茯苓2g，白术3g，炒谷芽5g，炒麦芽5g，神曲5g，陈皮2g，炒莱菔子5g，枳壳2g，槟榔1g）。

（3）气虚便秘

证候：虽有便意，但排便、便后疲乏，大便并不干硬，头昏，面色㿠白，神疲气怯。舌淡嫩苔薄，脉弱。

治法：益气润肠通便。

方药：温脾润肠汤加减（黄芪5g，何首乌3g，党参3g，肉苁蓉3g，枳实3g，杏仁2g，火麻仁3g，柏子仁2g，白芍2g，甘草1g）。

（4）血虚便秘

证候：大便秘结，面色无华，头晕目眩，心悸。唇舌淡，脉细。

治法：补血润肠通便。

方药：滋阴润肠汤加减（当归3g，白术3g，首乌3g，黄精2g，山茱萸3g，玄参2g，生地5g，川芎3g，火麻仁2g，何首乌2g，麦冬2g）。

（5）阳虚便秘

证候：大便艰涩，排出费力，小便清长，面色苍白，四肢不温，喜热怕冷，腹中冷痛，腰脊冷重。舌淡苔白，脉迟。

治法：温阳通便。

方药：补元润通汤加减（黄芪5g，白术2g，枳实3g，元参3g，肉苁蓉2g，仙灵脾2g，槟榔2g，火麻仁2g，甘草1g）。

6. 足疗 先予热水清洁双足，涂按摩膏后进行按摩，重点取肾上腺、肾、输尿管、膀胱、小肠、升结肠、横结肠、降结肠、乙状结肠及直肠、肛门、十二指肠、脾、肝、腹腔神经丛等反射区，每日 1 次。

7. 灌肠 可对小儿进行灌肠，灌入肥皂水约 300mL，温度 37℃ ~41℃，嘱少儿左侧卧位保留 15 分钟。或中药煎水灌入。也可将蜂蜜少许倒入锅中，用温火加热 2 ~3 分钟，蜂蜜变得软稠后再捏成小指末节大小的椭圆形（可放于冰箱内备用），外涂少许香油后推入肛门内，20 ~30 分钟后即可顺利排便。

第五节 便 溏

便溏，或称便稀，是指少儿排出的大便质地稀溏而不成形，甚则为水样、黏液样大便，外观无脓血；或排便次数增多（每天 3 次以上），便稀、便秘交替，或伴有腹痛腹胀、食欲不振等症状，不包括相关疾病（如食物过敏或食物中毒、感染性肠炎及肝、胰等疾患）所导致的便溏。

【判断依据】

1. 以便溏为几乎唯一不适感或主要症状，大便稀薄，甚则为水样，可有腹胀腹痛，或排便后腹胀、腹痛缓解，症状持续时间在 2 个月以上。

2. 可能引起恐惧、心烦、焦虑等多种症状，一般不影响睡眠。

3. 应排除已经诊断为腹泻的疾病，如乳糖酶缺乏症、感染性腹泻、食物中毒等。

【发生原因】

1. 少儿个性或心理脆弱，或有情志刺激，精神紧张，受到惊吓，或有恐惧事件影响等。

2. 进食过多高脂、油腻之物，或暴饮暴食，影响吸收。

3. 季节气候的突然变化，体质不佳者不能适应。

4. 长期营养不良而中气不足，脾气虚弱，运化不利；或痰湿壅结，湿困脾土，使脾失健运；或先天不足，肾气亏虚，脾阳失温。

【调理原则】

便溏的中医病机主要是中气不足，脾虚湿盛。故调理原则为益火培土，健脾利湿，温阳补肾，调理胃肠功能，改善便溏。

【调理方法】

1. 推拿调理 补脾经 300 次、补大肠 100 次、清小肠 100 次、摩腹 3 ~5

分钟、揉脐3分钟、推上七节骨50次、揉龟尾3分钟、揉外劳宫3分钟、推三关100次、揉板门3～5分钟、揉肾俞3分钟、揉脾俞3分钟、按揉足三里3～5分钟、捏脊5～7次。

2. 针刺四缝穴配合捏脊法　先将四缝穴周围皮肤局部消毒，用三棱针或粗毫针针刺，刺后挤出黄白色黏液。再让少儿俯卧，以两手拇指抵于长强穴，两拳眼向前，与背垂直，再以两手拇指与食指合作将皮肤肌肉提起，然后做食指向前推、拇指向后拉的翻卷前进动作，自尾骶部起沿脊椎向上推捏至第7颈椎大椎穴两旁，为1遍。连续3遍为1次，每日1次。

3. 敷贴　用暖脐调理膏。

方药：白胡椒、炒白术、公丁香、吴茱萸、肉桂、砂仁、石榴皮等。

功能：健脾和胃，温中散寒，理气止痛。

适应证：因食寒饮冷所致泄泻、脘腹胀满，或因脾胃虚寒所致的泄泻、腹痛的调理。

规格：每贴重3.0g。

用法用量：外用。贴于脐部，每次1贴，24小时换药一次。

4. 生活调摄　注意季节、气候骤变情况，随时增加衣服，避免受凉。

5. 避免滥用抗生素、糖皮质激素。

6. 心理调摄　心理负担重者可进行心理辅导，寻求心理支持，缓解心理痛苦，帮助减轻精神紧张、焦虑、恐惧、愤怒、抑郁等，必要时给予适量的镇静药（如安定等）。

7. 饮食调摄

（1）长期营养不良、身体虚弱者应少量规则进食，采用低脂低纤维素饮食，循序渐进增加饮食量。

（2）尝试停用牛奶，或改用豆浆。

（3）不进食生冷、含纤维多的食物，适当补充肠道酶类和促进代谢的物质，调节肠道微生态环境，如维生素B族、乳酶生、胃蛋白酶合剂等。

（4）食疗

①薯蓣干姜粥

原料：干姜10g，山药6g，白糖少量。

制法与用法：将干姜、山药轧细过筛，加水调糊置炉上，用筷子搅动成粥，加少量白糖后服用。

功效：健脾温阳。适宜于脾阳亏虚之便稀者。

②四神补阳粥

原料：补骨脂10g，五味子6g，肉豆蔻2枚，干姜10g，粳米100g，大枣6枚。

制法与用法：取补骨脂、五味子、肉豆蔻（用面麸盖煨去油入药）、干姜，加水适量煎汤取清汁，加粳米、大枣共煮粥，粥熟食之。

功效：温补脾肾。适宜于脾肾亏虚之便稀者。

③山药苡仁粥

原料：糯米30g，山药30g，薏苡仁15g，红糖少许。

制法与用法：取糯米、山药、薏苡仁共煮粥，粥将熟时加红糖少许，稍煮即可服用。

功效：健脾利湿。适宜于脾虚湿盛之便稀者。

④姜糖饮

原料：鲜姜15g或干姜6g，红糖30g。

制法与用法：姜打碎或切细，加入红糖，用开水冲服。

功效：温中祛寒。适宜于腹部受寒或过食生冷而致大便稀溏、臭味不甚、腹痛喜温的寒泻者。

⑤藿香粥

原料：干藿香15g，粳米30g。

制法与用法：藿香研细末，粳米淘净，加水烧至米粒开花时调入藿香末，文火煮成稀粥服食。

功效：健脾化湿。适宜于脾虚湿盛之便稀者。

8. 中医辨证调摄

（1）寒湿型

证候：便稀如水，腹痛肠鸣，脘闷食少，或兼有风寒表证。舌苔白腻，脉濡缓。

治法：解表散寒，芳香化湿。

方药：藿香正气散加减（藿香4g，紫苏叶3g，白芷3g，厚朴3g，大腹皮3g，法半夏4g，陈皮2g，茯苓4g，甘草2g）。

（2）湿热型

证候：腹痛即泻，泻下急迫，势如水注，肛门灼热，口渴，尿短黄。舌苔黄腻，脉濡数。

治法：清热利湿。

方药：葛根芩连汤加减（葛根8g，黄芩4g，黄连3g，金银花5g，茯苓4g，绵茵陈5g，藿香4g，车前子5g，木香2g，火炭母8g，甘草2g）。

（3）伤食型

证候：腹痛肠鸣，泻下粪便臭如败卵，嗳腐酸臭，不思饮食。舌苔厚腻，脉滑。

治法：消食导滞。

方药：保和丸加减（山楂5g，神曲4g，法半夏3g，茯苓5g，陈皮2g，连翘4g，布渣叶5g，麦芽5g，甘草2g）。

（4）肝郁型

证候：便稀发作与情绪有关，脘胁胀闷，嗳气食少，腹痛肠鸣，腹痛即泻，泻后痛减。舌苔薄白，脉弦细。

治法：抑肝扶脾。

方药：痛泻要方加减（白芍5g，白术4g，防风3g，陈皮2g，茯苓4g，柴胡3g，枳壳3g，佛手4g，甘草2g）。

（5）脾虚型

证候：大便时溏时泻，完谷不化，食少脘胀，面色萎黄，肢倦乏力。舌淡，脉细弱。

治法：健脾益胃。

方药：参苓白术散加减（党参6g，白术5g，茯苓4g，山药5g，扁豆4g，陈皮2g，砂仁2g，薏苡仁5g，鸡内金3g，黄芪4g，神曲3g，炙甘草2g）。

（6）肾虚型

证候：黎明之前腹痛，肠鸣腹泻，泻后则安，形寒肢冷，腰腿酸软。舌淡，脉沉细。

治法：温肾健脾，固涩止泻。

方药：四神丸加味（补骨脂4g，吴茱萸3g，肉豆蔻2g，五味子2g，熟附子3g，炮姜3g，党参5g，白术4g，炙甘草2g）。

第六节　食欲不振

食欲不振，是指少儿较长时间对各种食物没有兴趣，不思饮食，或进食量较平时减少，食欲不佳，但持续时间不超过2周。不包括各种疾病（胃肠道疾病、全身系统疾病、因减肥而致的厌食症等）导致的食欲不振。

【判断依据】

1. 以食欲不振为几乎唯一不适感，其他不适感均为继发，如腹胀、乏力、精神疲惫、头晕等。

2. 上述食欲不振情况持续发生但不超过2周。

3. 已引起少儿明显的不适，如学习效率下降、注意力不集中等。

4. 不是任何一种身体疾病或消化系统疾病的一部分。

5. 排除已诊断为厌食症及其他消化系统疾病（如肝炎、肠炎、各种胃炎、胃溃疡）和心脏、肾脏、血液系统疾病等。

【发生原因】

少儿脏腑娇嫩，脾常不足，多种原因均可影响脾胃的正常纳运功能而产生食欲不振。常见的原因有：

1. 饮食不节，喂养不当　家长或保育员缺乏喂养知识，乱投以肥甘厚味，如过食糖类、油炸食物；或滥用滋补之品，损伤脾气，均可引起食欲不振。

2. 先天不足，后天失调　先天不足的少儿肾气不足，脾胃虚弱，若后天再失于精心调摄和护养，脾胃虚怯，则食欲难以增进。

3. 多病久病，损伤脾胃　少儿因消化系统疾病或其他疾病损伤脾气，或耗损胃阴，病愈后未能及时调理，脾运胃纳失健，可致食欲不振。

4. 情绪变化，肝郁伤脾　少儿神气怯弱，易受惊恐；或家长对其要求过高，多加限制；或家长对少儿娇养顺从，少儿稍有不遂则哭闹不已；或保育员管教过严，均可使少儿情志抑郁，肝失条达，气机不畅，横逆犯脾而致食欲不振。

5. 紧张劳累，饮食不规律　少儿生活无规律，或课业负担过重，不能按时进食，或贪吃零食，饮食偏嗜，饥饱无度，导致脾胃损伤而致食欲不振。

【调理原则】

主要是去除影响食欲的因素，合理膳食，健脾和胃，调畅情志（条达肝木），养成良好的生活习惯，改善消化系统功能。应注重干预对象个体体质类型等因素，辨证调理。

【调理方法】

1. 推拿调理　补脾经300次、揉板门3～5分钟、揉外劳宫3～5分钟、推三关100次、运内八卦50次、推四横纹100次、揉中脘3～5分钟、按揉足三里3～5分钟、捏脊3～5次；兼情志不畅加清肝经100次。

或采用腹部按摩，方法是：平躺，以肚脐为中心，用双手从两侧抱住少儿腹部，手指施加力量揉捏腹部，反复做3～5分钟；用手指在肚脐左右和下面，以直径约10cm的圆周为范围做绕圈式按摩，接着揉捏上腹部的左右。最后用手掌以直径20cm的圆周为范围，缓缓按摩整个上腹部，约进行1～2分钟。

2. 保持情绪乐观，避免不良刺激　平时保持少儿精神愉快乐观，进食前更应注意避免不良的精神刺激，不要在饭前批评或教训少儿。良好的情绪、乐观向上的心态能促进胃液的分泌，有助于消化。反之，悲伤忧郁或暴怒往往会导致消化液分泌不足，引起消化不良和吸收功能障碍。

3. 养成良好的生活习惯　合理安排生活作息时间，三餐要有规律，同时注意保暖。

4. 饮食调摄

（1）饮食上注重色、香、味、形和营养巧搭，选购食物要注意不断变换品种。菜肴应当清淡爽口，色泽鲜艳，并可适当选择具有酸味和辛香的食物，以增进食欲。

（2）及时调控膳食结构，注意多食用含锌的食物。动物性食品是锌的主要来源，牛、羊、猪肉含锌丰富，鱼肉及其他海产品中含锌也不少。但注意避免用杂肉或肥肉做原料。可将瘦肉剁碎煲汤或蒸熟，加些葱、姜等调味食用。

（3）避免过多食用对胃黏膜有损伤的食物，如油炸食品、辣椒、芥末、浓茶、浓咖啡、酒及过热、过甜的食物。

（4）不要睡前进食（尤其是饱食），少吃零食，不要多吃太凉的食物。

（5）要养成细嚼慢咽的习惯，以增加唾液分泌，从而有助于消化，增加食欲。

（6）食疗

①山楂杨梅生姜饮

原料：山楂80g，鲜杨梅30g，生姜15g。

制法与用法：先将生姜洗净，切成片，与洗净的山楂、杨梅同放入碗中，加精盐、白糖适量，调拌均匀，浸渍1小时后用沸水浸泡15分钟即可服食。早、中、晚3次分服，同时嚼食山楂、杨梅、生姜。

功效：开胃消食，健脾导滞。适宜于脾虚食滞之食欲不振者。

②山药百合大枣粥

原料：山药90g，百合40g，薏苡仁30g，大枣15枚，粳米适量。

制法与用法：将山药、百合、大枣、薏苡仁及粳米适量共煮粥。每日2次服食。

功效：滋阴养胃，清热润燥。适宜于胃阴亏虚之食欲不振者。

③砂仁羊肉汤

原料：砂仁10g，白胡椒3g，生姜数片，羊肉500g。

制法与用法：将砂仁、白胡椒、生姜及适量羊肉共煮汤，熟后放入适量食盐服食，每周3次。

功效：健脾散寒，温胃理气。适宜于脾胃虚寒之食欲不振者。

④木耳炒肉片

原料：干黑木耳15g，猪瘦肉60g，食盐适量。

制法与用法：将黑木耳干品用温水发好、洗净，猪瘦肉切片放入油锅中炒2分钟，加入发好的黑木耳同炒，再加食盐适量、清汤少许，焖烧5分钟即可服食，每周3次。

功效：补益脾胃，调理中气。适宜于情志不畅所致食欲不振者。

⑤白术卤鸡胗

原料：净鸡胗500g，葱段、姜片各10g，药包1个（内装白术10g、八角2g），料酒10g，精盐3g，味精1g，醋2g，芝麻油10g。

制法与用法：鸡胗洗净，下入沸水锅中焯透捞出。锅内放入清水800g，下入药包、葱段、姜片后烧开，煎煮5分钟左右捞出葱、姜不用，下入鸡胗、料酒烧开，卤煮至鸡胗熟烂捞出，沥去水，切成片，加入精盐、味精、醋、芝麻油拌匀即可食用。

功效：补气健脾，除胀宽中。适宜于食少便溏、脘腹胀满者。

⑥莲子猪肚

原料：猪肚1个，水发莲子40枚，香油、食盐、葱、生姜、蒜各适量。

制法与用法：将猪肚洗净，内装水发莲子（去心），用线缝合，放入锅内，加清水后炖熟透；捞出晾凉，将猪肚切成细丝，同莲子一起放入盘中。将香油、食盐、葱、生姜、蒜等调料与猪肚丝、莲子拌匀即可食用。

功效：健脾益胃，补虚益气。适宜于脾胃虚弱者。

⑦参姜炖猪肚

原料：猪肚1个，人参15g，干姜5g，葱白少许。

制法与用法：将人参、干姜放入洗净的猪肚内，用线缝合。砂锅内加水，将猪肚放入锅内，先用武火烧沸，撇去汤面上的浮沫，再改用文火煮至烂熟，调味食用。每天服1次，连服5天。

功效：温胃散寒。适合脾胃虚寒之食欲不振者。

⑧陈皮木香烧肉

原料：陈皮3g，木香3g，猪瘦肉200g。

制法与用法：先将陈皮、木香焙脆研末备用；在锅内放食油少许，烧热后放入猪肉片炒片刻，放适量清水煮，待熟时放陈皮、木香末及食盐并搅匀，即可食用。

功效：健脾理气宽中。适宜于脾虚气滞之食欲不振者。

⑨红枣橘皮汤

原料：红枣50g，枸杞子50g，橘皮25g，冰糖40g。

制法与用法：将红枣、枸杞子、橘皮洗净待用。水烧开后放入红枣、枸杞子、橘皮，大火煮滚5分钟左右，再改用小火烧至汁浓味香（约半小时），然后加入冰糖，捞出红枣、枸杞子和橘皮即可食用。

功效：健脾益胃，除胀宽中。适宜于脾虚气滞之食欲不振者。

⑩石斛玉竹粥

原料：石斛12g，玉竹10g，大枣5个，粳米50g。

制法与用法：将石斛、玉竹煎汤去渣后，入大枣、粳米煮粥服用。

功效：养阴益胃。适宜于胃阴亏虚之食欲不振者。

5. 中医辨证调摄

（1）饮食停滞证

证候：脘腹饱胀，不欲饮食，伴有嗳气、吞酸，大便臭酸或秘结不通。

舌苔厚腻，脉滑。

治法：消食化滞。

方药：保和丸加减（山楂5g，神曲3g，法半夏3g，茯苓3g，陈皮3g，连翘2g，莱菔子3g）。

（2）肝气犯胃证

证候：不思饮食，精神欠佳，伴有呃逆嗳气，胸胁胀闷或胀痛。舌苔薄白，脉弦。

治法：疏肝和胃。

方药：逍遥散加减（柴胡3g，白芍3g，白术3g，当归3g，茯苓3g，炙甘草2g）。

（3）脾胃湿热证

证候：呕恶厌食，大便溏而不爽，伴有周身疲乏倦怠，小便短黄。舌质红，苔黄白而腻，脉濡数或滑。

治法：清热化湿。

方药：三仁汤加减（杏仁5g，生薏苡仁5g，白蔻仁2g，厚朴2g，半夏5g，竹茹5g，滑石2g，通草2g）。

（4）胃阴不足证

证候：饥不欲食，口渴喜饮，伴有唇红干燥，大便干结，小便短少。舌红苔少，脉细数。

治法：滋阴养胃。

方药：益胃汤加减（沙参3g，麦冬5g，生地5g，玉竹3g）。

（5）脾胃气虚证

证候：不思饮食，食后腹胀，或进食少许即泛泛欲吐，气短懒言，倦怠乏力。舌淡苔白，脉缓弱。

治法：健脾益气。

方药：香砂六君子汤加减（木香3g，砂仁5g，陈皮3g，法半夏3g，党参5g，白术3g，茯苓3g，甘草2g）。

（6）脾胃虚寒证

证候：饮食无味，不知饥饿，脘腹隐痛，喜按喜暖，四肢不温，进食稍多则脘腹闷胀欲呕，神疲体倦，气短懒言。舌淡苔白，脉沉迟。

治法：温中祛寒。

方药：黄芪建中汤加减（黄芪8g，桂枝3g，芍药8g，生姜3g，大枣3枚，炙甘草3g）。

6. 贴脐疗法　白蔻仁、神曲、麦芽、山楂、良姜、陈皮各等份，共压细粉，用凡士林调成膏状备用。每次取莲子大药膏置于一块4.5cm×4.5cm橡皮膏中央，药膏对准脐心贴敷，四周粘牢。每次敷8～12小时，每天1次，10天为1个疗程。

第七节　自　汗

少儿自汗是指不因劳累、炎热、衣着过暖、服用发汗药物等因素而时时汗出、动则益甚的汗出异常症状。

【判断依据】

1. 以自汗为几乎唯一不适感。不因外界环境影响，在头面、颈部或四肢、全身出汗，活动时尤其严重，可伴有乏力、气短、精神疲惫等表现。

2. 在清醒时出汗，睡眠中无汗出现象。

3. 排除某些疾病如甲状腺功能亢进等和外界环境干扰因素引起出汗者。

【发生原因】

1. 少儿脏腑娇嫩，皮毛疏松，腠理不密，纯阳体热。若先天禀赋不足，气血虚弱，或后天失调，脾胃受损，气虚则不能摄津而自汗。

2. 脏腑气血阴阳平衡则津液内守；若气血虚弱，气虚不能敛阴，血虚心失所养，心液失藏，则汗自出矣。

3. 若卫弱营强，阳失密固，阴不内守，津液外泄，则为自汗。

4. 学习紧张或思虑伤脾，致气虚不能摄津。

5. 进食过于辛辣、肥甘厚味之物，痰热内生，迫津外泄。

6. 湿热体质，热盛迫津外出。

7. 情绪不稳定，肝郁化火，热盛迫津外出。

【调理原则】

补中健脾，调和营卫，益气敛汗。

【调理方法】

1. 推拿调理　补脾经300次、补肺经100次、补肾经100次、揉肾顶3

分钟、揉外劳宫 3 分钟、推三关 100 次、捏脊 3～5 次、按揉足三里 3～5 分钟。

2. 生活方式调理 注意劳逸结合，避免过度劳累。多饮水，保持体内正常液体量。注意锻炼身体，增强体质，尤其注意预防感冒。

3. 饮食疗法

(1) 多食补益气血的食物，宜吃鸡、鸭、鱼、蛋、山药、红枣、扁豆、桂圆、豆制品等。不宜吃生冷的瓜菜，少吃凉拌的菜肴。

(2) 以下几款食疗方应温热时食用，切忌冷饮而伤及脾胃。

①浓豆浆饮

原料：豆浆 2 碗。

制法与用法：每次用豆浆 2 碗，将其中一碗放入锅内，煎成豆腐皮状食用；另一碗煮沸后加少量白糖饮用，每天 1 次。

功效：补虚益气。适宜于纳差之自汗者。

②党芪五味炖猪心

原料：党参 3g，黄芪 3g，五味子 2g，猪心 1 个。

制法与用法：将党参、黄芪、五味子、猪心放入碗中，加水适量，隔水炖 1 小时，吃肉饮汤，每 1～2 天吃一次。

功效：补气益血，固表止汗。适宜于气血亏虚之自汗者。

③黄芪鸡汁粥

原料：母鸡 1 只（重约 1000～1500g），黄芪 15g，粳米 100g。

制法与用法：先将母鸡去毛，将内脏剖洗干净，浓煮为鸡汤；将黄芪水煎 2 次取汁，加适量鸡汤及粳米 100g 共煮成粥。早、晚温热服食。

功效：补气升阳，固表止汗。适宜于体虚乏力、自汗者。

④人参莲肉汤

原料：白人参 10g，莲子（去心）10 枚。

制法与用法：莲子洗净，放入小碗，用适量水泡发后加入冰糖 30g 和人参，上锅蒸 1 小时即可食用，连用 3 次。

功效：补气益脾。适宜于脾虚消瘦、疲倦、自汗者。

⑤西洋参冬瓜野鸭汤

原料：西洋参 10g，冬瓜（连皮）300g，野鸭 500g，石斛 50g，荷梗（鲜）60g，生姜、红枣适量。

制法与用法：将野鸭杀后去内脏，切块；西洋参略洗，切薄片；冬瓜、石斛、荷梗、生姜、红枣洗净。把全部用料放入锅内，武火煮沸后文火煲2小时，调味即可，饮汤吃野鸭肉。

功效：清暑益气。适宜于口渴心烦、体倦乏力、自汗较多者。

4. 中成药调理

（1）生脉饮口服液，每次服3mL，每日3次。

（2）补中益气丸，每次服3g，每日3次。

5. 贴敷疗法

（1）郁金30g，五倍子9g，研成细末。每次取5g细末，用适量蜂蜜调成两块药饼，置于两乳头上，外用纱布覆盖，胶布固定，每日1次。

（2）取五倍子100g晒干，研为细粉。取适量用凉开水调成糊状，敷于神阙穴（肚脐眼），外用塑料薄膜密封后胶布固定，每日用热水袋外敷2次，隔日换药1次。

6. 中医辨证调摄

（1）肺卫不固证

证候：汗出恶风，稍劳汗出尤甚，或表现为半身、某一局部出汗，易于感冒，体倦乏力，周身酸痛，面色苍白少华。舌苔薄白，脉细弱。

治法：益气固表。

方药：玉屏风散加减（生黄芪5g，白术3g，防风2g，桂枝1g，白芍3g，大枣5枚，炙甘草1g）。

（2）心血不足证

证候：自汗，心悸少寐，神疲气短，面色不华。舌质淡，脉细。

治法：益气生血，健脾养心。

方药：归脾汤加减（党参3g，白术3g，黄芪5g，甘草1g，茯苓2g，远志2g，龙眼肉2g，当归3g，大枣5枚）。

（3）阴虚火旺证

证候：夜间清醒时自汗，五心烦热，或兼午后潮热，两颧色红，口渴。舌红少苔，脉细。

治法：滋阴清热，固表止汗。

方药：当归六黄汤加减（当归2g，生地黄2g，熟地黄2g，黄芩2g，黄柏2g，黄连2g，黄芪4g）。

（4）邪热郁蒸证

证候：蒸蒸汗出，汗液易使衣服黄染，汗黄而黏，面赤烘热，烦躁，口苦，小便色黄。舌苔薄，脉弦数。

治法：清肝泄热，化湿和营。

方药：龙胆泻肝汤加减（龙胆草 2g，黄芩 1g，泽泻 2g，车前子 2g，当归 2g，生地黄 5g，炒麦芽 5g，生甘草 1g）。

第八节　盗　汗

少儿盗汗是指睡着时出汗、醒来后汗止的汗出异常现象。少儿亚健康状态的盗汗不包括某些疾病如结核病、佝偻病等所导致的盗汗。

【判断依据】

1. 以盗汗为几乎唯一不适感。多在入睡已深，或在清晨 5 时许，或在醒觉前 2 小时汗液溢出，汗出量较少，仅在醒后觉得全身或身体某些部位稍有汗湿，睡醒后则再无汗液泄出。

2. 一般无不舒适的感觉，也可伴口干咽燥、头晕、乏力、五心烦热、大便干燥。

3. 上述情况每周发生不超过 4 次，并持续 2 周以上。

4. 排除结核病、佝偻病等疾病；或 7、8、9 月高温季节之盗汗；或时时汗出、动则益甚的自汗。

【发生原因】

1. 少儿为纯阳之体，阴常不足，阳热易亢，阴津耗伤，心阴不足，虚火内生，迫汗外泄而盗汗。

2. 卫强营弱，阳气郁蒸于肌表，内迫营阴，津液外越而为盗汗。

3. 少儿素体阴虚，或热病后伤阴，郁热未尽，或肾阴虚损，虚火内扰则盗汗出。

【调理原则】

注意调节少儿居住环境的温度和湿度，保持少儿情绪快乐，适当进补滋之品。针对个体体质辨证施治。

【调理方法】

1. 推拿调理　补脾经300次、补肺经100次、补肾经100次、揉肾顶3分钟、揉二马3分钟、揉肾俞3分钟、分推手阴阳30次、推三关100次、捏脊3～5次、按揉足三里3～5分钟。

2. 生活方式调摄

（1）加强必要的体育锻炼，养成有规律的生活习惯，注意劳逸结合。

（2）多饮水，保持体内的正常液体量。

（3）在条件允许时，适当调节一下居住环境的温度与湿度，温度宜在24℃左右，湿度宜在50%左右。阴虚血热者的居住环境应再稍偏凉一些。

（4）被褥、铺板、睡衣等应经常拆洗或晾晒，以保持干燥，并应经常洗澡，以减少汗液对皮肤的刺激。

（5）长期卧床者，家属应特别注意加强护理，避免发生褥疮。还要注意观察盗汗者的面色、神志、出汗量大小，如有特殊改变要及时处理。

3. 饮食调摄

（1）多食一些育阴清热的食物，如淡水鱼、甲鱼、乌龟、猪肝、白木耳、菠菜、白菜等。

（2）不宜吃辛辣的食品。

（3）食疗

①泥鳅汤

原料：泥鳅120g。

制法与用法：热水洗去泥鳅的黏液，剖腹去除肠脏，用油煎至金黄色，加水2碗煮至半碗，放入精盐少许调味。小儿分次饮汤，不吃泥鳅，连服3～5天。

功效：补气益阴。适宜于一般盗汗者。

②花旗参绿豆煲水鸭

原料：花旗参3g，绿豆10g，百合5g，水鸭1只。

制法与用法：加水适量煲汤，武火煎开后文火再煲1小时左右，调味食用。

功效：益气养阴。适宜于气虚乏力的盗汗者。

③红枣乌梅汤

原料：红枣15枚，乌梅10枚。

制法与用法：取红枣、乌梅水煎服，每天1次，连服10天。

功效：益气敛阴止汗。适宜于气虚之盗汗多者。

④银耳红枣汤

原料：银耳30g，红枣20g，冰糖适量。

制法与用法：先将银耳用温水泡发，除去蒂头，洗净后撕成小块。红枣洗净撕开。共入锅内加水适量，用小火慢煨至银耳、红枣烂熟，放入冰糖溶化调匀，即可出锅食用，每剂分6次食完。

功效：滋阴补血。适宜于伴心悸、头晕之盗汗者。

⑤百合红枣莲子汤

原料：百合5g，红枣5枚，莲子10g，红糖适量。

制法与用法：将莲子用水泡后剥皮，百合洗净，与红枣同放入锅内，加两大碗水，小火炖1小时，加红糖调味后食用。

功效：益气养阴，宁心安神。适宜于伴心悸、头晕之盗汗者。

4. 中成药调理

（1）六味地黄丸，每次服3粒（2g），每日3次。

（2）大补阴丸，每次服3g，每日3次。

5. 单方验方调理

（1）西洋参6g，泡水代茶，徐徐饮之。

（2）浮小麦30g，炒熟，用水煎服，每日2次。

6. 脐疗

（1）五砂散：五倍子5份，辰砂1份。共研细末，贮瓶备用。用时取药散0.5～1g，用温水调成糊状，于临睡前敷于肚脐，外以纱布覆盖，胶布固定。翌日晨起时取下，如无效可重复使用，一般连用3天即可奏效。

（2）止汗敷剂：五倍子、赤石脂、没食子、煅龙骨、煅牡蛎各20g，辰砂1g。共研细末，贮瓶备用。于临睡前取药粉1g，用凉开水、食醋各半调匀，敷入脐中，纱布覆盖，胶布固定，翌晨去掉。每日1次，3～5天为1个疗程，具有较强的敛汗功能。

7. 中医辨证调摄

（1）心血虚证

证候：夜间盗汗，时时发作，伴有心悸，面色无华，唇甲色淡。舌淡红，脉细弱。

治法：补血养心，益气固表。

方药：归脾汤加减（党参5g，白术3g，黄芪5g，知母1g，茯苓5g，远志3g，酸枣仁3g，龙眼肉3g，当归5g，大枣5枚）。

（2）阴虚火旺证

证候：夜间盗汗，时时发作，伴有心烦身热，口渴咽干，唇红或潮热。舌质红苔薄白，脉细数。

治法：滋阴降火。

方药：当归六黄汤（当归2g，生地黄2g，熟地黄2g，黄芩2g，黄柏2g，黄连2g，黄芪4g）。

（3）气阴亏虚证

证候：夜间盗汗，潮热，五心烦热，肢体倦怠，气短口渴。舌红瘦小，少苔，脉微弱。

治法：益气生津，敛阴止汗。

方药：生脉散（人参3g，麦门冬3g，五味子2g）。

第九节　易感冒

易感冒是指少儿体质虚弱，卫表不固，易患感冒的一种亚健康状态。少儿往往抗病能力弱，不能耐受风寒暑热之邪，易受外邪侵入，稍有不慎即可感冒。

【判断依据】

以易感冒为主要不适。常常每月至少感冒一次，少儿往往有自汗，或动则汗出，或体力明显缺乏，稍有活动后就感觉疲劳不适，或伴有胃口欠佳、大便偏稀。

【发生原因】

1. 先天不足，后天失养。如孕育时父母体质虚弱，胎气不足；出生后喂养不当，偏食或厌食。

2. 病后气血亏虚，未能及时调理或调理不当。

【调理原则】

培补元气，益气健脾，固表和卫。

【调理方法】

1. 推拿调理 补脾经300次、补肺经100次、补肾经100次、揉外劳宫3分钟、推三关100次、揉板门3~5分钟、摩腹3~5分钟、捏脊3~5次、揉足三里3~5分钟。

2. 饮食调理

（1）平时多食用具有健脾益气作用的食物，如小米、山药、香菇、鸡肉等。

（2）食疗

①黄芪蒸鸡

原料：嫩母鸡1只（1000g左右），黄芪30g，精盐1.5g，绍酒15g，葱、生姜各10g，清汤500g，胡椒粉2g。

制法与用法：母鸡宰杀后去毛，剖开去内脏，剁去爪，洗净。先入沸水锅内焯至鸡皮伸展，再捞出用清水冲洗，沥干水待用。黄芪用清水冲洗干净，趁湿润斜切成2mm厚的长片，塞入鸡腹内。葱洗净后切成段，生姜洗净去皮，切成片。把鸡放入砂锅内，加入葱、姜、绍酒、清汤、精盐，用湿棉纸封口。上蒸笼用武火蒸，水沸后蒸1.5~2小时，至鸡肉熟烂。出笼后去黄芪，再加入胡椒粉调味，空腹食之。

功效：益气升阳，养血补虚。适用于脾虚食少，倦怠乏力，气虚自汗，易患感冒等。

②黄芪猴头汤

原料：猴头菌150g，黄芪30g，嫩母鸡250g，生姜15g，葱白20g，食盐5g，胡椒面3g，绍酒10g，小白菜心100g，清汤750g。

制法与用法：猴头菌经冲洗后放入盆内，用温水泡发，约30分钟后捞出，削去底部的木质部分，再洗净切成约2mm厚的大片。发菌用的水用纱布过滤后留存待用。嫩母鸡宰杀后洗净，切成条块。黄芪用热湿毛巾揩抹净，切成马耳形薄片。葱白切为细节，生姜切为丝，小白菜心用清水洗净待用。锅烧热下入猪油，投进黄芪、生姜、葱白、鸡块，共煸炒后放入食盐、绍酒及发猴头菌的水、少量清汤，用武火烧沸后改用文火再煮约1小时，然后下猴头菌再煮半小时，撒入胡椒面和匀。先捞出鸡块放置碗底，再捞出猴头菌盖于鸡肉上；汤中下入小白菜心，略煮片刻，将菜心舀出置碗内即成，作菜食用。

功效：益气健脾，补益虚损。适用于脾胃虚弱之食少乏力、气虚自汗、易患感冒者。

第十节 肥胖症倾向

肥胖症倾向以体重超过标准体重（理想体重）的10%又不到20%为特征。当人体进食热量多于消耗量，多余的物质就转化为脂肪储存于体内，使体重增加，这是人体内脂肪积聚过多的一种表现。

【判断依据】

1. 肥胖症或肥胖症倾向的定义是人为的，目前多以标准体重（理想体重）和体重指数为依据。标准体重（理想体重）一般按下列简易公式计算：男性标准体重（理想体重）（kg）=身高（cm）-105；女性标准体重（kg）=身高（cm）-110；或身高（cm）减100后再乘以0.9（男性）或0.85（女性）。体重指数（body mass index，BMI）=体重（kg）/身高的平方（m2）。体重超过标准体重（理想体重）的20%或BMI>24（国外男性以27、女性以25为高限）可诊断为肥胖症。体重超过标准体重（理想体重）10%又不到20%或体重指数（BMI）超过17但不到18的少儿，则诊断为少儿肥胖症倾向亚健康状态。

2. 肥胖症倾向的少儿多无症状，或可有多食、腹胀、便秘、神疲乏力、喜静恶动、肢体困倦、腹满气短等。

【发生原因】

1. 外感湿邪，入里内蕴于脾，复因脾虚，湿自内生，内外结合，化为痰浊，壅于皮肤。

2. 饮食不节，恣食肥甘厚味，肥甘损伤脾气，脾弱胃强，胃强则消谷善饥而饮食过多，脾虚则内湿不运，日久则湿脂外壅。

3. 先天禀赋不足，脾肾两虚，水湿不运，内停化痰，壅滞于中；或因先天遗传的影响，父母肥胖者，子女亦多有肥胖症之倾向。

4. 素体阴虚，或热病后耗伤阴津，肝阴不足、肝失所养则肝阳上亢，灼津为痰，壅于肌肤。

5. 平素不喜欢体育运动或体力活动。

【调理原则】

改变不合理的生活方式，采取科学的饮食疗法是预防和治疗肥胖症倾向的基本措施。调理原则为健脾益气，温阳化湿，消导利水，除湿化痰。

【调理方法】

1. 推拿调理 补脾经300次、补肺经100次、补肾经100次、揉外劳宫3分钟、推三关100次、揉板门5分钟、运内八卦50次、揉脾俞3~5分钟、揉肾俞3~5分钟、按揉足三里3~5分钟。

2. 生活方式调理

（1）养成良好的生活习惯：保证睡眠时间，不宜久坐或久卧，特别是三餐饭后。早睡早起，勿贪睡，保持一个相对稳定的生物钟。保持大便通畅，养成规律的大便习惯。戒掉懒惰的坏习惯，勤动手，勤走路，在每天上下学的路途中尽量徒步快行，上下楼尽量少用电梯。

（2）加强体育锻炼：增加运动量，促进食物消化和热量消耗，配合饮食调理，达到热量输出大于输入之负平衡，以减少体内储存的脂肪，达到控制体重的目的。运动量应该从小到大，循序渐进，并要持之以恒。具体方法有：①步行减肥：抬头、挺胸、直膝、大步走或快步走，双手在身体两侧自然地大幅度摆动。建议每人每天步行应在1小时左右，以清晨或晚餐后1小时为佳。②跑步减肥：跑步时要自然跑动，在平坦的道路上进行，注意调整呼吸，全身肌肉要放松，步速要缓慢、均匀，时间要维持在20分钟以上。③跳绳减肥：运动量可以自由调节，运动时间每次应在30分钟以上，脉搏保持在120~150次/分。④游泳减肥：一般游30~45分钟，饭后1小时进行为宜。⑤仰卧起坐、健身操、跳迪斯科等。

3. 饮食调理

（1）限制零食，规律用餐：早餐吃好，午餐稍饱，晚餐吃少，不要吃夜宵。所食脂肪选不饱和脂肪酸为主和胆固醇含量低的，忌用猪油、牛油、肥肉等。减少食盐的摄入，以减轻心脏负担和减少肥胖者常伴有的水钠潴留。饮食以清淡为主，不宜吃甜、咸、辛、酸等刺激食欲之品。一日三餐要定时定量，不能随意增加或减少进餐次数，不要为节食而减少三餐中的任何一餐，也不能将三餐的食物量并为一餐吃，咀嚼的速度要慢。

（2）合理的饮食结构：控制饮食应遵循低盐、低糖、低脂肪的饮食原则。①限钠。减少盐的摄入能减少肥胖，每天适宜的食盐摄入量应在3g以下。

②限制总热量。肥胖症前期者每天食入热量宜为7942～8360国际单位/天（1900～2000卡路里），摄入低脂肪、低热量（低卡路里）、高蛋白的食物为宜。

③下列食物应控制摄入：

高糖食物：白糖、冰糖、水果糖、巧克力糖、甜点心等。

高脂肪食物：肥肉、猪油、牛油、花生油、菜油、芝麻油等。

高胆固醇食物：动物脑髓、动物内脏、蛋黄、蟹黄等。

高淀粉食物：番薯、马铃薯、粉皮、凉粉、凉皮、菱角等。

其他：各种酒类、含糖高的水果、蛋糕、油炸食品等。

（3）食疗

①山药白萝卜粥

原料：山药20g，白萝卜50g，大米100g。

制法与用法：将山药浸泡一夜，切3cm见方的薄片；白萝卜去皮，切3cm见方的薄片；大米淘洗干净。将大米、白萝卜、山药同放锅内，加清水800mL，置武火上煮沸，再用文火煮35分钟即可。

功效：消积，健脾，减肥。适宜于肥胖兼见脾虚者。

②薏苡仁煮冬瓜

原料：薏苡仁20g，冬瓜300g，姜5g，葱10g，盐4g，味精3g。

制法与用法：将薏苡仁淘洗干净，冬瓜洗净，切2cm宽、4cm长的片；姜切片，葱切段。将薏苡仁、冬瓜、姜、葱同放炖锅内，加水1200mL，置武火上烧沸，再用文火炖煮35分钟，加入盐、味精即成。

功效：利尿，消肿，减肥。适宜于肥胖兼见脾虚者。

③赤小豆炖仔鸭

原料：赤小豆50g，仔鸭1只，料酒10g，盐4g，味精3g，姜9g，葱8g，胡椒粉3g。

制法与用法：将赤小豆洗净；鸭宰杀后去毛、内脏及爪；姜拍松，葱切段。将仔鸭、赤小豆、姜、葱、料酒同放炖锅内，加水3000mL，置武火上烧沸，再用文火炖煮35分钟，调味后即成。

功效：利尿消肿，减肥美容。适宜于轻度肥胖者。

④赤小豆冬瓜鲤鱼汤

原料：赤小豆50g，冬瓜100g，鲤鱼1尾（500g），料酒10g，盐5g，味精3g，姜5g，葱10g，胡椒粉3g。

制法与用法：将赤小豆洗净后浸泡一夜；冬瓜洗净，切3cm见方的块；鲤鱼宰杀后去鳃、内脏、鳞；姜切片，葱切段。将炒锅置武火上烧热，下入素油，烧六成热时下入姜、葱爆香，下入鲤鱼略炸后，加入冬瓜、赤小豆、料酒及清水1800mL，武火上烧沸，再用文火炖煮35分钟，加入盐、味精、胡椒粉即成。

功效：利水，消肿，减肥。适宜于轻度肥胖者。

⑤鸡丝冬瓜汤

原料：鸡脯肉200g（切丝），冬瓜片200g，党参3g。

制法与用法：上述原料入锅，加水1000mL，以小火炖熟，调少量盐、黄酒、味精即可。

功效：健脾行气，祛湿化痰。适宜于少儿肥胖症倾向兼见脾虚湿盛者。

⑥降脂饮

原料：枸杞子10g，首乌15g，草决明15g，山楂15g，丹参20g。

制法与用法：上药文火水煎，取汁约2000mL，储于保温瓶中，作茶频饮。

功效：活血散瘀，顺气利水。适宜于少儿肥胖症倾向兼见气滞血瘀者。

⑦雪梨兔肉羹

原料：兔肉250g，雪梨400g，车前叶15g。

制法与用法：雪梨榨汁，车前叶煎取汁100mL，兔肉煮熟后加梨汁、车前药汁及琼脂同煮，成羹后入冰箱，吃时装盘淋汁即可。

功效：清泻胃火。适宜于少儿肥胖症倾向兼见胃火偏盛者。

4. 针灸调理 可选用体针、耳穴毫针、耳体穴结合针、耳穴埋针、耳穴压籽、梅花针等。推荐用耳穴压籽法，该法简便易行、安全无痛、副作用少，尤其适于肥胖症前期。

将油菜籽或小米、绿豆、白芥子、莱菔子、王不留行籽等适量，用沸水烫洗后晒干，贴附在小方块的胶布上，然后贴敷于消毒过的耳穴上，按压紧密。可于每天进餐前半小时自行按压2～3分钟，以局部有酸痛感为度，保留3～5天。每次贴压一侧耳，两耳交替轮换，2周为1个疗程，两个疗程间间隔3日。一般2～4个疗程即显效。耳穴压籽法常选以下穴位：内分泌、神门、饥点、渴点、脾、胃、大肠、三焦区等。每次选取3～5穴，不必过多。

5. 中医辨证治疗

（1）胃热滞脾证

证候：多食善饥，形体微胖，脘腹胀满，口苦口干，大便干。舌红苔黄腻，脉滑。

治法：清胃泻火，佐以消导。

方药：小承气汤合保和丸加减（大黄2g，枳实3g，厚朴2g，山楂5g，神曲3g，莱菔子3g，半夏2g，陈皮3g，茯苓3g，炒麦芽5g）。

（2）脾虚湿阻证

证候：微胖浮肿，神疲乏力，肢体困重，小便不利，便溏或便秘。舌淡苔白腻，脉濡细。

治法：健脾益气，渗水利湿。

方药：参苓白术散加减（党参5g，白扁豆3g，茯苓5g，炒白术3g，砂仁2g，莲肉3g，黄芪5g，山药5g，薏苡仁5g，甘草2g）。

（3）痰浊中阻证

证候：素体微胖，喜食肥甘，头身困重，脘腹胀满，口黏涎多，神疲嗜卧。苔白腻，脉滑。

治法：祛痰化浊，理气消胀。

方药：导痰汤加减（半夏3g，南星2g，枳实3g，橘红3g，茯苓3g，甘草2g，陈皮3g）。

（4）肝郁气滞证

证候：形体微胖，胁肋胀痛，烦躁易怒。舌淡苔薄，脉弦。

治法：疏肝理气，健脾消胀。

方药：逍遥散加减（柴胡3g，当归3g，薄荷2g，茯苓3g，白术3g，炒麦芽5g，生甘草2g）。

第十一节　营养不良倾向

少儿营养不良倾向以体重低于标准体重的10%～20%为标准。一般体检无明显的异常，机体测量指标和生化指标接近正常值，不影响免疫力和创伤愈合，仅表现为体力下降，并可伴有某些维生素和矿物质缺乏的表现。

【判断依据】

少儿体重低于标准体重的10%～20%。可无症状，也可有体重不增或下降，生长发育减慢，食欲不振，大便稀溏，偏瘦，全身乏力，皮下脂肪减少等症状。

【发生原因】

先天禀赋不足，肾脏亏虚，后天失于调养，脾胃虚弱，吸收消化不良；或饮食结构不合理，品种单调，不能激发少儿的饮食欲望。

【调理原则】

滋补肾精，健脾和胃。

【调理方法】

1. 推拿调理 补脾经300次、补肾经100次、揉板门5分钟、运内八卦50次、揉中脘5分钟、揉脾俞3～5分钟、揉胃俞3～5分钟、按揉足三里3～5分钟、捏脊3～5次。

2. 生活方式调理 合理安排学习、生活等作息时间，坚持户外活动，保证充足睡眠，适当休息，避免劳累，保持心情舒畅，避免精神情绪的紧张。

3. 加强护理 居住环境宜保持安静、舒适、空气清新。保持皮肤、五官清洁卫生。

4. 饮食调理

（1）根据营养不良倾向者消化功能及对食物的耐受能力等合理安排饮食。不宜操之过急，应由少到多，由流质到稀稠到固体食物，不宜强迫，以免厌食或呕吐。

（2）婴幼儿营养不良倾向者所需的热能和蛋白质一般应大于同年龄和同身长的正常儿，以便赶上正常生长水平的需要。

（3）食物应选择容易消化吸收、高热能及高蛋白质的食物，可给以蛋类、鱼、瘦肉、豆制品等。给予足够的维生素和矿物质，必要时可加服各种维生素制剂。

（4）改善膳食，早餐吃好，中餐吃饱，晚餐略少。戒绝偏食挑食、吃零食的不良习惯。

（5）食疗

①扶中汤

原料：炒白术、生山药、龙眼肉各10g。

制法与用法：上三味用水煮成汤，去药渣，代茶饮服，每日适量。

功效：益气养血，健脾补中。适宜于脾虚气弱而身体偏瘦、面色少华、精神不振、纳谷不香之营养不良倾向者。

②归参鳝鱼汤

原料：鳝鱼500g，当归15g，党参15g。

制法与用法：将鳝鱼宰杀后去头、骨、内脏，洗净切成丝，当归、党参装入纱布袋内备用，加清水适量，用武火烧沸后撇去浮沫，加黄酒，转用文火煮熬1小时。捞出纱布药袋，加盐、味精即成。吃鱼喝汤，分餐食用。

功效：补益气血。适宜于气血虚亏而体弱疲倦、气短乏力、面黄偏瘦之营养不良倾向者。

③黄芪蒸鹌鹑

原料：黄芪10g，鹌鹑2只。

制法与用法：将鹌鹑杀后去毛，剖腹去内脏，洗净，入沸水中焯约1分钟，捞出待用。将黄芪用湿布擦净，切成薄片，分两份放入鹌鹑腹中。再把鹌鹑放在蒸碗内，加鲜汤、姜片、葱段，用湿绵纸封住碗口，入笼内，置旺火上蒸至熟透取出，加味精、食盐、胡椒粉调味，再把鹌鹑翻在汤碗内，灌入原汁即成，食肉喝原汤汁。

功效：健脾益肾，消积化滞。适宜于脾肾亏虚、气血不足而饮食不消、身体偏瘦、面色淡黄、毛发稀枯、烦躁不安之营养不良倾向者。

④当归羊肉羹

原料：羊肉500g，黄芪、党参、当归、生姜各25g。

制法与用法：羊肉洗净，切成小块。黄芪、党参、当归包在纱布里，用线捆扎好，共放在砂锅里，加水适量，以小火煨煮至羊肉将烂时放入生姜片、食盐，待羊肉熟烂即可。分顿随量喝汤吃肉。

功效：补益气血，强壮身体。适宜于气血虚弱而疲倦乏力、面黄偏瘦、多汗、纳少之营养不良倾向者。

⑤北芪鲈鱼汤

原料：北黄芪50g，鲈鱼500g。

制法与用法：鲈鱼去鳞、鳃及肠杂，洗净。黄芪切片装入纱布袋内，扎紧袋口，与鲈鱼一起放入锅内，加葱、姜、醋、盐、黄酒、清水，用武火烧沸后转用文火炖至熟。

功效：补中益气，健胃生肌。适宜于脾气虚弱而面色淡黄、精神不振、纳呆、便溏之营养不良倾向者。

5. 针刺调理 刺四缝，每日或隔日1次，5日为1个疗程。

6. 外敷法 桃仁、杏仁、生山栀各等份，将上述药晒干研末，加冰片、樟脑少许，储藏备用。取药末15～20g，用鸡蛋清调拌成干湿适宜的糊状，敷于双侧内关穴，然后用纱布包扎，不宜太紧，24小时后取之。

7. 拔罐法 背部选大椎、脾俞、胃俞，腹部选气海，下肢部选百虫窝、足三里、隐白，进行拔罐。

8. 中医辨证调摄

证候：面黄偏瘦，毛发少泽，纳差，厌食，腹胀，大便干稀不调或能食易饥，大便量多，内夹不消化物，性情烦躁，夜寐不宁，磨牙，多汗。舌质淡，苔薄白或微黄，脉缓，指纹淡。

治法：健脾和胃，佐以消食导滞。

方药：参苓白术散加减（党参5g，白扁豆3g，茯苓5g，炒白术3g，砂仁2g，莲肉3g，黄芪5g，薏苡仁3g，炒麦芽5g）。

第十二节　夜眠不安

新生儿每天需要睡眠20小时，到1周岁仍要14～15小时，足够的睡眠是少儿健康的重要保证。夜眠不安是指少儿经常夜间入睡后易醒，时哭时止，或睡眠不实，醒后常可再入睡，或时睡时醒，但白天能安静睡眠的一种亚健康状态。持续时间在2周以上。

【判断依据】

1. 以夜眠不安为几乎唯一不适感。入睡正常，但入睡后易醒，时有哭闹。
2. 饮食正常，大、小便正常，少儿白天睡眠情况良好。
3. 大龄少儿可有晨起后疲乏，全身不适，白天困倦，学习或精神活动效率下降。
4. 上述情况发生持续2周以上。
5. 排除各种疾病或饥饿、尿布潮湿、衣着过冷过热等引起的夜眠不安。

【发生原因】

1. 睡眠环境不良或突然改变。初生儿由羊水包裹的胎内环境转化为襁褓之中的胎外环境，又因脏腑幼嫩，阴阳二气稚弱，调节及适应能力差，故而夜眠不安；或迁居异处，睡眠环境突然改变，亦可导致夜眠不安。

2. 胎禀脏气失和，喂养调护失宜。由于先天禀赋有偏，后天调护不当，导致脾寒、心热，或脾虚伤食，心肾两虚，阳浮于上，皆可导致夜眠不安。

3. 不良生活习惯，不规律的作息时间，学习紧张，课业负担过重，睡眠时间不固定，或遭遇重大事件，产生心理、精神压力。

【调理原则】

调心，清热，安神，交通心肾。

【调理方法】

1. 推拿调理 补脾经300次、补肾经300次、清心经100次、清肝经100次、捣揉小天心3～5分钟、按揉百会3～5分钟。

2. 生活方式调理 养成良好的生活习惯，按时作息，进行规律运动。改善睡眠环境。家长不要在睡眠前教训少儿。

3. 饮食调摄

（1）饮食定时定量，营养全面均衡。

（2）食疗

①夜交藤丹参蜜饮

原料：夜交藤30g，丹参30g，蜂蜜15g。

制法与用法：将夜交藤、丹参切段，晒干，入锅，加水适量，煎煮30分钟，去渣取汁，待滤汁转温后调入蜂蜜即成，每晚临睡前顿服。

功效：宁心安神。适宜于夜眠不安兼有心慌者。

②茯神牛奶饮

原料：茯神粉10g，鲜牛奶200g。

制法与用法：将茯神粉用少量凉开水化开，再将煮沸的鲜牛奶冲入即成，早、晚分服。

功效：宁心安神，补充钙质。适宜于夜眠不安兼有缺钙者。

③鲜花生叶茶

原料：鲜花生叶600g。

制法与用法：将花生叶洗净，晒干，揉碎成粗末。每次取5g，放入茶杯中，加入沸水冲泡，代茶频频饮用。

功效：安神催眠。适宜于各种夜眠不安者。

④柏子仁合欢茶

原料：柏子仁15g，合欢花6g。

制法与用法：将柏子仁、合欢花放入茶杯中，用沸水冲泡，加盖焖10分钟，代茶频频饮用。

功效：安神催眠。适宜于各种失眠者。

⑤灵芝远志茶

原料：灵芝10g，炙远志5g。

制法与用法：将灵芝、炙远志洗净切成薄片，放入茶杯中，用沸水冲泡，加盖焖30分钟，代茶频频饮用。

功效：益气养血，宁心安神。适宜于夜眠不安兼有心慌乏力者。

⑥茯苓枣仁粥

原料：茯苓20g，枣仁10g，粳米100g，白糖20g。

制法与用法：将茯苓烘干，研成细末；枣仁去小壳，研末备用。粳米淘净，与茯苓粉、枣仁末同入锅中，以小火煮成稠粥，粥将成时兑入白糖即成，早、晚分食。

功效：宁心安神，健脾催眠。适宜于心脾两虚之夜眠不安者。

⑦瘦肉莲子羹

原料：猪瘦肉片250g，莲子肉50g。

制法与用法：加水炖至熟，调味服食。

功效：养心健脾。适宜于夜眠不安伴见气短乏力者。

⑧甘麦大枣汤

原料：浮小麦30g，大枣10g，炙甘草5g。

制法与用法：将以上三味药同入锅中，加水适量，煮成稠汤，早、晚分服。

功效：补养心气，宁心安神。适宜于各种夜眠不安者。

⑨百合绿豆乳

原料：百合、绿豆各50g，冰糖、牛奶少量。

制法与用法：将百合、绿豆、冰糖共煮熟烂后，加少量牛奶即成，早、晚分服。

功效：清心除烦，镇静催眠。适宜于夜眠不安兼有心火亢盛者。

⑩灯心竹叶汤

原料：灯心5g，竹叶3g。

制法与用法：水煎取汁，代水饮用。

功效：清心，除烦，安神。适用于小儿夜眠不安。

4. 中医辨证调摄

（1）心脾两虚型

证候：多梦易醒，心慌健忘，饮食无味，面色无华，疲倦乏力。

治法：补益心脾。

方药：归脾汤（白术3g，茯神3g，黄芪4g，龙眼肉3g，酸枣仁4g，人参2g，远志2g，炙甘草1g）。

（2）阴虚火旺型

证候：心烦失眠，头晕耳鸣，口干，手心或脚心热，或有腰酸梦遗，心慌健忘。

治法：补心安神。

方药：黄连阿胶汤（黄连3g，阿胶3g，黄芩2g，白芍2g，鸡子黄1枚）。

（3）心虚胆怯型

证候：心慌多梦，噩梦较多，易惊醒。

治法：益气镇静，安神定志。

方药：安神定志丸（茯苓10g，茯神10g，人参10g，远志10g，石菖蒲5g，龙齿5g）。

（4）脾胃不和型

证候：失眠多梦，脘闷打嗝，腹中不舒，或大便不通，腹痛。

治法：消导和胃，清热化痰。

方药：保和丸（山楂6g，神曲2g，半夏2g，茯苓3g，陈皮2g，连翘2g，莱菔子3g，炒麦芽10g）。

第十三节　糖尿病倾向

糖尿病是一组由遗传和环境因素相互作用而引起的临床综合征。随着经济发展和生活方式的改变，糖尿病的患病率正在逐渐上升。糖尿病的病因与遗传和环境密切相关。少儿糖尿病倾向是指父母患有糖尿病或生长在有糖尿病高患病率的家族成员的家庭中，或胰岛细胞自身抗体阳性者，其具有以后发生糖尿病的高度危险性。

【判断依据】

1. 少儿父母已明确诊断为糖尿病或糖耐量异常。

2. 少儿父母家族中近亲属有已明确诊断的糖尿病患者。

3. 少儿平素喜食肥甘厚味，特别是喜欢摄入含糖量高的饮食。

4. 少儿身体偏胖，超过标准体重（理想体重）20%以上。

5. 化验空腹血糖或餐后2小时血糖虽然在正常值范围内，但往往偏向高限。

【发生原因】

1. 遗传因素 父母患有糖尿病或生长在有糖尿病高患病率的家族成员的家庭中。

2. 生活因素 精神紧张，课业负担重，思想压力大，睡眠时间不足，体力活动减少，身体偏胖。

3. 饮食结构因素 高盐、高脂肪饮食或喜欢进食高糖含量的糕点类食物。

【调理原则】

1. 除遗传因素为不可改变外，应特别注意生活方式及饮食结构的调整，强调生活方式的改变。生活方式的干预或可使糖尿病的危险率降低30%～58%，并可完全纠正糖尿病倾向。

2. 益气健脾，疏肝理气，滋补肝肾，平衡阴阳。

【调理方法】

1. 推拿调理 补脾经300次、补肾经300次、清天河水100次、补肺经300次，分别按揉足三里、涌泉、三阴交、肝俞（背部第9胸椎棘突下，旁开1.5寸）、胆俞（背部第10胸椎棘突下，旁开1.5寸）、肾俞（背部第2腰椎棘突下，旁开1.5寸）、脾俞（背部第11胸椎棘突下，旁开1.5寸）、胃俞（背部第12胸椎棘突下，旁开1.5寸）、三焦俞（背部第1腰椎棘突下，旁开1.5寸）等穴1～3分钟。

2. 定期体检 定期抽静脉血化验血糖和糖化血红蛋白，特别是餐后2小时血糖。定期检测胰岛功能。

3. 强化生活方式干预 保持充足的睡眠，讲究卫生。合理运动，运动原则因人而异，量力而为，循序渐进，持之以恒。长期规律地、循序渐进地、按个人具体情况适时适度地进行有氧运动，每周3～5次，运动强度根据个人情况选择，一般宜从低强度运动（散步、做操等）开始，逐渐进入中等强度运动（登山、骑车、跳绳、爬楼等）。避免过度运动，运动时间在用餐1～2小时之后，尤其适合在早餐后进行。作息规律，白天躺下休息不可过久。

4. 保持情绪乐观　情绪的变化常常是血糖波动的重要因素之一，应保持情绪的乐观，正确对待学习和生活有利于血糖的控制和避免糖尿病倾向。

5. 饮食调理　合理膳食，防止发胖。

（1）食物的成分应该是低脂肪、适量蛋白质、高碳水化合物。以碳水化合物为主（占总进食量的60%左右），蛋白为辅（肉类占总进食量的30%左右），脂肪在5%～10%即可，饱和脂肪酸摄入占总脂肪酸摄入的30%以下；宜高纤维饮食，多选择如粗粮、蔬菜等食物。主食的米饭吃到八成饱即可，有饥饿感时以水果、蔬菜、坚果类补充。

（2）清淡饮食，食盐摄入控制在每天3g以下。

（3）坚持定时定量定餐，早餐吃好，中餐吃饱，晚餐吃少，少吃快餐。

（4）食疗

①苦瓜海米汤

原料：苦瓜250g，海米75g，豆豉50g，蒜泥、香菜少许。

制法与用法：海米用温水浸泡1小时，切成细末；苦瓜对切，去瓤、籽，切为细丝，用沸水烫过。将海米、苦瓜放入碗中，再放入豆豉拌匀；待锅烧热后放入锅里，然后加入盐、味精、蒜泥、花椒油、醋，并加入少量开水，煮沸后加香菜少许即可，三餐时服食。

功效：降血糖、血脂、血压。适宜于有高血糖、高血脂、高血压倾向者。

②三汁饮

原料：鲜芦根100g（干品50g），鲜白茅根100g（干品50g），天花粉30g，绿豆30g（浸胀后）。

制法与用法：将泡胀的绿豆与芦根、白茅根（如芦根、白茅根为干品则浸泡20分钟后用）、天花粉共入砂锅内，加入约3000mL凉水，先用大火烧开，再用文火煎煮40分钟，去渣留汁，代茶水饮用，不拘次数，一日饮完。

功效：滋阴生津。适宜于胃热阴虚而口干善饮之糖尿病倾向者。

③淮山药薏米粥

原料：淮山药60g，薏米30g，粳米100g。

制法与用法：先将淮山药和薏米捣碎，然后和粳米一起放入锅内，加入凉水约2000mL，先用大火烧开，再以文火煎煮成粥，均分3份，早、中、晚餐食之。

功效：健脾生津。适宜于脾胃虚弱而口渴善饮之糖尿病倾向者。

④黄芪炖鳖肉

原料：生黄芪20g（包煎），鳖肉400g。

制法与用法：上料同炖，酱油佐味，饮汤食肉。

功效：降糖，益气健胃，补阴。适宜于糖尿病倾向而有消谷善饥、体质虚弱者。

⑤二豆荞麦粥

原料：黄豆、黑豆各50g，荞麦仁300g，核桃仁、花生仁各65g，红枣25g。

制法与用法：将上述原料用清水泡半天，放入压力锅中煮，可加少许盐，也可放少许姜和猪瘦肉。每天吃2次，中、晚餐吃此粥时可将平时的主食减去75g。

功效：降低和清除胆固醇，增强胰腺分泌胰岛素的功能。适宜于高血糖倾向者。

6. 使用降糖对药 可选用施今墨老中医的“降糖对药”，即黄芪、山药；或苍术、玄参；或绿豆衣、薏苡仁；或葛根、丹参；或熟地黄、山茱萸等，水煎服。

7. 中医辨证调摄

（1）阴虚燥热型

证候：口干多饮，口苦舌燥，多食易饥，小便频且量多，或烦热多汗，或大便干结，身体逐渐消瘦。舌质红，苔黄或黄燥，脉洪数或滑数有力。

治法：清热润燥，生津止渴。

方药：玉液汤加减（天花粉3g，葛根3g，麦冬3g，太子参3g，茯苓3g，乌梅3g，黄芪3g，知母2g，五味子3g）。

（2）气阴两虚型

证候：疲倦乏力，气短自汗，口干多饮，大便干结。舌质淡红少苔，脉沉细无力或细数。

治法：益气养阴。

方药：生脉饮合防己黄芪汤加减（太子参 3g，麦冬 3g，五味子 2g，黄芪 3g，白术 3g，茯苓 3g）。

（3）痰热中阻型

证候：多为腹型肥胖，或见脘腹胀闷，心烦口苦，大便干结。舌质淡红，苔白腻或厚腻，脉弦滑。

治法：理气健脾，清热化痰。

方药：越鞠丸合平胃散加减（香附 3g，川芎 3g，苍术 3g，神曲 5g，半夏 2g，佩兰 3g，陈皮 3g，荷叶 5g，白术 3g，茯苓 3g，炒麦芽 5g）。

（4）肝经郁热型

证候：头晕，咽干，口苦，心烦抑郁，胸胁苦满，善太息，嗳气。舌红苔薄黄，脉弦或兼数。

治法：清解郁热，疏肝行气。

方药：丹栀逍遥散或大柴胡汤加减（丹皮 3g，柴胡 3g，赤、白芍各 5g，当归 3g，黄芩 2g，黄连 1g，熟大黄 3g，沙参 5g，葛根 5g，天花粉 5g，薄荷 2g，炒麦芽 6g）。

第十四节　儿童自闭症

儿童自闭症，又名孤独症，是发病于婴幼儿时期的心理发育障碍性疾病，以社会交往障碍、交流障碍、活动内容和兴趣的局限及刻板重复的行为方式为基本特征，多数患儿伴有不同程度的智力发育落后。

【判断依据】

应综合病史、精神检查、躯体检查和辅助检查的结果予以诊断。诊断要点如下：

1. 起病于 36 个月以内。

2. 以社会交往障碍、交流障碍、活动内容和兴趣的局限及刻板重复的行为方式为主要表现。

3. 除外 Heller 综合征、Rett 综合征等其他疾病。

【发生原因】

早在我国古代就有关于儿童孤独症的记载，在民间称此类病人为傻子、傻瓜、痴呆、半吊等，在《诸病源候论·小儿杂症诸候》中便有“数岁不能行候，四五岁不能语候”的记载，《小儿药证直诀·行迟》即言：“长大不行，行则脚软。”阎孝忠《阎氏小儿方论》论及“心气不足，五六岁不能言”，提出在补肾基础上加菖蒲丸的心肾并治之说。宋代《太平圣惠方》提出小儿心气不足，舌本无力，令儿语迟，用芍药方。清代《医宗金鉴·妇科杂病心法要诀·五迟》提出：小儿五迟之症多因父母气血虚弱，先天肾亏，先用加味地黄丸滋养其血，以补中益气汤调养其气。《幼幼集成·赋禀》认为：“夫人之生也，秉两大以成形，藉阴阳而赋命……有情无情悉归于厚，非物之厚，由气厚也……有知无知皆归于薄，非物之薄，由气薄也。”并将其分为心脾两虚、肾气不足两型。中医学把它归纳在五迟之中，认为儿童孤独症的病因为：先天胎禀不足，肝肾亏损；后天失养，气血虚弱所致。

西医学认为该症病因复杂，至今尚不明确，可能与以下因素有关：

1. 遗传因素 研究表明，同卵双生子发病率明显高于异卵双生子，同胞患病率高于普通人群。

2. 脑器质性因素 该类患儿往往有围生期损害史、脑电图异常、神经系统软体征及癫痫发作，提示本症与中枢神经系统异常所致的功能障碍有关。

3. 神经生化因素 患儿血5－HT、脑脊液中DA代谢产物HVA水平可能与之有关。

4. 免疫学因素 免疫细胞数量及活性异常导致患儿容易受病毒感染，导致中枢神经系统损伤，从而发生自闭症。

【调理原则】

以补为调理大法，如脑发育不全多属肝肾两虚，宜补养肝肾、益精填髓；智力低下者多属心脾两虚，宜健脾养心、益智开窍；痰瘀阻滞者宜涤痰化瘀、通络开窍。

【调理方法】

1. 推拿疗法 补脾经200次，补肾经300次，揉脾俞3分钟，揉肾俞3分钟，按揉足三里3分钟。

2. 针灸疗法

（1）针法：取大椎、百会、足三里、肾俞、脾俞、关元，智力低下取四神聪、印堂，用针法。

（2）灸法：灸心俞、脾俞各3壮，每日1次。用于脾肾两虚证。

（3）耳针：取心、肾、肝、脾、皮质下、脑干，用耳针，隔日1次。

3. 药物调理　目前无特效药，但某些药物可能改善患儿的部分症状，包括抗精神病药物盐酸甲硫哒嗪（12.5～50mg/d）、舒必利（100～400mg/d），以及维生素B_6和镁剂、叶酸等。

4. 教育训练　因该病患儿在语言、认知、交往、生活自理等方面存在很多缺陷，因此必须加强教育训练，以促进上述能力的发展。其中强调个别化教育训练，即根据患儿具体情况进行训练。

5. 行为矫正　该类患儿常存在较多不适应行为，如严重偏食、自伤等，须选择合理的行为矫正方法，加强行为方面的矫正，以改善患儿的不适应行为。

6. 家庭治疗计划　主要包括对患儿父母进行咨询指导，以使家长了解本症，了解孩子发育的特点，并掌握照管、教育训练患儿及矫正患儿不适应行为的基础方法。

7. 饮食调理

（1）四味糯米粥

原料：炒白术6g，干姜1.5g，黄芪10g，甘草3g，糯米100g。

制法与用法：先将前四味水煎去渣，再入糯米煮粥食用。每日1剂，分2次服，连服5～10天。

功效：温中健脾。适合于脾胃虚弱型患儿。

（2）枸杞鸡

原料：母鸡1只，枸杞30g，盐、胡椒适量。

制法与用法：母鸡去皮、爪及内脏，洗净，将枸杞装入鸡腹内，鸡腹向上，装入盘内，摆上姜、葱，加胡椒、盐，隔水蒸2小时即可，可作为正餐食用。

功效：补益心智。适宜于智力不全的患儿。

（3）猪脑汤

原料：新鲜猪脑1个。

制法与用法：猪脑泡清水中，剔净血筋、漂净，加盐适量，入水煮30分钟，食脑喝汤。

功效：益髓健脑。适合于视力低下、语言发育迟缓患儿。

（4）猪心汤

原料：猪心1个，九节石菖蒲10g。

制法与用法：猪心洗净，用竹刀劈开，九节石菖蒲研末，加入猪心内，加水煮汤。喝汤，食猪心。

功效：养心益智，化痰开窍。适合于伴癫痫的患儿。

（5）北芪大枣汤

原料：北芪10g，大枣10枚，大米200g，柏子仁5g，茯神6g，猪舌1/3条。

制法与用法：北芪润透切片，大枣洗净去核，与柏子仁、茯神共煮40分钟，去渣取水加入大米，再放入猪舌（切细）一起煲粥。

功效：益气补心。适合于心气虚弱型。

8. 中医辨证调摄

（1）肝肾亏损证

证候：筋骨萎弱，发育迟缓，目无神采，反应迟钝。舌淡苔少，脉沉细无力，指纹淡。

治法：补肾填精，养肝强筋。

方药：六味地黄丸（熟地黄8g，山茱萸4g，牡丹皮3g，山药4g，茯苓3g，泽泻3g）。

（2）心脾两虚证

证候：语言发育迟滞，精神呆滞，智力低下，四肢萎软，肌肉松弛，口角流涎，纳食欠佳。舌淡胖，苔少，脉细缓，指纹色淡。

治法：健脾养心，补益气血。

方药：调元散加减（人参5g，黄芪3g，白术3g，山药5g，茯苓3g，甘草3g，当归2g，熟地3g，白芍2g，川芎2g，石菖蒲2g）。

（3）痰瘀阻滞证

证候：失聪失语，反应迟钝，意识不清，或有吞咽困难，口流痰涎，喉间痰鸣，或关节强硬，肌肉软弱，或有癫痫发作。舌体胖有瘀斑瘀点，苔腻，脉沉涩或滑，指纹暗滞。

治法：涤痰开窍，活血通络。

方药：通窍活血汤合二陈汤加减（半夏3g，陈皮3g，茯苓3g，远志2g，石菖蒲 2g，桃仁 2g，红花 2g，郁金 2g，丹参 2g，川芎 2g，赤芍 1g，麝香 0.02g）。

第十五节 易疲劳

易疲劳是指少儿在低于正常活动量或正常学习量的情况下容易出现疲劳的症状，表现为精神不振、体乏无力、活动量减少等。无其他明显症状，身体发育正常，排除结核病、慢性肝炎、营养不良、贫血、维生素 B1 缺乏、肾脏疾病、心血管系统疾病等。

【判断依据】

1. 以低于正常活动量或正常学习量的情况下易表现出疲劳症状为唯一临床表现，余无明显不适。

2. 饮食正常，营养状态良好，体格发育正常。

3. 排除结核病、慢性肝炎、营养不良、贫血、维生素 B_1 缺乏、肾脏疾病、心血管系统疾病等可出现神疲乏力症状的疾病。

4. 排除少儿因懒惰心理以疲劳为托词的情况。

【发生原因】

1. 少儿生机蓬勃，发育迅速，且贪玩多动，对能量供给要求较高。如膳食结构不合理，能量供应相对不足而又未达到营养不良的状态，表现为易疲劳。

2. 少儿脏腑娇嫩，形气未充，以肺、脾、肾三脏不足为突出。小儿出生以后肺、脾、肾三脏成而未全，全而未壮，肺脏娇嫩易感受外邪，损伤正气；脾常不足则运化力弱，气血生化不足而致肌肉四肢乏力；肾虚常表现为精髓不足，体软无力。

3. 少儿睡眠以安静为佳，年龄越小则睡眠时间越长。如果睡眠时间不充足，或睡眠环境不好，也可导致少儿生活或学习中易疲劳。

【调理原则】

健脾益气，补肝肾，强筋骨。

【调理方法】

1. 推拿调理

（1）健脾法：补脾经100～200次、摩腹5～10分钟、揉脐3～5分钟、按揉足三里100次、捏脊5～7遍。

（2）益肾法：补肾经100次、揉涌泉100次。

2. 饮食调理

（1）参芪莲苓粥

原料：党参10g，黄芪10g，莲子5g，茯苓15g，大枣10个，粳米50g。

制法与用法：将党参、黄芪、莲子、茯苓四味入锅中水煎后去渣，再放入粳米、大枣煮熟。

功效：健脾益气。

（2）桂圆花生汤

原料：龙眼肉10g，花生米（带红衣）12g。

制法与用法：上二味入锅加水煮至花生米熟。

功效：健脾胃，补气血。适合有贫血倾向的易疲劳儿童。

（3）龙眼枣仁芡实汤

原料：龙眼肉10g，炒枣仁10g，芡实12g。

制法与用法：上三味水煎，睡前服。

功效：养阴安神。适合睡眠不佳易疲劳者。

（4）营养八宝粥

原料：黑豆50g，桂圆肉10g，核桃仁6个，薏苡仁5g，花生（去皮）15g，芡实10g，红枣（去核、皮）15g，淮山药20g，粳米100g。

制法与用法：上各味洗净入锅，加水煲粥。每天早晚食用一小碗。

功效：健脾益气，强筋壮骨。适合脾胃虚弱的瘦弱少儿。

（5）红枣茶

原料：红枣60g。

制法与用法：水煎代茶饮。

功效：补脾生血。适合气虚血弱的少儿。

3. 作息调理

合理安排少儿的作息时间，保证充足、高质量的睡眠。

第十六节　易痛经

痛经，是指女子在月经期或行经前后出现周期性下腹部疼痛、坠胀，伴酸痛或其他不适，或痛引腰骶，程度严重以致影响生活和工作者。分为原发性和继发性两种。少女易痛经不包括由生殖器官器质性病变引起的痛经。少儿亚健康状态的经期腹部或腰骶疼痛是随月经周期出现的，是症状而不是一种疾病，多发生在初潮或初潮后2～3年，坚持推拿调理一般都能获得较好的治疗效果。

【判断依据】

1. 以月经期或行经前后出现周期性的下腹部疼痛、坠胀为主要不适感，或伴有经期提前或推后8～9天，经血色、质、量等无明显异常。

2. 上述症状可在每次月经前后出现，也可表现为平时月经期无明显不适，容易受饮食、休息、情志等因素影响而出现下腹、腰骶部疼痛难忍的症状。

3. 疼痛不适的症状影响到患者正常的生活和学习。

4. 排除月经期或行经前后出现的小腹或腰骶部轻微胀痛不适，此为正常的生理现象。

5. 排除一切盆腔器质性病变引起的继发性痛经，如子宫内膜异位症、盆腔炎、宫颈狭窄、盆腔肿瘤等。

【发生原因】

1. 情志因素　少女月经初来，对月经缺乏足够的了解，突如其来的生理改变超出了其心理的承受能力，导致其对周期而至的月经产生恐惧、焦虑、紧张不安等情绪。

2. 饮食影响　不合理地在经前或行经期间进食过多辛辣、煎炸、油腻等食物，嗜饮冷饮或凉茶。

3. 学习及作息因素　学习任务过于繁重，压力大；无充足的休息时间，经常熬夜，或作息无定时。

月经之病不离冲任二脉，中医学认为本症发生的原因主要有两方面：一为冲任瘀阻，气血运行不畅，经血流通受阻，“不通则痛”；二为冲任虚损，胞宫失养，“不荣则通”。且少儿气势薄弱，“肺脾不足肾常虚”的生理特点尚存，不仅易受外邪因素影响，也易因轻微的情绪刺激出现经期的不适。

【调理原则】

由于痛经病位在冲任、胞宫，变化在气血，故调理原则以调理冲任、胞宫的气血为主，根据证候不同，或行气，或活血，或散寒，或清热，或补虚，或泻实。

【调理方法】

1. 推拿调理 宜月经来潮前一周进行推拿，每周2次。

（1）摩腹：取仰卧位，四指并拢，掌面轻贴腹部，以脐为中心，两天枢穴距离为直径，顺时针旋摩5～10分钟。

（2）三指按揉气海（腹正中线，脐下1.5寸）、关元（腹正中线，脐下3寸）两穴，每穴约2分钟。

（3）掌部按揉肾俞穴（第2腰椎棘突下旁开1.5寸）、八髎穴（第1、2、3、4骶后孔中）各3分钟。

（4）擦八髎：骶部八髎穴行擦法，以透热为度。

2. 养生调理

（1）注意经期的保暖，避免寒冷的刺激。勿在经期以冷水洗澡、洗头，勿在寒冬季节长时间浸泡冷水。

（2）注意饮食调理，忌经期或月经前后吃寒凉生冷食物，勿过食辛辣、油腻之品。

（3）注意调节情志，对少女进行必要的生理知识教育，避免其对月经产生恐惧、焦虑不安等情绪。避免剧烈的精神刺激。

（4）注意作息调理，作息要有规律，尤其经期勿熬夜。

3. 药膳调理 一般少女易痛经亚健康状态可通过合理的药膳调理取得满意的效果。

（1）葱姜红糖饮

原料：葱白3段，生姜片10g，红糖25g。

制法与用法：上品加水适量煎服，趁热服下。

功效：活血化瘀，祛湿散寒。用于气滞血瘀证、寒湿凝滞证。

（2）川芎桂枝蛋

原料：川芎8g，桂枝5g，鸡蛋2个。

制法与用法：鸡蛋洗干净，与川芎、桂枝入锅中共煮。蛋熟后去壳，再入锅中煮片刻，吃蛋喝汤。每日1次，连服3~5天。

功效：祛湿散寒。用于寒湿凝滞证。

（3）当归生姜红糖蛋

原料：当归10g，生姜片3片，红糖15g，鸡蛋1~2个。

制法与用法：当归、生姜片、红糖入水中煮沸，鸡蛋去壳纳入，煮熟后吃蛋喝汤。

功效：补气养血。适宜于气血虚弱证。

（4）阿胶炖鸡

原料：阿胶50g，乌鸡半只。

制法与用法：乌鸡洗净，去皮及脂肪，切块后入炖盅；阿胶敲碎，纳入盅内，加水、油、盐适量，盖好；入锅中文火隔水炖1.5~2小时即可，吃肉喝汤。

功效：补气养血，滋补肝肾。适宜于气血虚弱证、肝肾虚损证。

4. 中医辨证调摄

（1）气滞血瘀证

证候：经前或经期小腹胀痛拒按，经量少，色暗有块，块下痛暂减，伴乳房胀痛，胸闷不适。舌质暗，有瘀点，脉弦。

治法：理气行滞，化瘀止痛。

方药：膈下逐瘀汤（当归9g，赤芍6g，川芎6g，桃仁9g，红花9g，枳壳4.5g，延胡索3g，五灵脂6g，丹皮6g，乌药6g，香附4.5g，甘草9g）。

（2）寒湿凝滞证

证候：经行小腹冷痛，得温痛减，经量少，色暗有块，伴形寒肢冷，小便清长。苔白，脉细或沉紧。

治法：温寒化湿，化瘀止痛。

方药：少腹逐瘀汤加味（小茴香1.5g，干姜3g，延胡索3g，没药6g，当归9g，赤芍6g，川芎6g，肉桂3g，蒲黄9g，五灵脂6g，苍、白术各9g，茯苓9g）。

（3）气血虚弱证

证候：行经期间或经后小腹隐隐作痛，喜按，或小腹及阴部空坠不适，月经量少色淡、质清稀，面色无华，头晕心悸，神疲乏力。舌淡，脉细无力。

治法：益气养血，调经止痛。

方药：圣愈汤加减（人参15g，黄芪15g，当归15g，川芎10g，熟地20g，白芍15g，香附6g，延胡索6g）。

（4）肝肾亏虚证

证候：经期或经后小腹绵绵作痛，经行量少，色暗淡，质稀，伴腰膝酸软、头晕耳鸣。舌淡，苔薄，脉沉细。

治法：益肾养肝，缓急止痛。

方药：调肝汤加味（当归9g，白芍9g，山茱萸9g，巴戟天3g，阿胶9g，山药15g，甘草3g，续断10g，杜仲10g）。

第十七节　上课注意力不集中

上课注意力不集中是指学生难以长时间地把注意力集中于听课、思考、做作业等课程有关的事情上，易冲动、易分心、没耐心、追求瞬间满足，缺乏观察的能力和聆听的技巧，无法做一成不变的事。

【判断依据】

1. 上课时无法按要求安静地坐着。

2. 易被外界刺激分散注意力。

3. 不能持续做一件事或一份工作，经常没有完成第一件事就急于开始第二件。

4. 在集体课中没有耐心等待。

5. 上课时坐立不安或动个不停。

6. 上课时讲话冲动，喋喋不休。

7. 当老师和其讲话时往往心不在焉。

8. 排除智力低下等其他儿童精神疾病。

【发生原因】

1. 心理压力过大，高度紧张和焦虑。

2. 对所学科目的目的意义认识不足。

3. 环境的干扰。

4. 家长教养方式不当。

5. 中小学生注意力不集中，较为普遍的原因是学生对某些学科不感兴趣，甚至厌倦这门学科，或不喜欢这门课的老师。

6. 睡眠不足，大脑得不到充分休息，也会出现注意力涣散。

7. 营养不良，如偏食、挑食等。

【调理原则】

滋阴补肾，养心安神，醒脑开窍。

【调理方法】

1. 推拿调理

（1）推拿手指螺纹面：可以疏通经络、滋补心肾、清肝潜阳、益智宁神，方法简便易学，无痛苦，无需特殊设备，可在家施行。

①肾阴不足、肝阳偏旺证：取小指末节、食指末节螺纹面，由指根向指尖直推小指螺纹面，由指尖向指根直推食指螺纹面。

②心气阴两虚证：取拇指及无名指末节螺纹面，由拇指桡侧向掌根直推，顺时针方向旋推无名指螺纹面 100～500 次。

（2）其他小儿推拿法

①痰浊内阻证：按摩中脘 5 分钟，揉脐 5 分钟，按揉足三里穴 20 次，以健运脾胃之气。按揉天突穴 15 次，直推膻中穴 50 次，以化痰顺气；配以开天门法（即推攒竹）20 次，以宁心安神。隔日 1 次，15 次为 1 个疗程。

②痰火扰心证：取手掌面，以掌心为圆，以圆心至中指根横纹约 2/3 处为半径，用拇指作顺时针弧形或环形推动，配以清心经，可清心泻火、健脾利湿。

（3）足部按摩：取足部反射区心、肾、肝、大脑（头部）、小脑、脑干、额窦、肾上腺、三叉神经、颈椎、胸椎、腰椎、骶骨尾骨内侧、输尿管、膀胱。用轻柔的手法刺激上述反射区，按摩力度及时间可视患儿年龄、症状而定，每日按摩 1 次，10 次为 1 个疗程。

2. 耳穴调理　取心、肾、脑干、皮质下、神门，两耳交替，每次揉压 1～2 分钟，每天 3～5 次。

3. 足疗调理　用清脑益智汤。

组成：鹿角粉、益智仁各 6g，熟地 20g，砂仁 4.5g，生龙骨 30g，炙龟板、丹参各 15g，石菖蒲、枸杞子各 9g，炙远志 3g。

用法：上药头煎加清水 400mL，煎数沸，取药汁 200mL，分 2～3 次服之。二、三煎各加水 500mL，煎沸 10 分钟，将药液倒入脚盆内，待温后浸泡双足 15～30 分钟，每日浸泡 2 次。

4. 饮食调理

（1）桂圆莲米汤

原料：桂圆肉、莲子各15g，冰糖适量。

制法与用法：将桂圆肉、莲子肉同放入锅中，加清水适量，炖煮成汤，纳入冰糖烊化，再煮一二沸即可食用，每日1剂，早晚分服，连续3~5周。

功效：养血健脾，宁心安神。适用于注意力不集中伴心悸、睡眠不安者。

（2）柏仁莲米汤

原料：柏子仁15g，莲子10g，大枣5g，大米50g，白砂糖适量。

制法与用法：将柏子仁去壳捣烂，同莲子、大枣加清水适量煮沸后，纳入大米，煮至粥熟，加白糖调味后食用，每日1剂，早晚分服，连续3~5周。

功效：养心益脾。适用于注意力不集中伴睡眠欠佳、大便燥结等。

（3）枣仁熟地粥

原料：酸枣仁、熟地各10g，大米50g，白砂糖适量。

制法与用法：将酸枣仁、熟地水煎取汁，纳入大米煮粥，待粥熟时加白糖适量，再煮一二沸即成，每日1剂，连续3~5周。

功效：养肝血，宁心神。适用于注意力不集中伴睡眠不安，梦中易醒，面色无华等。

（4）三七脑髓汤

原料：鲜猪脑（或羊脑）1具，三七粉3g。

制法与用法：鲜猪脑或羊脑洗净，加入三七粉3g，酌加少许食盐、葱、姜等调味品，隔水炖熟，当菜服用。

功效：活血化瘀，生髓益智。适用于注意力不集中属瘀血内阻者，症见神思涣散，毛发不荣，舌质暗，可见瘀斑。

（5）百合熟地龙齿汤

原料：百合、熟地、龙齿各15g。

制法与用法：将龙齿加水适量，先小火煎40分钟，再放入百合、熟地煎15分钟，去渣取汁即可饮服。

功效：滋补肝肾，安神定志。适用于注意力不集中属肝肾阴虚者，伴见腰膝酸软、目涩耳鸣。

（6）枸杞枣仁汤

原料：枸杞子15g，酸枣仁、百合各10g，红枣5枚。

制法与用法：将酸枣仁用纱布包好，与枸杞子、百合及洗净的红枣同放入锅中，加水适量，用中小火煮至百合酥烂为度。温热服之，每日 1 次。

功效：滋补肝肾，养阴潜阳。适用于注意力不集中属肝肾阴虚者，症见急躁易怒，汗出无度。

（7）竹叶汤

原料：淡竹叶 30g。

制法与用法：将淡竹叶洗净，放入锅中，加水适量，用小火煎，取浓汁即可，代茶饮用。

功效：清心利湿宁神。适用于注意力不集中属心火上炎者，症见夜眠不安，口渴思饮，舌烂生疮，尿黄而少，小便刺痛，或面红目赤，苔黄，脉数。

（8）小麦糯米汤

原料：小麦、糯米各 30g，酸枣仁 15g。

制法与用法：将酸枣仁放入纱布袋中扎口，与小麦、糯米一起入锅，加水适量，用小火煮成粥，放入红糖，和匀即可，温热服用，每日 1 次。

功效：健脾益气，养心安神。适用于注意力不集中属心脾两虚者，症见终日困倦，面色无华，失眠健忘，纳呆便溏，面色萎黄，舌淡少苔。

5. 中医辨证调摄

（1）肝肾阴虚证

证候：注意力涣散，五心烦热，自汗，咽干，目眩头晕，或健忘。舌红少苔或无苔，脉细或弦。

治法：滋肾阴潜肝阳，宁神益智。

方药：左归丸加减（熟地 15g，淮山药 9g，枸杞 9g，山茱萸 9g，牛膝 6g，鹿胶 9g，龟胶 9g，石菖蒲 10g，淡竹叶 10g，酸枣仁 10g）。

（2）心火旺盛证

证候：心中烦热、急躁，失眠，口渴。舌边红，脉数。

治法：清泻心火。

方药：甘麦大枣汤加减（生甘草 9g，小麦 30g，大枣 6 枚，生地 10g，知母 10g，淡竹叶 10g，泽泻 6g，茯苓 6g）。

（3）痰湿内阻证

证候：多动多语，注意力不集中，神思涣散，胸闷憋气，恶心，呕吐，痰多。苔腻，脉滑。

治法：健脾化痰。

方药：二陈汤加减（法半夏12g，陈皮12g，茯苓6g，炙甘草3g，石菖蒲10g，钩藤5g，石决明15g）。

（4）痰热内扰证

证候：心烦意乱，多动不安，注意力不集中，哭笑无常，脾气暴躁，五心烦热，急躁，失眠。舌红苔黄腻，脉滑数。

治法：清热化痰。

方药：黄连温胆汤加减（半夏9g，陈皮6g，竹茹9g，枳实6g，茯苓9g，炙甘草6g，大枣1枚，黄连6g，石菖蒲10g，钩藤5g，石决明15g，淡竹叶9g，合欢花5g）。

第十八节　语言发育迟缓

语言发育迟缓是指发育中的儿童语言理解和表达能力明显落后于相应年龄所应达到的标准，主要包括接受性语言障碍和表达性语言障碍两类，不包括由听力障碍而引起的语言发育延迟，以及构音障碍等其他语言障碍类型。

【判断依据】

1. 语言发育迟缓判断标准

（1）8个月大时仍不能发出声音的。

（2）1岁时不能叫“妈妈”“爸爸”的。

（3）1岁半时能表达或者理解的词（一个意思）不超过10个。

（4）2岁时仍未能说出具有完整意义的语句，或者理解的词语少于30个。

（5）3岁后语言仍含糊不清。

（6）5岁时语句结构常有明显错误。

（7）对熟人讲话常有局促困窘感。

2. 语言发育迟缓各类型临床表现

（1）表达性语言障碍者语言理解能力尚好，但表达能力差。一岁半左右可以理解他人给予的简单指令，例如让小儿去取某种物品时，小儿能理解并付诸行动，但自己不能用口头语言表达自己的需求，或口头语言表达能力与同龄儿相比很差。

（2）感受性语言障碍的儿童口头语言的理解和表达能力均差。儿童不能理解简单的指令，不能根据语言要求指出或拿到某种物品。这类患儿能听到声音，但对语言却不理解，给以手势、表情时有反应。听力检查虽有轻度听力减退，但与临床上所见到的对语言的毫无反应极不相称。电测听检查的听力曲线常很不稳定，波动大。

（3）特发性语言发育障碍儿童在学前阶段可无明显的心理情绪异常，仍然活泼、愉快。上学后由于语言交流困难，小儿常出现焦虑、抑郁、退缩、违拗等行为问题。该类儿童常学习困难，主要是阅读、理解和计算困难。由于这些儿童的内在语言发育正常，因此可参加一些带有创造性的游戏，也可以绘画，具有一定的人际交往能力，如用表情和动作表示自己的需求。对母亲能表示依恋，能与小朋友一起玩耍。对患儿进行智力测验时，表现为言语部分差，但操作部分正常，出现言语智商和操作智商的分离。

【发生原因】

1. 严重的营养不良或者慢性的消耗性疾病会影响孩子语言中枢的正常发育。

2. 生活环境比较单一，或者长期受到忽视，缺乏锻炼和教育机会也会导致孩子语言发育缓慢。

3. 父母过分溺爱，宝宝不需要开口，各种需求就能得到满足。当孩子开始会说一点点话的时候，父母就表现得非常明白孩子的需求，经常是孩子的一个字或者一个手势就可以完成心愿，导致孩子没有动力和压力去把话说完整。

4. 父母中有人比较内向，孩子也就少了一半的语言刺激，这也是原因之一。

5. 房间数量较多，孩子一个人住，听到父母对话比较少，与父母的交流沟通少。

【调理原则】

1. 补养心神，益精填髓，或滋阴增液，利肺降火。

2. 营造良好的语言环境，以口语的发育为主，根据患儿的兴趣爱好，激发患儿语言交流的欲望和积极性。

【调理方法】

1. 推拿调理

（1）辨证推拿调理

基本手法：①患儿正坐位，用多指捏拿、点左侧头部，反复施术3分钟；②以哑门穴为重点，在颈后项韧带两侧行拿、揉法；③点廉泉、百会、膏肓等穴；④点外关穴及下肢的太溪、涌泉穴。

辨证加减：①心气不足：患儿平卧，加点膻中，用手掌轻摩左侧胸前，用拇、食指同时点揉内关、外关穴。②肺阴虚、内火炽：患儿平卧，点揉中府，沿上肩外缘由上而下做顺序按揉，点经渠、太渊。③肾精不足：患儿俯卧，点揉肾俞、命门，搓摩腰骶部，点三阴交、涌泉等穴。

（2）经验方按摩调理

取穴：风池、风府、百会、太溪、三阴交、阳陵泉、涌泉、关元、中脘、神阙、肾俞、腰俞、印堂、攒竹、络却、角孙、后顶。

手法：按法、揉法、运法。

操作方法1：①患儿仰卧，医者立其头前，以双手中指施按法于双侧风池穴1~2分钟，继以中指做揉法作用于两穴，然后一手使患者头部侧屈而固定，另一手中指以同样方法作用于风府穴。②继前体位，一手固定头部，另一手施一指禅推法于百会穴1分钟，继从印堂开始至后顶反复施一指禅推法3~5遍，然后从攒竹至络却反复3~5遍。③继前体位，双手施五指抓法于头部，双手反复移动，使手指作用于全头部1~2分钟，使患者头部有热流感，然后双手重叠，拿双侧角孙穴1~2分钟。④患儿俯卧，医者立其右侧，施指揉法于双侧太溪、三阴交、阳陵泉各1分钟，再点双侧涌泉穴，各穴以得气为度。

操作方法2：①患者仰卧，医者立其左侧，掌揉腹部任脉诸穴，重点揉关元、中脘、神阙各1分钟，以双掌施运法于腹部1~2分钟。②患儿俯卧，医者立其右侧，先以掌揉背部膀胱经双侧直行路线，施捏脊法于背侧3~5遍，得气为度，然后施摩法于双侧肾俞及腰俞各1分钟，以透热为度。

2. 饮食调理

（1）二髓膏

原料：猪骨髓、羊脑髓、核桃肉、黑豆、黑芝麻、山药、牛膝、枸杞子各30g，蜂蜜200g。

制法与用法：上药除蜂蜜外煎汁去渣浓缩，加蜂蜜后制成二髓膏，每次服2匙，每日1次。

功效：补益脾肾，强筋健骨，益脑填髓。适用于发育不足，发育迟缓，语迟者。

（2）山药枸杞炖猪脑

原料：猪脑髓50g，山药5g，枸杞子6g，鲜汤、黄酒、生姜片、葱白、精盐、味精各适量。

制法与用法：先将山药洗净切片，枸杞子用温水洗净，猪脑髓去血筋洗净，一同放入砂锅中，加入葱、生姜，煮熟搅成烂糊即成，每日分3次食用。

功效：补益肝肾，健脑益智。适用于小儿发育迟缓，语迟，记忆力差者。

（3）人参煲乌鸡

原料：人参10g，麦冬10g，五味子9g，乌鸡1只（1000g），酱油10g，盐5g，姜5g，葱10g，胡萝卜100g，蘑菇50g，火腿肉50g，素油50g，鸡汤500mL。

制法与用法：人参润透切片，麦冬洗净去心，五味子洗净，葱切段，姜切片，胡萝卜切成小方块，蘑菇发透洗净后切成两半，火腿切片。鸡宰杀后去毛、内脏及爪，把鸡剁成4cm见方的小块。把锅置武火上烧热，加入素油至六成熟时下入姜、葱爆香，即入鸡块滑透，加入蘑菇、胡萝卜、五味子、麦冬、人参片、火腿肉翻炒匀，加入鸡汤，用文火煲至浓稠熟透即成。每日1次，每次吃乌鸡50g，吃人参、麦冬、胡萝卜、火腿肉。

功效：滋补心肾。适用于语言发育迟缓属心肾不足者。

（4）大枣桂芪粥

原料：大枣10枚，桂枝10g，黄芪10g，龙眼肉10g，大米100g。

制法与用法：大枣去核洗净，龙眼肉、桂枝洗净，黄芪洗净切片，大米淘洗干净。把大枣、桂枝、黄芪放入炖锅内，加水200mL，用中火烧沸，文火煮25分钟，冷却，滤去药渣，留汁待用。把药汁、龙眼肉同大米放入电饭煲内，加入适量清水，如常规煲粥即成。每日早餐食用1次，每次50g。

功效：补心气。适用于语言发育迟缓与弱智属心气不足者。

（5）黄芪猴头菇汤

原料：黄芪20g，当归10g，红花6g，猴头菇100g，绍酒5g，盐5g，葱5g，小白菜100g，鸡汤100g。

制法与用法：猴头菇冲洗后放入盆内，用50℃温水发胀，约30分钟后捞出，去蒂根，切成薄片；生姜切片，葱切段，小白菜洗净，待用。黄芪切片，当归切4cm长的段，红花洗净，放入炖锅内，加入猴头菇、绍酒、盐、姜、葱、小白菜，再加入鸡汤。把炖锅置武火上烧沸，再用文火炖煮25分钟即成。喝汤吃蘑菇，每周2~3次，连用2~3周即可。

功效：补气养血。适用于语言发育迟缓与弱智属气血两虚者。

3. 中医辨证调摄

（1）心脾两虚证

证候：语言迟钝，智力低下，四肢萎软，头发稀疏，肌肉松弛，纳食欠佳。舌质淡红苔薄少，脉细。

治法：健脾养心，开窍益智。

方药：调元散合菖蒲丸加减（黄芪9~12g，人参、炙甘草各3~6g，茯苓9g，白术、当归、益智仁、菖蒲、远志各6~9g）。

（2）瘀血阻络证

证候：言语謇涩，舌体转动不灵活，神识呆笨，四肢拘急。舌质暗，甚或有瘀斑、瘀点，脉细涩。

治法：活血化瘀，开窍通络。

方药：桃红四物汤加减（桃仁、红花、当归各6~9g，白芍9~12g，川芎、菖蒲、郁金各6~9g）。

4. 针灸治疗

主穴：四神针（位于百会穴前、后、左、右旁开1.5寸处，共四针），颞三针（耳尖直上2寸为第一针，在第一针水平前、后各旁开1寸为第二、第三针），智三针（神庭、本神），脑三针（脑户、脑空），舌三针（上廉泉、廉泉左、廉泉右），哑门，风池，通里。

配穴：多动难静者加手智针（内关、神门、劳宫），自闭沉静者加足智针（涌泉、泉中、泉中旁），流涎加颊车、地仓，癫痫抽搐者加痫三针（内关、申脉、照海）。

针刺方法：每次治疗选取主穴，配穴根据临床症状选用。针刺每日1次，每次30分钟，5~10分钟行针1次，每周休息2天，4周为1个疗程，共治疗4个疗程。

针刺手法：局部常规消毒，头部穴平刺0.8寸左右，四神针分别向外平刺，脑三针、颞三针沿皮向下刺，智三针向后平刺，舌三针向舌根方向斜刺，风池以左手在穴位下方行关闭法，右手施热补手法，守气1分钟出针；哑门用导气法，直刺0.5～0.8寸，不留针；其余各穴常规针刺，采用平补平泻手法。

5. 家庭对策

（1）随时随地要有耐心地与孩子说话，话题尽量与孩子的生活经验或兴趣相结合，尽量与孩子谈生活中身边能见到的事情。

（2）每天尽量抽时间给孩子念童话故事，要选择孩子喜欢的童话或故事，对于孩子要求反复讲相同的童话与故事，则应尽量地满足。

（3）每天最好有固定的时间训练孩子说话，尽量选择气氛较轻松的时间，以免孩子太紧张，每次时间不一定很长，但应每天都坚持。

（4）不断地扩展儿童的生活范围或经验，可以常常带他（她）去各种公共场所，以增加他（她）的感官经验。

（5）应仔细倾听儿童所说的话，不能有丝毫的不耐烦。语言发展迟缓的孩子往往需要鼓足勇气才会说话，因此不管孩子说什么，怎么难以理解，父母都应表现出极大的兴趣，仔细地倾听。

（6）教孩子如何表达自己的想法，以及如何与其他小朋友相处。孩子有时可能不知道如何表达自己的想法，因此家长可教给孩子一些实际的交往技巧。

（7）与孩子相处时父母尽量少用手势或表情，要用明确的语言表达自己的要求或观点。

（8）因情绪困扰所造成的语言发育迟缓，父母首先要做的就是改善家庭成员之间的关系，其次才是儿童的语言。

第十九节　口　吃

口吃又称结巴，是一种语言节律和流畅性异常的言语障碍，主要表现为言语不自主的发音重复、延长或停顿，通常产生于儿童期。

【判断依据】

1. 在说的词中有2%以上的有“词的一部分”重复，且每次重复两次或多次，重复的速率不断增加，在词中常用轻元音代替元音，以及存在发音紧张。

2. 说的词中有2%以上延长1秒钟以上，突然终止延长并提高音调和响度。

3. 在言语中不自主地间断或迟疑2秒钟以上。

4. 言语不流利的同时伴有身体活动、眨眼、唇及下颌颤抖及紧张的姿势。

5. 说话时伴有情绪反应和回避的举止。

6. 用言语作为成绩不好的理由。

7. 随着说话场合的不同，言语不流利的频率和严重程度会有所改变。

【发生原因】

“人有五脏化五气，以生喜怒悲忧恐。”肝主疏泄，性喜条达，若情志失调，五脏失和，则气机不畅，肝郁气滞而言语不畅；或小儿精神紧张，父母要求过严，突然精神刺激，肝气郁结日久而化火，耗伤肝阴，阴不敛阳，可导致易怒急躁，说话急迫，口唇颤抖。

【调理原则】

疏肝理气，清热泻火，镇惊安神。

【调理方法】

1. 推拿调理 补脾经100次，清肝经100次，清心经100次，揉内关、神门3分钟，按揉百会3分钟，揉心俞、肾俞、肝俞3分钟，揉涌泉、太冲3分钟，捏脊、擦督脉、擦膀胱经第一侧线5分钟。

2. 针灸调理 选用廉泉、内关、合谷等穴针刺。

3. 言语治疗 该法是目前治疗的主流，配合呼吸运动训练及心理矫治法。

4. 中医辨证调摄

（1）肝郁气滞证

证候：言语不流畅，性格内向，低头少言，胸憋闷，饮食欠佳，喜叹气。舌淡苔薄，脉弦。

治法：疏肝解郁理气。

方药：柴胡疏肝散加减（柴胡6g，芍药6g，枳壳5g，川芎3g，陈皮3g，香附6g，炙甘草1.5g）。

（2）肝郁化火证

证候：发音困难，说话急迫，口唇颤抖，面红目赤，易怒急躁，头痛，失眠，口苦，便干，小便黄赤。舌红苔黄，脉弦数。

治法：清肝泻火，镇惊宁神。

方药：龙胆泻肝汤加减（龙胆草 3g，泽泻 6g，木通 6g，车前子 6g，当归 3g，生地 10g，栀子 6g，黄芩 6g，柴胡 3g）。

（3）心火亢盛证

证候：心烦急躁，有欲喊欲叫的冲动，越是急躁则口吃加重，睡眠欠佳，梦多，伴有心悸、口苦。舌红苔黄，脉滑数。

治法：清心泻火，重镇安神。

方药：朱砂安神丸加减（生地 10g，黄连 6g，当归 6g，朱砂 0.3g，炙甘草 10g）。

第二十节　假性近视

假性近视又称调节性近视或功能性近视，临床表现为视远物模糊，视力低于 5.0（1.0）的正常值，经休息调理和使用麻痹剂松弛调节后，视力可达到 5.0 正常值。排除眼部器质性病变和药物影响造成的近视。

【判断依据】

1. 长时间用眼后其视力低于 1.0。

2. 视力不固定，长时间用眼后视力会下降，经休息后视力又会有所恢复。

3. 通过治疗（如药物散瞳等方法）后视力可得到恢复，但停止治疗后视力又会有所下降。

4. 排除眼部器质性病变造成的近视。

5. 排除药物和毒物因素所致的近视。

6. 排除脑部疾病继发的近视。

【发生原因】

西医学认为假性近视多为连续用眼时间过长，或看书光线太强、太暗，或行走看书，或写字、看书时坐姿不正确等原因，造成眼睛调节和辐辏的频率和时间增加，睫状肌和眼外肌经常处于高度紧张状态，调节作用过度发挥，造成睫状肌痉挛，从而引起一时性视力减退。

中医学认为假性近视属“能近怯远”范畴，多因先天禀赋不足，后天发育不良，劳心伤神，使心、脾、肝、肾不足，脏腑功能失调，以致目系失养，功能减退，是其发生发展之本；不注意用眼卫生，过度用眼，目系劳损，经络气血涩滞，目失所养，是其发生发展之标。

【调理原则】

补养气血，通经明目。

【调理方法】

1. 推拿调理 揉精明、攒竹、天应、太阳、四白各1分钟，揉翳风2分钟，拿风池5分钟，弹拨天柱骨1分钟，揉丝竹空1分钟，拇指指端按揉养老、光明各2分钟。如肝肾亏虚则加按揉脾俞2分钟、肾俞2分钟，横擦肾俞、命门，透热为度；脾胃虚弱则加指按脾俞、胃俞、中脘各1分钟，点按足三里、三阴交，以酸胀为度；心气不足则加按揉心俞、膈俞各1分钟，点按神门、内关各1分钟，以酸胀为度；如气滞血瘀可加按揉太冲、膈俞等。

2. 加强用眼卫生

（1）坚持做眼保健操，保持良好的用眼卫生习惯，尽量避免长时间看书、看电视、看电脑，还要避免在光线不足环境下看书。

（2）坚持远眺。当孩子看书、写字、学习1小时之后，要让其抬起头来从窗户向远处眺望，或到室外向尽量远的地方眺望，能看各种花草或树木更好。每次最少眺望10～15分钟，每日3次。

3. 饮食调摄

（1）多选食健脾养胃、补益气血的食物，如龙眼肉、山药、胡萝卜、红薯、芋头、菠菜、小米、玉米等，以及动物肝脏、鸡蛋、鸡肉、猪肉、牛肉、鱼类、桑椹、黑豆、红枣、核桃仁、桂圆肉、黑枣等食物。

（2）注意钙质补充。

（3）注意硒的摄入。含硒多的食物有动物肝脏、蛋、鱼、鸡肉、贝类及大豆、蘑菇、芦笋、荠菜、胡萝卜等。

（4）补充铬元素。缺铬会造成视力减退和近视。含铬较多的食物有胚芽米、米糠、苹果皮、红糖、海产品、坚果等。

（5）补充适量锌。视网膜、脉络膜含锌量最高，锌参与视网膜内维生素A还原酶的组成，该酶与视黄醛的合成有关，而视黄醛又直接影响视力。含锌较多的食物有牡蛎、瘦肉、动物的肝、南瓜子、苹果等。

（6）食疗

①羊肝汤

原料：羊肝1副，枸杞子、熟地黄、山萸肉、当归、玄参、丹参、天冬、白芍各15g，红参5g。

制法与用法：上料洗净，入锅一同煎煮，调味后喝汤食肝。

功效：养肝补血。适用于肝血不足型假性近视。

②龙眼枸杞蒸仔鸡

原料：童子鸡1只，龙眼、枸杞子、红枣各30g。

制法与用法：童子鸡去内脏后纳入龙眼、枸杞子、红枣，上锅蒸熟，调味食用。

功效：养血健脾，益肝明目。

③核桃枣杞鸡蛋羹

原料：核桃仁（去皮，微炒）300g、红枣（去核）250g、枸杞子150g，鲜猪肝200g，鸡蛋2个，糖适量。

制法与用法：将核桃仁、红枣、枸杞与鲜猪肝一同切碎，放瓷盆中，加少许水，隔水炖半小时备用。每日取2～3汤匙，打入2个鸡蛋，加糖适量，蒸熟即成。

功效：益肾补肝，养血明目。

④牡蛎蘑菇紫菜汤

原料：鲜牡蛎肉250g，蘑菇200g，紫菜30g，生姜、麻油、盐、味精各适量。

制法与用法：先将蘑菇、生姜入锅加水煮沸15分钟，再入牡蛎、紫菜，略煮，调入以上佐料，连汤吃下。

功效：滋肾养肝，补血明目。

附："徐氏明目操"治疗小学生近视

目前近视人群数量越来越庞大，4～12岁儿童因学习负担过重、升学压力大及电子产品使用过度，且正值生长发育高峰期，近视眼发生率随年龄增长而增加，12岁达到高峰。近视眼已成为危害我国学生健康最为突出的问题，儿童的近视预防将是减少近视人群的关键。

近视眼是先天遗传与后天环境因素共同作用的结果。中医认为肾为先天之本、阴阳之脏，为人体生长发育之源；脾胃为后天之本，主运化水谷，为气血生化之源。目能视物之神光既源于先天精气的化生，又赖于后天脾胃运化的充养。《黄帝内经》曰："目者，宗脉之所聚也。""十二经脉，三百六十五络，其血气皆上于面而走空窍，其精阳气上走于目而为之睛。"人体十二经络皆直接或间接通于目，源源不断地输送气血并支配着眼的运动，故经络气血流畅、功能正常亦是目能运动和视物的重要保证。

中医在长期发展中积累了丰富的治疗近视的经验，早在隋朝开始就有相关记录及治疗方法，常用的有内服中药、中药外用、针灸、推拿按摩、耳针等方法。近年来我国不少中医学家也一直潜心研究近视眼的防治方法，内服中药以调补肝肾、益气养血、滋阴明目为主要方法，但难以长期坚持；外治法如针灸、按摩、气功疗法及药物疗法等。

徐荣谦教授经过长期临床经验的积累，治疗近视以"徐氏明目操"为主要方法，通过调节儿童的脏腑经络气血来治疗小学生近视。其治疗方案如下：

1. 选穴 天门、坎宫、太阳、四白穴。

2. 具体手法 第一步开天门，又名推攒竹，由小儿两眉头之间向上直推至额上前发际处，共推50次；第二步先推坎宫（位于自眉头起沿眉向眉梢成一直线），用两食指桡侧自眉心向眉梢做分推，共推100次；第三步点太阳穴，用大拇指点按于太阳穴处，轻揉50次；第四步点揉四白穴（眼眶下缘正中直下一横指处）100次。手法以快速轻浅摩法为主，要求动作轻柔，速度均匀。

第二十一节　多动症

多动症，是指与同龄儿相比显现出活动过多，注意力难以集中，冲动任性，影响学习，而智力水平正常。

【判断依据】

1. 无论任何场合都多动不停，尤其在不该动的场合，如课堂、集会、客人面前，甚至过分恶作剧，富有破坏性，不顾后果。

2. 注意力难以集中，上课不能专心听讲，做事虎头蛇尾，粗心大意，丢三落四。学习成绩差，常听不全老师吩咐，作业常有遗漏、倒置或错误。

3. 做事前不假思索，不考虑后果，全凭冲动行事。情绪不稳定，对一些不愉快的刺激会作出过分反应。平时要什么非得立即满足，否则吵闹或破坏东西。

4. 除外自闭症、精神发育迟滞、儿童精神分裂症。

【发生原因】

1. 父母体质较差，肾气不足，或妊娠期间孕妇调养失宜等，致使胎儿先不天足，肝肾亏虚，精血不充，脑髓失养，元神失藏。

2. 产伤等外伤可导致患儿气血瘀滞，经脉流行不畅，心肝失养而神魂不宁。

3. 饮食不节，过食辛热、油炸、熏烧之品则心肝火炽，过食肥甘厚味则湿热痰浊内生，过食生冷则损伤脾胃，病后失养则脏腑损伤，气血亏虚，心神失养，阴阳失调，出现心神不宁、注意力涣散和多动。

4. 小儿为稚阴稚阳之体，肾精未充，肾气未盛。由于生长发育迅速，阴精相对不足，导致阴不制阳，阳胜而多动。小儿年幼，心脾不足，情绪未稳，若教育不当，溺爱过度，放任不羁，所欲不遂则心神不定，脾意不藏，躁动不安，冲动任性，失忆善忘。

【调理原则】

调和阴阳，滋肾宁神，平肝实脾，疏通经脉。

【调理方法】

1. 推拿调理　五心按摩200次（按揉百会、双侧劳宫、双侧涌泉），补脾经100次，补肾经100次，清肝经200次，按揉足三里、三阴交、脾俞、肾俞各100次。早晚各1次。

2. 针刺疗法

（1）头针：四神聪，头针心肝区、制狂区、额三针，留针1小时，捻针3次。

（2）体针：开四关，针刺三阴交、神门、通里、足三里，留针半小时。

3. 饮食调理　儿童处于生长发育期，对身体发育、智力发育有促进作用的食物可以适当多予食用，如大豆、豆浆、酸奶、黑糯米、鱼头、猪脑、猪心、黑芝麻、水果、坚果等；对于一些已明确有害的食品应该尽量避免，如含铅食品爆米花、皮蛋、罐装食品，烧烤类食物，含糖精、色素的食品等。

（1）猪心汤

原料：猪心1个，桂圆10g，核桃仁10g，柏子仁10g，炒黑芝麻10g，鲜淮山药30g。

制法与用法：上料放入砂锅内，加水适量，武火煮沸后文火煮30分钟，调味食用。

功效：滋肾健脾，宁心安神。适用于各型多动症患儿。

（2）龙眼肉粥

原料：龙眼肉10g，合欢花5g（布包），莲肉20g，大米50g。

制法与用法：将上四味加水同煮为粥，每日早餐服1次。

功效：健脾养心。适用于心脾两虚型多动症患儿。

（3）牡蛎生地粥

原料：牡蛎10个，生地10g，大米50g。

制法与用法：将牡蛎煲1小时，取汤，以汤合生地、大米煮粥，每日早餐服1次。

功效：滋阴潜阳。适用于阴虚阳亢型患儿。

（4）虾壳汤

原料：虾壳15g，菖蒲10g，远志10g。

制法与用法：共入砂煲中水煎。

功效：化痰开窍。适用于痰湿闭阻型患儿。

（5）淮枸兔肉汤

原料：兔肉50g，淮山药20g，枸杞子10g，生姜1片。

制法与用法：共放入炖盅内，加开水适量，隔水炖2小时，调味食用。

功效：补益脾肾。适用于脾肾两虚型患儿。

（6）核桃仁五味子茶

原料：核桃仁15g，五味子5g，蜂蜜或冰糖适量。

制法与用法：将前两味同入锅内，加适量清水，文火煎煮45分钟，取汁调入蜂蜜或冰糖适量，代茶饮用。

功效：滋肾益智。适用于脾肾两虚型患儿。

（7）猪心莲子汤

原料：猪心1个，莲子（不去心）50g，桂圆肉10g。

制法与用法：上料共放砂锅内，加清水适量，武火煮沸后文火煮2小时，调味食用。

功效：健脾清心。适用于脾虚心热型患儿。

（8）百合生地鸡蛋汤

原料：鸡蛋1个，百合15g，生地15g。

制法与用法：百合、生地共放砂锅内，加清水适量，武火煮沸后文火煮2小时，放入鸡蛋搅匀，加入蜂蜜即成。

功效：健脾养心。适用于心脾不足、心神不宁型患儿。

4. 音乐疗法

（1）中医五行音乐：心、肝、肾。

（2）古典音乐：①海顿——小夜曲；②莫扎特——弦乐小夜曲第二乐章；③舒伯特——小夜曲；④斯美塔娜——伏尔加瓦河；⑤莫扎特——第八钢琴奏鸣曲之如歌的行板；⑥亨特尔——水上音乐组曲；⑦亨特尔——歌剧“阿尔齐娜”之“进入愉快梦境”；⑧德彪西——梦想。

每次聆听背景音乐25分钟，每日6~8次。

5. 中医辨证调摄

（1）肝肾阴虚证

证候：多动难静，急躁易怒，冲动任性，难以自控；神思涣散，注意力不集中，难以静坐；或有记忆力欠佳、学习成绩低下，或有遗尿、腰酸乏力，或有五心烦热、盗汗、大便秘结。舌质红苔薄，脉细弦。

治法：滋养肝肾，平肝潜阳。

方药：杞菊地黄丸加味（枸杞6g，菊花3g，熟地12g，山萸肉12g，山药12g，茯苓12g，丹皮9g，泽泻9g，生龙齿15g，龟板15g，生龙骨15g，生牡蛎15g，钩藤6g，蝉蜕3g，浮小麦10g，酸枣仁6g）。

（2）心脾两虚证

证候：神思涣散，注意力不能集中，神疲乏力，形体消瘦或虚胖，多动而不暴躁，言语冒失，做事有头无尾，睡眠不实，记忆力差，伴自汗盗汗，偏食纳少，面色无华。舌质淡苔薄白，脉虚弱。

治法：养心安神，健脾益气。

方药：归脾汤合甘麦大枣汤加减（党参12g，北芪9g，白术9g，大枣3枚，炙甘草9g，茯神9g，远志9g，酸枣仁9g，龙眼肉9g，当归6g，浮小麦15g，木香3g，柏子仁9g，合欢花9g，夜交藤9g）。

（3）痰火内扰证

证候：多动多语，烦躁不宁，冲动任性，难以制约，兴趣多变，注意力不集中，胸中烦热，懊恼不眠，纳少口苦，便秘尿赤。舌质红，苔黄腻，脉滑数。

治法：清热泻火，化痰宁心。

方药：黄连温胆汤加减（石菖蒲9g，黄连6g，陈皮6g，半夏9g，胆南星3g，竹茹9g，瓜蒌6g，枳实6g，茯苓9g，钩藤9g，蝉蜕6g）。

6. 行为矫正疗法 利用学习原理，在训练中合适行为出现就给予奖励，以求保持，并继续改进；当不合适行为出现时就加以漠视，或暂时剥夺一些权利，以表示惩罚。

7. 认识训练 训练患儿自我控制、自我制导、多加思考，提高解决问题的能力。

8. 日常护理 关心体谅患儿，改变单纯惩罚的教育方法，采用综合治疗方法。重视正性强化教育，多理解和鼓励。鼓励患儿多参加有规则的活动，督促完成日常学习任务，按时作息，保证充足的睡眠和合理营养。

第二十二节　儿童学习困难

儿童学习困难是指儿童智力水平正常或接近正常，但在听、说、读、写、推理以及计算能力的获得和应用方面存在障碍，理解抽象概念、记忆学习材料等存在困难。

【判断依据】

1. 在阅读或书写或计算中存在某方面学习缺陷；记忆学习材料、理解抽象概念方面存在缺陷。

2. 智力水平正常或接近正常，智力测试表现结构不平衡。

3. 排除多动症、智力低下、自闭症、癫痫、品行障碍、选择性缄默。

【发生原因】

1. 父母平素体质欠佳，肾气不足，或母亲妊娠期间调摄失宜，因而患儿先天不足，髓海失充，后天脾常不足，心神失养，神机不敏。

2. 喂养不当，过饥过饱，或偏食零食，或过食肥甘厚味，损伤脾胃，脾失健运，气血生化乏源，使心失所养；或学习负担过重，思虑伤心脾，致心脾气虚，记忆力下降；或因家庭因素，或因社会因素，教育不当，使儿童心理受到伤害，影响心脑健康发育。

3. 出生后缺血缺氧，或外伤致瘀血停积，阻滞脉络，致心神失养，脑髓不充；或脾虚水湿内停，凝聚为痰，阻于心窍，则神机不灵。

【调理原则】

健脾益智，滋肾养心。

【调理方法】

1. 推拿调理　按揉百会200次，开天门100次，推坎宫100次，补脾经200次，补肾经200次，揉肾顶200次，平补心经200次，掐十二井9次，按揉内关、足三里、三阴交、脾俞、肾俞各100次。早晚各1次。

2. 针刺疗法

（1）头针：选四神聪、额三针、百会，留针1小时，捻针3次。

（2）体针：选劳宫、内关、神门、通里、足三里、三阴交、印堂，留针半小时。

3. 饮食调理　对于一些含有健脑益智作用成分的食品，平时可以适当多吃点，如核桃仁、桂圆、荔枝、葡萄、苹果、松子、桑椹、大枣、莲子、芡实、黑糯米、黑芝麻等。对于一些含铝的食品，摄入过多会影响脑细胞的功能，导致记忆力下降，应尽量避免，此类食品如油条、粉丝、凉粉等。

（1）何首乌煮鸡蛋

原料：制首乌100g，鸡蛋2个。

制法与用法：先将鸡蛋煮熟剥壳备用；将制首乌洗净切片，与煮熟的鸡蛋同入锅，加水烧沸后再文火煮20分钟，放入调味品即可。

功效：补益肝肾，养气血，增脑髓。适用于各型学习困难患儿。

（2）芝麻粥

原料：黑芝麻30g，大枣2枚，龙眼肉10g，党参10g，莲子肉15g，大米100g。

制法与用法：先将黑芝麻炒熟后研碎，再与大米、大枣、龙眼肉、党参、莲子肉同煮熟即可。

功效：补脾养心。适用于心脾两虚型学习困难。

（3）黄芪核桃粥

原料：黄芪30g，核桃仁30g，大米100g。

制法与用法：将黄芪水煎至沸后半小时，去渣取汁，与核桃仁、大米共煮成粥。

功效：健脾益气补脑。适用于脾虚型学习困难患儿。

4. 音乐疗法

（1）中医五行音乐：心、脾、肾。

（2）古典音乐：①莫扎特：第21号钢琴协奏曲第一乐章；②莫扎特：第三小提琴协奏曲第一乐章；③莫扎特：嘻游曲；④莫扎特：土耳其进行曲。

每次聆听背景音乐25分钟，每日6~8次。

5. 中医辨证调摄

（1）心脾两虚证

证候：学习困难，注意力不集中，健忘多梦，反应迟钝，头晕心悸，神疲肢倦。舌淡苔白，脉细而缓。

治法：健脾养心。

方药：归脾丸加减（党参12g，白术9g，茯苓6g，北芪12g，龙眼肉6g，远志6g，当归6g，大枣3枚，木香3g，酸枣仁6g，柏子仁6g，核桃仁6g）。

（2）痰湿蒙闭证

证候：学习困难，头困身重，反应迟钝，纳呆便溏。舌胖大，苔白滑，脉细或濡。

治法：健脾涤痰，醒神开窍。

方药：涤痰汤加减（陈皮6g，枳实9g，南星9g，石菖蒲12g，远志6g，益智仁6g，竹茹3g，茯苓9g，半夏9g，薏苡仁6g，莲子肉6g）。

（3）阴虚火旺证

证候：学习困难，注意力不集中，夜眠不安，心烦多梦，急躁易怒，任性倔强，纳谷不香，大便不爽，记忆力差。舌尖红，苔少或苔淡黄腻，脉细数。

治法：滋阴降火，宁神定志。

方药：六味地黄丸加减（知母6g，生地12g，山萸肉9g，山药9g，泽泻6g，丹皮6g，茯苓6g，淡竹叶6g，酸枣仁9g，石决明15g，石菖蒲12g，生龙齿15g）。

6. 特殊教育 以矫正缺陷、提高学业水平为目的，重点在于补救某一特殊的发育缺陷，针对主要缺陷的问题进行矫治训练。包括知觉运动、语言、运动技巧，以及阅读、计算能力等方面的特殊教育，有操作条件反射法、心理疗法等。

第二十三节　啃手指

吮手指、啃指甲是孩子自我抚慰的行为，小孩在玩耍中容易接触到各种病菌，若不及时洗手，啃手指会把病菌带入体内，容易导致发热、腹泻、食欲不振等。在啃手指的过程中，对指甲局部易造成创伤，不易愈合，容易导致局部感染，形成甲沟炎等。被吮吸的手指皮肤经常会变厚，甚至影响日后美观。吮吸手指会影响牙齿的发育，如果 6 岁后还改不了吮手指的习惯，就有可能出现恒牙歪斜现象。

习惯性的啃手指行为会影响孩子日常的手部活动，在一些学习和活动中可能会影响孩子的注意力，导致孩子对其他事物失去兴趣；且异于他人的行为易被模仿、嘲笑，对儿童心理造成消极的影响。

【判断依据】

1. 吮手指、啃指甲为几乎唯一症状。

2. 排除几个月大的宝宝的吃手行为，这是其在练习吮吸吞咽的功能，可以帮助宝宝协调手和嘴巴的合作能力。如果到了五六岁依然这样做，那就不是一种自然而然的行为，而是已经成为习惯了，需要引起家长的重视。

【发生原因】

1. 精神因素　包括感到无聊、困倦和欲望得不到满足。其中多数是由于感到无聊、困倦，少数是由于欲望得不到满足，或者是由于精神紧张，为了消除紧张情绪而啃指甲。

2. 缺乏亲情　有的孩子是缺乏亲近才吮手指，因为感受不到父母爱抚、管教太严、家庭不和谐、初入幼儿园或老师欠温柔等，常会感到寂寞、焦虑或紧张，三四岁的孩子出现吮手指习惯是一种倒退行为，也是心理障碍的表现，他们只能用吮手指来满足口腔欲望，减少内心忧虑。

3. 缺少微量元素　孩子体内缺少微量元素如锌、铁等，会引起异食癖，诱发啃手指的行为。

【调理方法】

1. 替代方法　在孩子手指上涂抹一些其不喜欢的东西，但是一定要注意卫生和清洁。孩子啃手指也可能是长牙齿难受的原因，可给孩子吃一些小饼干、磨牙棒之类的东西，以转移注意力。

2. 冷处理 使用“警告”办法来纠正孩子的这种坏毛病，不仅不起作用，还可能给孩子造成罪恶和无能为力感，其结果适得其反。如果是孩子发困和无聊时的啃手指，可以不予关注。

3. 增加关注 如果孩子不分时间、地点，热衷于啃手指，甚至达到不想做游戏的程度，则多半是由于孩子认为自己没有得到足够的爱。如果是这种情况，可以通过适当的关注和爱护，使孩子的坏习惯得以纠正。可以告诉孩子啃手指是刚出生的小宝宝才会这样，现在宝宝长大了，不可以再啃手指了。也可在孩子睡觉前用自己的大手握住孩子的小手，让孩子有一种安全感。

4. 正面引导，积极鼓励 家长给孩子拍摄不吃手时的照片，请幼儿园老师或其他家长表扬孩子的表现，肯定他们的进步。家长可和孩子共同设计一张好习惯的表格，共同欣赏孩子的进步表现。

5. 补充微量元素 如果孩子是因缺少微量元素导致爱吮手指，就要及时给予补充相应的微量元素。

【预防与调护】

1. 及时教育 家长先从认知层面入手，增强孩子感性经验。首先家长搜集许多关于手指变形的图片，以及细菌在口腔和肚子里繁殖的图片，然后选取适当的图片引导孩子观察，用真实的镜头说明啃手指的危害，触动孩子心灵，增强防止养成吃手习惯的内动力。

2. 转移注意力 尽量让孩子没有过多独自空闲无聊的时候，找一些孩子习惯做的事情，鼓励其努力去探索外面的世界。经常让孩子外出，环境的改变、视野的开阔会让孩子的心情变得稳定安静，会使孩子感到外面的世界新鲜有趣，也就大大降低了啃手指的可能性了。

3. 心理调节 尽量保持良好的家庭环境，营造一种和谐温馨的家庭气氛。孩子其实还是十分敏感的，且往往因为年龄还小，表达能力有限，孩子只能用自己的方式，如啃手指来宣泄心中的情感。父母要注意不要将自己的负面情绪带给孩子。

第二十四节　生长痛

生长痛是指儿童在生长过程中肢体出现疼痛，以膝关节周围或小腿前侧为主，身体不存在器质性病变。小儿正处于快速生长发育阶段，由于钙磷代谢紊乱，大约有 1/6 的孩子会发生肢体疼痛。生长痛一般在晚上突然发生，有时左腿疼痛，有时又变成右腿疼，而且肢体没有肿胀的迹象，关节活动也一切正常，孩子的正常走路基本不受影响。由于生长痛的特殊原因，使得疼痛部位不固定，凡是属于下肢的各个部位都有可能出现疼痛现象，而小腿肚、大腿、膝盖窝三个部位是最容易出现生长痛的位置。除此之外，出现生长痛的孩子常常同时还有腹痛、头痛及不同程度的睡眠障碍，这些症状经常是伴随生长痛出现，在生长痛消失之后，这些症状也会随之消失。

【判断依据】

1. 儿童肢体出现疼痛，以膝关节周围或小腿前侧为主，这是几乎唯一症状。

2. 排除骨关节疾病及双下肢畸形等疾病。

【发生原因】

生长痛的发生是由于孩子在发育过程中骨骼的生长速度较快，而肌肉和韧带的生长速度相对较慢，二者生长的快慢不均导致肌肉和韧带被牵扯而引起疼痛。3 ~ 6 岁及 8 ~ 12 岁的孩子发生生长痛的情况较多见，其中尤以 3 ~ 6 岁居多，但其他年龄段的孩子也会在一定程度上出现生长痛。

【调理原则】

不可盲目补钙，应保持合理膳食。

【调理方法】

1. 避免盲目补钙　盲目补钙是不少父母容易走入的误区。不可否认，有些小儿在这段时间会缺钙，但是补钙对生长痛的缓解是没有多大帮助的。因为生长痛的原因不在骨头，而是软组织疲劳。而且，学龄前期儿童的钙吸收主要应通过食物获得，如牛奶、骨头汤、绿色蔬菜、虾、贝类等，食补的效果远远优于药补。如果摄入过多的钙制剂，儿童并不能很好地吸收。

2. 饮食疗法　可用山药蹄筋汤：山药 250g，猪蹄筋（其他动物蹄筋也可以）100g，调料适量。将猪蹄筋泡软、洗净、切段，加清水适量炖沸，调入山药及调料，文火炖熟服食。可养肝益肾、通络温经。

【预防与调护】

1. 预防

（1）避免剧烈活动。一般来说，让孩子白天减少运动量，尽量避免过于剧烈的活动，夜间出现腿部疼痛的可能性就会降低。

（2）维生素C对胶原合成有利，可以让孩子多吃一些富含维生素C的蔬菜和水果，如青菜、韭菜、菠菜、柑橘、柚子等。

2. 护理 父母可用热毛巾对孩子疼痛部位进行按摩或热敷，这样能缓和孩子的紧张情绪，从而缓解疼痛带来的不适感觉。按摩时一定要注意揉捏的力度，让孩子在温柔的抚摸下入睡。

第二十五节　打　鼾

有的儿童睡觉喘粗气，甚至打呼噜，动动枕头或换换位置会减轻，打鼾严重者甚至影响睡眠。引起小儿睡眠打鼾的原因多为鼻咽部腺样体及扁桃体肥大或颌面结构发育畸形。

【判断依据】

1. 小儿因鼻子不通气，经常张口呼吸，容易造成头部缺血、缺氧，出现精神萎靡、头痛、头晕、反应迟钝等现象。

2. 长期的张口呼吸，气流会冲击硬腭而使之变形、高拱，出现“腺样体面容”，即上唇短厚翘起，下颌骨下垂，鼻唇沟消失，硬腭高拱，牙齿排列不整齐，上切牙突出，咬合不良，鼻中隔偏曲等，面部肌肉不易活动，缺乏表情等。

【发生原因】

1. 小儿特殊解剖结构 小儿组成上气道的鼻、咽、喉和口腔的空间狭小，无形中增大了吸气时的阻力；再加上小儿易患腺样体、扁桃体肥大、慢性鼻窦炎等，非常容易造成上气道部分阻塞，从而呈现睡眠时打鼾的状况。

2. 自身因素 肥胖和先天性口鼻腔成长异常也会造成小孩打鼾。

【调理原则】

1. 调整孩子的饮食，少吃油煎食品，多吃绿叶蔬菜及豆制品。

2. 加强体格锻炼，进行减肥的运动，如长跑、游泳、体操、跳绳等。

3. 睡眠时最好取仰卧位。对情况较重的小孩，建议去专科就诊。

【调理方法】

1. 食疗　芋艿具有消疬散结的功效，每天食用200g，调味食用，不论淡的、甜的、咸的、干蒸、炖煮、烧汤都可。连服3～6个月。

2. 穴位按摩（揉迎香，推宝瓶）　家长可用自己的手指（食指、中指都可以）单手在孩子的迎香穴（鼻翼两侧）上按揉3分钟。推宝瓶即从孩子的鼻梁骨突起处往鼻子两侧下推，可以双手推，也可以单手推，每次大约200下。

第二十六节　腹　胀

腹胀即腹部膨胀，可由于肠腔、腹腔内积气、积液、腹内巨大肿物或腹肌无力引起，小儿腹胀以气胀最为多见。

【判断依据】

幼儿腹胀比较多见，腹部看起来鼓鼓胀胀的，幼儿也因腹胀难受而烦躁不安，哭闹或挠肚皮等。患儿多有急性或慢性病容，腹部隆起，高出于胸部，严重的腹胀可影响呼吸而不能平卧。小儿一般情况良好，无异常的哭闹及排便异常等。

【发生原因】

喂养不当、消化不良、肠道感染及一些外科疾病均可引起腹胀。

【调理原则】

积极预防喂养不当或消化不良引起的腹胀，提倡母乳喂养，积极防治胃肠道感染，防治便秘。

【调理方法】

1. 敷脐法

（1）取麸片50g、食醋20mL、碎食盐10g放入锅内炒至麸片微黄为度，再放入1～2cm长的大葱白7～10个、白萝卜片30g，切碎，稍加热至葱白变软即成。混匀制备物，敷幼儿脐部，外用纱布固定。分5～7次使用，每隔6～8小时更换一次。

（2）葱3～4两，食用粗盐5两，一起放入铁锅中炒，至出现白色油光（此时温度为40℃～50℃）即可。然后立即将炒好的葱均匀地撒布在双层毛巾中，敷于腹部。一般敷后1～2小时即开始排气，腹胀消失，最快者半小时内即见效。如至次日腹胀仍未全部消除，可重复施行。此法对幼儿无不良反应。

（3）大黄30g、二丑60g、槟榔30g、党参15g、朱砂15g，共研细末，用醋调和成糊状，取适量敷脐，用纱布、胶布固定，每日换药1次，3天为1个疗程。

（4）鲜生姜、葱白各1份，研细备用。1岁以内小儿每次用10～20g，1～5岁小儿每次用20～30g，大于5岁者每次用30～50g，用纱布包裹后敷脐，每12小时更换1次，最多不超过2天。

（5）取大葱带根须半段、花椒10粒、生姜10g，洗净，一起捣碎，用纱布包裹敷盖幼儿脐部，一般15～30分钟后幼儿腹胀可缓解。

（6）玄明粉10～20g，小茴香1～3g，研末混合，将上药放置纱布袋内，袋两边缝上绷带，捆于幼儿脐上留一夜，第二天晨起重新装置上药放于纱布袋内敷脐。如幼儿大便通，腹胀即减或消退；如不减，可重复运用。

（7）大黄30g，二丑60g，槟榔30g，党参15g，朱砂15g，共研细末，用醋调和成糊状，取适量敷脐，用纱布、胶布固定，每日换药1次，3天为1个疗程。

2. 推拿调理

（1）幼儿仰卧位，医务人员用大鱼际顺时针摩中脘穴100次（约5分钟），然后用掌根直推中脘100次，再分腹阴阳50次。由小及大先后按摩神阙，即用手掌在神阙穴周围由小及大做掌摩法和按压。用拇指指腹稍用力点揉足三里穴，以出现酸胀感为度，每侧各按摩5分钟。

（2）取适量吴茱萸和白酒，按1∶3的比例浸泡4～6小时，纱布过滤取液，置瓶内备用。取少许浸泡液滴于幼儿脐部，用掌心按摩脐部5～10分钟，每日2～3次。

（3）推脾经（从拇指末节桡侧面推至大鱼际部）来回反复200次；揉板门200次；捏脊5遍。

（4）推掌心部（医者用拇指、食指指腹由幼儿的掌心推至中指末端）20次，然后用掌根在腹部轻轻推拿，对天枢穴作重点按揉，直到腹胀消失为止。

3. 食疗方

（1）萝卜酸梅汤：鲜萝卜250g切薄片，酸梅2粒，加清水三碗煎成一碗半，去渣取汁，加少许食盐调味饮用。有宽中行气、化积滞、下气生津、清热化痰作用，适用于饮食积滞或进食过饱引起的胸闷、烧心、腹胀、胁痛、烦躁、气逆等症。

（2）治腹胀、厌食方：取冬瓜皮100g、鲫鱼1条共煮，炖烂服食，隔日1次，连用3～5次。

（3）鹌鹑粥：鹌鹑1只，去毛及肠杂，切小块，与大米100g同煮粥，用适量油、盐调味食用。有益气健脾、补气血、消食积的作用，可治小儿疳积、肚腹胀满、食欲不振、脾虚便溏、身体虚弱等症。可作早晚餐食用，每日或隔日食用一次。

（4）麦芽山楂饮：炒麦芽10g，炒山楂片3g，红糖适量。取炒麦芽、炒山楂加水1碗共煎15分钟取汁，加入红糖调味即可。饭前、饭后饮用均可。

第六章 小儿推拿调理

第一节 感 冒

感冒是少儿感受风邪而引起的一种外感性疾病，又名伤风，临床以发热、恶风、畏寒、咳嗽、流涕、打喷嚏等为主要症状。本病为少儿时期最常见的外感疾病之一，一年四季均可发病，尤以冬春季节较多见，其中婴幼儿时期发病率较高。

小儿为稚阴稚阳之体，脏腑娇嫩，形气未充，故易受外邪侵袭。又小儿“阳常有余，阴常不足”，故容易化热化燥，耗液伤津而出现阴虚内热现象。同时，小儿脾胃不健，易停食停奶。且由于神气怯弱，热盛易引动肝风而惊厥。综上所述，小儿易受邪，常夹食、夹惊，此为小儿疾病的重要特点。

钱乙在《小儿药证直诀·风论篇》中首先提出“伤风”之名，并描述其症状为：“伤风贪睡，口中气热，呵欠顿闷者，伤风病也。”

【病因病机】

本病主要为感受风、寒、暑、湿或时行疫毒之邪所致。多发生于气候突变或坐卧当风、淋浴之后，皮毛之间卒然受邪或感受时邪疫毒，相传而发。

外邪多从皮毛而入。皮毛者，肺之合也。少儿肌肤未丰，腠理空虚，卫外不固，故外邪易侵袭肺卫，卫气开阖失司，症见发热、恶寒、无汗等表证。鼻为肺之窍，咽为呼吸之通道，若遇时行之邪则直从口鼻而入，症见喷嚏、流涕、咳嗽、喉痒等肺卫表证。又邪之所凑，其气必虚，少儿由于正气虚弱，或肺有宿痰，或胃有宿食，则易发病。无论邪气盛还是正气虚，都可引起本病。

【临床表现】

根据病邪性质、体质强弱、气候差异等因素，临床可分为风寒感冒、风热感冒，并可出现兼夹症状。

1. 风寒感冒

发热轻，恶寒重，畏寒蜷卧，喜母怀抱，打喷嚏，鼻塞流清涕，咳嗽咽痒，无汗或汗出不畅，精神困倦，舌质淡红，舌苔薄白，脉浮微紧，指纹淡红。

2. 风热感冒

发热较重，恶寒较轻，有汗而热退，面红目赤，鼻塞流黄涕，咽喉红肿，呼吸气促，口渴喜饮，烦躁不安，或困倦嗜睡，或咳嗽痰黄黏，舌质红，苔薄黄白，脉浮数，指纹色紫。

3. 夹食

兼见食欲减退，胸腹胀满，手足心热，夜卧不安，或呕吐酸腐，或大便腥臭，有不易消化食物之残渣，舌苔黄厚腻，脉浮数有力。

4. 夹痰

兼见咳嗽痰多，鼻扇气急，喘咳。

5. 夹惊

兼见发热，汗出不畅，面赤目红，烦躁不宁，肉瞤指动，甚至神昏。

【推拿调理】

1. 风寒感冒前期调理

调理原则：疏风散寒。

处方：开天门 40 次、分推坎宫 40 次、揉太阳 2 分钟、揉耳后高骨 2 分钟、推三关 200 次、掐揉二扇门 2 分钟、揉一窝风 1 分钟、拿风池 3 次、拿肩井 3 次。

方义：开天门、分推坎宫、揉太阳、揉耳后高骨能疏风解表，止头痛；推三关、掐揉二扇门、拿风池、拿肩井、揉一窝风可以疏风散寒、发汗解表。全方可疏风散寒，解表证。

2. 风热感冒前期调理

调理原则：清热解表。

处方：开天门 30 次、分推坎宫 30 次、运太阳 2 分钟、清天河水 100 次、揉小天心1分钟、清肺经100次、退六腑30次、捏脊5次。

方义：方中开天门、分推坎宫、运太阳共解表邪；清天河水可清热解表；揉小天心可清热邪；若热势高，清肺经、退六腑以清肺热、顺气止咳；捏脊扶助正气，健脾胃，以达到祛邪的目的。

3. 加减法

（1）夹食

处方：揉板门5分钟、运内八卦2分钟、推四横纹100次、分腹阴阳30次。

方义：方中揉板门健脾胃；运内八卦理气利膈，除滞消食；推四横纹调中气，消胀满；分腹阴阳健脾和胃。全方消食满，健脾胃。

（2）夹痰

处方：清肺经200次、揉膻中2分钟、揉肺俞2分钟、分推肩胛骨50次。

方义：方中清肺经能宣肺清热、化痰止咳；揉膻中可以理气宽胸；揉肺俞、分推肩胛骨可调肺气以扶正祛邪。

（3）夹惊

处方：揉小天心5分钟、清肝经100次、补肾经100次、揉二马3分钟。

方义：方中揉小天心、清肝经能镇惊安神；揉二马、补肾经可滋阴补肾。

【预防与护理】

1. 平时加强小儿户外活动，多见阳光，增强体质，提高抵抗力。

2. 注意气候变化，及时加减衣服，防止外邪侵袭。

3. 在感冒流行期间避免外出或到公共场所，以防传染。

4. 生活规律，起居有常，饮食有节，夜卧早起避免着凉。

5. 用食醋熏蒸室内，方法是：食醋2～5mL/m^3，加水稀释1～2倍，然后置容器内加热熏至全部气化为止。每天1次，连续数天。

6. 可用金银花9～15g、连翘9～15g、贯众9～15g水煎服，按年龄大小酌量分服。

第二节　头　痛

头痛是以头部疼痛为主的一种自觉症状，可见于多种急慢性疾病中，很少单独发病，是小儿疾病中的一个常见症状。

《素问·风论》说："首风之状，头面多汗恶风，当先风一日则病甚，头痛不可以出内。"又说："风气循风府而上，则为脑风。"上述是说风邪可以引起头痛、多汗、恶风等外感症状。《小儿卫生总微论方》云："伤寒者……夏发者为热病，其候面赤，浑身壮热，头痛体疼，鼻塞身重，清涕咳嗽……"此是风寒化热之头痛。朱丹溪论头痛多是从痰、火、血虚三方面而言，他在《丹溪心法》中说："头痛多主于痰，痛甚者火多……血虚头痛，自鱼尾上攻头痛。"

【病因病机】

1. 风邪外侵

小儿肌肤嫩薄，卫外未周，经脉柔弱。若小儿调护不当，风邪外袭，由肌表客于经络，上犯巅顶，清阳之气受阻，可导致头痛。

2. 胃火上炎

胃火亢盛，上炎于头窍，清阳不调而头痛。

3. 痰火头痛

脾虚生湿，湿聚成痰，痰郁化火，上扰清窍，阻遏清阳，可发生头痛。

【临床表现】

1. 风寒头痛

头痛时作，甚则连及项背，恶寒发热，流涕，口中不渴，舌苔薄白，脉浮，指纹淡红。

2. 胃火上炎

头痛连及两目，时痛时止，痛无定时，鼻干，遇热则痛甚，舌苔黄厚腻，脉数。

3. 痰火头痛

头痛伴头晕、目眩、恶心，时吐涎沫，胸闷，舌苔厚腻，脉滑数。

【推拿调理】

1. 风寒头痛调理

调理原则：祛风、散寒、止痛。

处方：开天门 30 次、推坎宫 30 次、运太阳 30 次、黄蜂入洞 2 分钟、揉一窝风 2 分钟、推三关 40 次、揉二扇门 2 分钟。

方义：方中开天门、推坎宫、运太阳可疏风散寒止痛；黄蜂入洞可祛风寒、通鼻窍；揉一窝风可发散风寒、通络止头痛；推三关可祛寒解表；揉二扇门可发汗解表。

2. 胃火上炎调理

调理原则：清胃火、止头痛。

处方：清板门5分钟、清肺经100次、清天河水50次、退六腑30次、开天门30次、运太阳30次、推坎宫30次、补肾经50次、揉二马3分钟。

方义：方中清板门可清胃火、止头痛；清肺经、清天河水、退六腑可清热止痛；开天门、运太阳、推坎宫可醒脑明目止痛；补肾经、揉二马可滋阴降火止痛。

3. 痰火头痛调理

调理原则：化湿祛痰，泻火止痛。

处方：补脾经200次、逆运内八卦50次、清肺经50次、清天河水30次、揉小天心2分钟、补肾水100次、揉二马3分钟、开天门30次、推坎宫30次、运太阳30次。

方义：方中补脾经可健脾化痰；逆运内八卦可理气化痰；清肺经、清天河水可清热化痰；揉小天心可清热镇惊止痛；补肾水、揉二马可滋肾阴；开天门、推坎宫、运太阳可醒神止头痛。

【预防与护理】

1. 小儿头痛由外感引起者最多，因而预防感冒很重要。另外应当预防跌仆外伤。

2. 养成按时作息、劳逸结合的良好生活习惯；要注意环境安静，减少刺激，如灯光、噪音、震动等。

3. 头痛而兼呕吐痰涎者，注意清除呕吐物，头转向一侧，以免呕吐物呛入气管。

4. 对突然发热或非热剧烈头痛，兼见项强，呕吐或嗜睡，应立即到医疗机构就诊，明确诊断，采用中西医疗法，以免延误病情。

第三节　咳　嗽

咳嗽是以咳嗽为主症的一种疾病。有声无痰谓之咳，有痰无声谓之嗽，有声有痰谓之咳嗽，一般难以区分，故咳嗽并称。临床以咳嗽、鼻塞、流涕或痰多，或干咳无痰为主要特征。本病以外感者多见，一年四季均可发病，尤多见于冬春季节，一般预后良好。

《幼幼集成》载："因痰而嗽者痰为主，其病在脾，故以治脾为主；因咳而动痰者，咳为重，其病在肺，故以治肺。"这样就从病因、病机、病位把内伤咳嗽与外感咳嗽区别开来，对临床有重要的指导意义。肺为娇脏，不耐寒热，加之小儿肤薄神怯，卫外力差，易为外邪所侵，若失治，又易入里损伤正气，则病见难愈。故万全在《育婴家秘》中说："娇脏遭伤不易愈。"临床不可不慎。

【病因病机】

1. 外感咳嗽

肺为五脏之华盖，其位最高，邪气外侵，首先犯肺，外束于肌表，内伤于肺卫，肺气失于宣肃，导致肺气壅遏、清肃失职而发为咳嗽。

2. 内伤咳嗽

外感失治，伤及肺脏，肺失通达，津停痰凝，气逆而咳；或乳食不适，脾失健运，痰湿内生，上输于肺，影响肺气而为咳嗽。若久病体虚或平素体弱，以致肺脏虚损，耗气伤津，肃降无权，可导致气逆而咳。

【临床表现】

1. 外感咳嗽

咳嗽有痰，鼻塞，流涕，恶心，苔薄，脉浮，指纹淡。若为风寒证，则痰清稀色白，恶寒重，无汗，苔薄白，指纹淡红；若为风热证，则痰黄稠，稍怕冷而汗微出，发热，口渴，咽痛，苔薄黄，指纹淡紫。

2. 内伤咳嗽

干咳少痰，或咳嗽痰多，胸闷不舒，食欲不振，神疲乏力，形体消瘦，舌苔厚腻，指纹沉滞。

【推拿调理】

1. 外感咳嗽前期调理

调理原则：疏风解表，宣肺止咳。

处方：开天门、推坎宫、运太阳、揉耳后高骨各 30 次，揉一窝风 3 分钟，清肺经 100 次，逆运内八卦 2 分钟，推揉膻中 30 次，揉肺俞 1 分钟，分推肩胛骨 30 次。

方义：方中开天门、推坎宫、运太阳、揉耳后高骨能疏风解表；揉一窝风可疏风散寒、宣通表里；清肺经可清肺热；逆运内八卦、推揉膻中可理气化痰止咳；揉肺俞、分推肩胛骨可调肺气、补肺虚而止咳。

加减：风寒咳嗽加推三关 50 次、掐揉二扇门 2 分钟；风热咳嗽加清天河水 50 次。若肺部有干湿啰音，加推小横纹 30 次、掐揉掌小横纹 2 分钟。

2. 内伤咳嗽后期调理

调理原则：健脾益肺，止咳化痰。

处方：补脾经 100 次、逆运内八卦 30 次、推四横纹 30 次、推揉膻中 50 次、揉乳旁 50 次、揉肺俞 100 次、按揉足三里 3 分钟。

方义：方中补脾经、按揉足三里可健脾化痰止咳；逆运内八卦、推揉膻中、揉乳旁可宽胸理气、化痰止咳；推四横纹可调气血、散瘀结；揉肺俞可补肺气。

加减：久咳体虚咳促者加补肾经 50 次、推三关 50 次、捏脊 6 次；阴虚咳嗽加揉二马 5 分钟、补肾经 100 次；痰吐不利加揉丰隆 50 次、揉天突 1 分钟。

【预防与护理】

1. 小儿咳嗽以外感风邪为多，故平时宜衣着适当，慎避风邪，以免外邪内入而致咳嗽。

2. 宜少吃辛辣、香燥、炙煿、生冷之食，肥甘厚腻亦不宜过度，免致内伤脾胃而生痰，引起咳嗽。

3. 若为外感咳嗽，或外感未解之前，均须忌油腻荤腥和鸡、蛋、鱼类，以免滞肺留邪而病势难愈。

4. 咳嗽期间戒酸味或过咸的食物，以免造成病哮之后患。

5. 保持室内空气流通，避免煤气、尘烟、油腥等刺激食道而加重病情。

第四节　哮　喘

哮喘是一种发作性痰鸣气喘疾患，临床以发作时喉间有水鸡声、呼吸困难、气促，甚者张口抬肩、难以平卧为特征。西医的支气管哮喘和喘息性支气管炎与本病相似，可作参考。

本病多于冬、春、秋季节发病，且病因复杂，素体不足、痰伏肺窍、情绪波动、食物不当或接触其他物皆可发病。一般随着年龄的不断增长，小儿逐渐发育完善，发作的机会也会日益减少，以后或可最终缓解。

张仲景在《金匮要略》一书中有“咳而上气，喉中水鸡声，射干麻黄汤主之”的记载，实际上就是指小儿哮喘，为后世留下了宝贵经验。清代医家沈金鳌在《幼科释谜》中已注意到饮食与哮症的关系，这对于哮喘病因的认识是一个大的进步。他说：“大多幼稚多吃咸酸，渗透气脘，一遇风寒，便窒塞道路，气息喘促，故多发于冬初。”

【病因病机】

本病主因为痰，可因外感六淫、内伤饮食、情志抑郁，或气候突变、吸入粉尘等诱因而发病。

秦景明在《症因脉治》中说：“哮喘之因，痰饮留伏，结为窠臼，潜伏于内，偶有七情之犯，饮食之伤，或外有时令之风寒，束其肌表，则哮喘之症作矣。”此对哮喘的病因和诱因论述颇详。

哮喘的发作还与肺、脾、肾三脏密切相关。小儿肺脏娇嫩，脾常不足，肾常虚。“邪之所凑，其气必虚”，若三脏不足，营卫虚衰，则易发病。正如《临证指南医案》所说：“喘哮之急，原由寒入肺俞，痰凝胃络而起。久发不已，肺虚必及于肾，肾虚及脾，脾虚生痰。此若触风寒，喘即举发。”明确指出肺、脾、肾三脏功能失调在哮喘发病中的重要作用。又脾为生痰之源，肺为贮痰之器，肾主人身津液，若三脏失调，则易生痰，这与“伏痰”有直接关系。

本病病机为痰饮久伏，若遇诱因则痰随气动，气因痰阻，相互搏击，阻塞气道，致其狭窄，升降不利，气病相引，搏击喉间，则表现为呼吸困难，气促喘息，喉间哮鸣。

【临床表现】

哮喘发作前常有打喷嚏、胸部闷塞等前驱症状。但也有突然发作者，发作时咽喉梗塞，呼吸困难，咳痰不利，喉中有哮鸣音，声若拽锯或如水鸡声，一般持续几分钟即可缓解。若见面色苍白，烦躁不安，不能平卧，唇甲青紫，额出冷汗，持续十几小时或数天，同时伴颈静脉怒张，称为哮喘持续状态。此为哮喘重症，要积极治疗。

【推拿调理】

1. 哮喘发作前后调理

调理原则：降气化痰，止咳平喘。

处方：清肺经200次、揉天突20次、推揉膻中50次、搓摩胁肋2分钟、揉肺俞2分钟、分推肩胛骨100次、拿肩井5次。

方义：方中清肺经可宣肺清热、化痰止咳；揉天突可理气化痰、降逆平喘；推揉膻中、搓摩胁肋可宽胸理气化痰；揉肺俞、分推肩胛骨可补肺气，使肺气升降正常；拿肩井可疏通气血。

加减：

（1）伴有吐痰清稀、色白多沫、形寒无汗、小便清长等寒证，加推上三关200次、揉外劳宫2分钟。

（2）伴有痰稠色黄、发热面红、烦躁不安、渴喜冷饮、小便黄赤、大便干燥等热证，加清大肠100次、退六腑50次、揉大椎50次、推脊30次。

（3）伴有面青唇紫、口不渴、倦怠乏力、食少纳呆、头汗涔涔、四肢欠温等阳虚症状者，加补脾经200次、补肾经200次、推三关50次、揉丹田2分钟。

2. 哮喘缓解后调理

调理原则：扶正补虚。

处方：补脾经200次、补肺经50次、补肾经200次、揉肺俞30次、分推膻中1分钟、摩中脘3分钟、揉丹田2分钟、按揉足三里60次、捏脊5次、拿肩井5次。

【预防与护理】

1. 进行适量的体育锻炼和户外活动，多接触新鲜空气和阳光，以增强体质，减少发作。

2. 避免受冻，防止感冒。在气候较冷之时注意保暖，及时加减衣服，尤须注意肺部的保暖。

3. 防止吸入烟尘和刺激性气体。

4. 平素体弱者可服玉屏风散，以防止感冒。

5. 饮食起居要有节制，不宜过饱，勿食过甜、过咸及生冷之食，发作时饮食宜清淡易消化，可少量多次食用。

6. 小儿哮喘的发作与肺、脾、肾三脏密切相关，故可在平时服补肺、健脾、益肾之品。

7. 发作时应保持安静，尽量减少病人的紧张心情，保持室内空气的新鲜。

附：徐氏摩按法治疗小儿哮喘

“徐氏平喘摩按法”治疗哮喘发作期有较好的即时平喘作用，尚未发现有不良反应，家长及小孩较乐意接受此种疗法，对于儿童支气管哮喘的轻、中度急性发作是一种良好的非药物治疗手段。此方法操作简单，经过一定时间的培训和实践后就能熟练掌握。

传统的小儿按摩手法大致可分为“重按”和“轻摩”两类手法，“重按”重点在于理其肌肉，“轻摩”重点在于调其脏腑。轻摩手法作用于穴位，通过经络调理人体气血，使脏腑调和、阴阳平衡，以达到防治疾病和康复机体的作用。

“徐氏平喘摩按法”以轻摩手法为主，具体方法简述如下：

1. 选穴

百会、廉泉、天突、膻中、神阙、百劳、风池、定喘、肺俞、膏肓加任脉。

2. 具体手法

按摩身体前面穴位时医师与患儿面对面，按摩背面穴位时医师与患儿面对背。以快速轻浅摩法为主，以中指进行快速摩按。要求动作轻柔，速度均匀，摩法频率为100次/分左右，每穴200次以上，整套手法约10分钟左右。

第五节　泄　泻

泄泻是由外感六淫，内伤乳食，损伤脾胃，导致脾胃运化失常的一种消化道疾病，临床以大便稀薄、便次增多，甚至如水样为其特征。本病一年四季均可发生，尤以夏秋季为多。若治疗不及时，迁延日久不愈，将影响小儿的营养、生长和发育。若病情严重，可发展为气液耗损、阴竭阳脱的危症，临床须重视。

本病的主要病理变化为脾胃失调。《医宗必读》认为：“脾之强者，自能胜湿，无湿则不泄，故曰湿多成五泄。若土虚不能制湿，则风寒与热皆得干之为病。”脾主运化，胃主受纳；脾主升清，胃主降浊。若脾胃功能失调，则运化失常，清浊不分而产生泄泻。

关于泄泻在《黄帝内经》中已有较详细的论述，并有“飧泄”“濡泄”“溏泄”“洞泄”“滑泄”等名；提出感受风、寒、暑、湿、热邪和饮食、起居不时等因素均可导致本病；在病机方面指出清浊不分、阴阳失调是其病理变化；在治则上明确提出“先病而后泄者治其本，先泄而后生他病者治其本”。《黄帝内经》关于本病在病因、病机、治则等方面的论述，为后世提供了基本的资料。

《医宗金鉴·幼科心法》用歌诀的方式简明扼要地总结了泄泻的病因和治法：“小儿泄泻须认清，伤乳停食冷热惊，脏寒脾虚飧水泻，分清温补治宜精。”

新生儿在出生后最初的三天内，其排出的粪便较黏稠，呈深绿色，一般无臭味，被称之为“胎便”。母乳喂养的婴儿其粪便多为黄色，状如软性黄油；有的婴儿粪便稀薄而微带绿色，有酸性气味；正常者每日大便为1～4次。母乳喂养的婴儿如果一日内粪便超过4次，而一般情况好，体重也在增加，则不视为病态。牛乳喂养的婴儿其粪便为淡黄色，有时为土灰色，大便比较坚硬，略有腐臭味，其正常者每日大便1～2次。

婴儿摄入的食物中若碳水化合物的比例很高，则婴儿的大便次数会增多，且大便可能较稀，一般也不视为病态。

【病因病机】

1. 感受外邪 夏秋季节，暑湿行令，最易感受外邪而发病。《素问·至真要大论》说：“暴注下迫，皆属于热。”夏暑之时多夹湿邪，湿热困脾则运化失常，升降失司，清浊不分而为泄泻。冬春季节多风寒之邪，《灵枢·百病始生》说：“多寒则肠鸣飧泄食不化。”《素问·生气通天论》说：“春伤于风，邪气留连，乃为洞泄。”风寒之邪可直中脏腑，导致阳气受遏，运化无权而致泄泻。

2. 内伤乳食 小儿脾常不足，运化功能尚未完善，而生长发育迅速。若喂养不当，次数无度或过食生冷瓜果、肥甘厚腻等不易消化食物，则伤及脾胃，可导致泄泻。《素问·痹论》说：“饮食自倍，肠胃乃伤。”若乳儿过早添加辅食，或人工喂养乳汁不洁，皆可导致泄泻。

3. 脾胃虚弱 禀赋不足，或久病不愈，或服寒凉之品，皆可致脾弱，运化无权，水谷不能化精微，则并走于下而为泄泻。《素问·脏气法时论》说：“脾病者，虚则腹满肠鸣，飧泄食不化。”

【临床表现】

1. 湿热泻　腹痛即泻，泻下急迫，色黄褐热臭，便次多，肛门灼热而红肿，尿少色黄，口渴，舌苔黄腻，脉濡数，指纹色紫。

2. 寒湿泻　肠鸣腹胀，时有疼痛，大便清稀多沫，臭气不甚或带腥味，肛门不热不红，舌苔白腻，脉濡，指纹色红。

3. 伤食泻　腹痛胀满，泻前小儿哭闹，泻后痛减，大便量多、酸臭如败卵，嗳气纳呆，或伴呕吐酸馊，苔厚腻或垢腻，脉滑。

4. 脾虚泻　病程较长，反复发作，时发时止，多见食后即泻，尤其进食油腻之物后多发，常有食欲不振，面色萎黄，神疲倦怠，舌淡苔薄，脉濡细，指纹色淡。若日久损及肾阳，则泻下频作，粪质清稀，完谷不化，或有脱肛，面色㿠白，四肢厥冷，睡时露睛，舌淡苔白。

【推拿调理】

1. 湿热泄泻调理

调理原则：清热利湿，调中止泻。

处方：清脾经100次、清胃经100次、清大肠100次、退六腑30次、清小肠50次、揉天枢2分钟、揉龟尾2分钟、清天河水50次、按揉足三里2分钟。

方义：方中清脾经、清胃经、清大肠、清小肠能清热利湿止泻；清天河水、退六腑能清热泻火止泻；揉天枢、揉龟尾可调理大肠；按揉足三里可健脾胃。

2. 寒湿泄泻调理

调理原则：温中散寒，化湿止泻。

处方：补脾经100次、推三关100次、补大肠50次、揉外劳宫30次、逆摩腹3分钟、推上七节骨100次、揉龟尾2分钟、按揉足三里2分钟。

方义：补脾经可健脾化湿；补大肠可温中止泻；推三关可补气行气、温阳散寒；揉外劳宫可温中散寒；逆摩腹、推上七节骨、揉龟尾可调理肠胃气机而止泻；按揉足三里可健脾胃、助运化。

3. 伤食泄泻调理

调理原则：消食导滞，和中健脾。

处方：清补脾经100次、清大肠50次、揉板门5分钟、逆运内八卦50次、揉中脘2分钟、揉天枢2分钟、顺摩腹2分钟、揉龟尾3分钟。

方义：方中清补脾经可健脾消食；清大肠可清热导滞；揉板门、逆运内八卦、揉中脘可消食导滞；揉天枢、顺摩腹、揉龟尾可调气行气导滞。

4. 脾虚泄泻调理

调理原则：健脾益气，温阳止泻。

处方：补脾经 100 次、补大肠 200 次、揉板门 5 分钟、推三关 100 次、逆摩腹 50 次、推上七节骨 100 次、揉龟尾 3 分钟、捏脊 7 次。

方义：方中补脾经、揉板门可健脾胃、运水谷；补大肠可涩肠固脱、温中止泻；推三关可补气行气、温补中阳；逆摩腹、推上七节骨、揉龟尾可涩肠止泻；捏脊能调中止泻。

加减：损及肾阳者加补肾经 100 次、揉外劳宫 3 分钟；久泻不止加按摩百会 2 分钟；腹胀者加分腹阴阳 50 次、逆运内八卦 100 次。

【预防与护理】

1. 预防

（1）节制乳食。周岁以内小儿提倡母乳喂养；添加辅食不宜太快，品种不宜太多，变换不宜过频，禁止多食脂肪及生硬食物。

（2）调寒温。适时增减衣服，避免在过热或过凉环境中活动，避免久坐湿地，室内空气宜常流通。

（3）注意饮食卫生，勿吃污染变质的食物。

（4）婴儿不适宜在炎热的夏季断乳，若乳不足可适当辅以人工喂养，待秋凉后再行断乳。

（5）起居有节，避免小儿腹部受凉。

（6）本病应及早发现、及早治疗，迁延日久可影响儿童的营养、生长、发育，严重时可出现脱水，发生酸中毒，甚至危及生命。

2. 护理

（1）控制饮食为重要环节，轻者减少饮食，若为母乳喂养，应缩短喂奶时间，延长间隔时间；重者先禁食 8～12 小时，随着病情好转渐给予少量母乳或米汤等易消化之食物。在禁食期间应注意液体之补给。在初愈时仍应调摄饮食，以免复发。

（2）脾虚、阳虚泄泻患儿如身凉、肢冷、面青，应注意保暖，特别是下肢保暖。

（3）每天注意患儿大小便次数及颜色、性状、气味的变化，以及有无出现腹痛、腹胀等症状。

（4）保持患儿清洁，勤换尿布，每次大便后用温水冲洗臀部，揩干后扑上松花粉或滑石粉，以防止皮炎。臀部糜烂部分宜在空气中暴露，使局部干燥，然后涂麻油调青黛或用2%龙胆紫溶液。

第六节　呕　吐

呕吐是指以乳食从口中吐出为主症的一种儿科常见症。小儿吮乳过多，胃满而溢，此为溢乳，不作为病症。本病以婴幼儿多见，若长期不愈则损伤胃气，耗伤津液，导致气血亏虚。呕吐一症早有记载，《素问·举痛论》云："寒气客于胃肠，厥逆上出，故痛而呕也。"

本病总的病机为胃气上逆，故李东垣说："夫呕吐哕者，皆属于胃，胃者总司也。"

【病因病机】

小儿呕吐的原因很多，但总不出外感六淫之邪和内伤乳食。陈复正《幼幼集成》说："盖小儿呕吐，有寒有热有伤食，然寒吐热吐，未有不因于饮食者，其病总属于胃。"

胃以降为和，若外感、内伤影响胃气和降，上逆则为呕吐。

【临床表现】

1. 胃寒呕吐　饮食稍多即吐，时作时止，时轻时重，吐物不化，或为黄稀黏液，无酸腐气味，面色苍白，四肢欠温，腹痛喜暖，大便溏薄，舌淡苔薄白，指纹淡红。

2. 胃热呕吐　食入即吐，吐物酸臭，口渴唇干，烦躁不安，大便臭秽或秘结，小便黄赤，舌红苔黄，指纹紫。

3. 伤食呕吐　呕吐频繁，吐物酸臭，伴有未消化之乳块或食物残渣，嗳腐厌食，矢气恶臭，肚腹胀痛，舌苔厚腻，指纹滞。

【推拿调理】

1. 胃寒呕吐调理

调理原则：温中散寒，和胃降逆。

处方：补脾经200次、横纹推向板门200次、揉外劳宫2分钟、推三关

50 次、推天柱骨 50 次、揉中脘 3 分钟。

方义：方中补脾经可健脾和胃；横纹推向板门可止呕；揉外劳宫、推三关可温阳散寒；推天柱骨可降逆止呕；揉中脘可和胃止呕。

2. 胃热呕吐调理

调理原则：清热和胃，降逆止呕。

处方：清脾经 100 次、清大肠 100 次、退六腑 60 次、横纹推向板门 200 次、推天柱骨 50 次、推下七节骨 40 次。

方义：方中清脾经可清热止呕；清大肠可清热导滞，使胃气得降；退六腑可清胃热；横纹推向板门、推天柱骨可降逆止呕；推下七节骨可导泻止呕。

3. 伤食呕吐调理

调理原则：消食导滞，和胃降逆。

处方：清补脾经 200 次、揉板门 5 分钟、清大肠 200 次、逆运内八卦 50 次、揉中脘 50 次、横纹推向板门 100 次、推天柱骨 50 次、分腹阴阳 50 次、按揉足三里 3 分钟。

方义：清补脾经、揉板门可健脾胃、消食积；清大肠可消导积滞；逆运内八卦可理气消食；揉中脘可健脾消食；横纹推向板门、推天柱骨可降逆止呕；分腹阴阳可调理中焦之气；按揉足三里可健脾消食止呕。

【预防与护理】

1. 哺乳不宜过急，哺后应扶正身体，轻拍背部，使吸入胃内空气得以排出。

2. 乳贵有时，食贵有节。节制乳食，定时定量，不宜太饱，不宜过食煎炒、炙煿、肥腻不易消化之食及瓜果、冷饮等。

3. 避免外邪、风冷之气入腹。

4. 给药时药液温度应适度，一般热证凉服，寒证宜温服。若病重呕吐剧烈时，又须热证热服、寒证寒服。

5. 服药宜缓，可采用少量多次服用，或先服一口休息片刻，不见呕吐再服一口。不宜整杯整碗灌服。

第七节 疳 积

疳积是疳证和积滞的总称，是由于脾胃虚损，出现肌肉消瘦、津液枯竭、内生积热、消耗气血等一系列变化的慢性消耗性疾病。疳证是指由喂养不当，脾胃受伤，影响生长发育的病证，相当于营养障碍的慢性疾病；积滞是由乳食内积，脾胃受损而引起的肠胃疾病。古人有“无积不成疳”“积为疳之母”的说法，临床以腹泻或便秘、呕吐、腹胀、面黄肌瘦、肚大坚硬、青筋暴露、皮毛憔悴、目无精光为特征。

对于疳证的“疳”有两种解释：其一，“疳”就是“甘”，这是因为本病起先多是由于过食甘味而致。这是从某个侧面对本病的起始原因加以概括。其二，“疳”有“干”的含义，这是因为本病会出现消瘦、干瘪、气血津液不足等临床表现。

王肯堂的《证治准绳》说：“大抵疳之为病，皆因过餐饮食，于脾家一脏，有积不治，传之余脏，而成五疳之疾。若脾家病去，则余脏皆安。苟失其治，日久必有传变。”指出疳积主要是由于脾胃虚损，久病失治而成；若积极治疗则预后较好，若失治则可影响其他脏腑。

本病与西医学的小儿营养不良极为相似，可作参考。

【病因病机】

1. 积滞伤脾 过食肥甘生冷之品，或偏食挑食，以致脾胃受损，运化失职，外不能养筋脉，内不能滋脏腑，日久则成疳积之症。

2. 气血亏虚 素体虚弱，或久病失调，或偏食，则中焦不能运化腐熟乳食，致乳食停滞，壅聚中州，气血生化乏源，日久气血两亏而形成本病。

【临床表现】

1. 积滞伤脾证 形体消瘦，腹胀满纳呆，精神不振，夜卧不宁，大便不调，常有恶臭，手足心热，舌苔厚腻。

2. 气血两亏证 骨瘦如柴，面色苍白，毛发枯黄，精神萎靡，睡卧不安，啼声低弱，四肢不温，指纹色淡。

【推拿调理】

1. 积滞伤脾调理

调理原则：消积导滞，调理脾胃。

处方：补脾经200次、揉板门5分钟、推四横纹200次、逆运内八卦50次、揉中脘3分钟、分腹阴阳50次、揉天枢2分钟、按揉足三里3分钟。

方义：方中补脾经可健脾消食；揉板门可和胃化滞；推四横纹可调中行气、消胀满；逆运内八卦可理气除滞消食；揉中脘、分腹阴阳可健脾和胃消滞；揉天枢可疏调大肠、理气导滞；按揉足三里可健脾胃。

2. 气血两亏调理

调理原则：温中健脾，补益气血。

处方：补脾经200次、推三关50次、揉外劳宫4分钟、逆运内八卦50次、掐四横纹5次、推四横纹200次、揉中脘3分钟、摩腹3分钟、捏脊7次、按揉足三里5分钟。

方义：方中补脾经可健脾胃、补气血；推三关、揉外劳宫可温阳健脾；逆运内八卦可理气健脾；掐、推四横纹可调中理气；揉中脘、摩腹可调理脾胃；捏脊为治疗疳积之要法，可起到健脾胃、益气和血之作用；按揉足三里可健脾消疳。

加减：烦躁不安者加清肝经50次、揉小天心2分钟；口舌生疮者加清小肠100次；便溏者加推上七节骨50次、揉龟尾3分钟；便秘者加清大肠100次、推下七节骨50次、揉龟尾3分钟；五心烦热盗汗者减推三关、揉外劳宫，加补肾经100次、揉二马3分钟、清肝经50次。

【预防与护理】

1. 注意饮食调节，喂食定时定量，食物选择易于消化和有营养的品种。掌握小儿的正常饮食规律，随年龄的递增，注意其供给的数量，不可过饥过饱和恣食生冷肥甘。断乳前后逐渐增加各种辅食。

2. 注意饮食卫生，切实预防各种肠道传染病和寄生虫病的发生。

3. 对于婴儿提倡母乳喂养。

第八节　腹　痛

腹痛是指胃脘以下、耻骨联合以上的部位发生疼痛的一种疾病。

本病为小儿常见之症，可伴发于多种疾病，预后一般较好。若属外科急腹症者，须立即送往医院紧急处理。临证一定详细诊断，以免贻误时机。

巢元方《诸病源候论·小儿杂病诸候》说："心腹痛者，肠胃宿食夹冷，又为寒气所加，前后冷气重沓，与脏气相搏，随气上下冲击心腹之间，故令心腹痛也。"提出胃中宿食、寒邪外袭可引起腹痛。钱乙《小儿药证直诀》中将腹痛分为积痛、虫痛、虚实痛三种。

【病因病机】

1. 感受寒邪　由于护理不当，或气候突变，风寒之邪侵入腹部。寒为阴邪，主收引，凝而不散，搏结于肠间，以致气机阻滞，不通则痛。

2. 脾胃虚弱　素体阳虚或久病虚弱，以致脾阳不振，运化失司，寒湿滞留，气机不畅而引起腹痛。

3. 乳食积滞　由于乳食不节，恣食生冷之品，停滞中焦，气机受阻，以致腹痛。《医宗金鉴·幼科心法要诀》说："乳贵有时，食贵有节。"如乳食不节，或饱食强食，或临卧多食，或乳食杂进，食停中焦，气滞不行而致腹痛。

4. 虫积腹痛　小儿饮食不洁，吃带有虫卵的瓜果而生虫病。虫居肠中，夺取小儿营养，使之身体虚弱。若虫动不安，或入胆管，或扭结成团，就可导致绕脐痛或剧烈腹痛。

【临床表现】

1. 感受寒邪　腹痛突发急剧，哭叫不安，遇冷痛甚，得温则舒，口不渴或喜热饮，面色青白，甚者唇舌紫暗，四肢发凉，小便清长，大便清稀，舌淡苔白，指纹色红。

2. 脾胃虚寒　腹痛隐隐，时作时止，喜温喜按，面色萎黄，神疲乏力，形体消瘦，食欲不振，时有腹泻，舌淡苔白，指纹色淡。

3. 乳食积滞　腹部胀满，疼痛拒按，嗳腐吞酸，恶心呕吐，矢气恶臭，痛则欲便，便后痛减，舌苔厚腻，脉滑，指纹沉滞。

4. 虫积腹痛　常喜异食，面黄肌瘦，以脐周痛甚，喜揉喜按，时作时止，夜卧不安，有便虫史，大便化验可见虫卵。

【推拿调理】

1. 感受寒邪调理

调理原则：温中散寒，理气止痛。

处方：推三关50次、揉外劳宫2分钟、揉一窝风2分钟、摩腹30次、拿肚角7次、按揉足三里2分钟。

方义：推三关、揉外劳宫可温阳散寒；揉一窝风可温中行气止痛；摩腹可健脾和胃；拿肚角为治疗小儿腹痛之要穴，适用于各种原因引起的腹痛，特别对寒痛、伤食痛有良效；按揉足三里可健脾益气。

2. 脾胃虚寒调理

调理原则：温补脾胃，益气止痛。

处方：补脾经100次、补肾经100次、推三关50次、揉外劳宫3分钟、揉中脘2分钟、揉脐2分钟、按揉足三里2分钟。

方义：方中补脾经可补脾益胃；补肾经可温养下元、扶助正气；推三关、揉外劳宫可温阳散寒；揉中脘、揉脐可调理肠胃气机；按揉足三里可健脾益气止痛。

3. 乳食积滞调理

调理原则：消食导滞，和中止痛。

处方：清补脾经100次、清大肠100次、揉板门5分钟、逆运内八卦30次、分腹阴阳24次、揉天枢2分钟、拿肚角3次、按揉足三里20次。

方义：方中清补脾经可健脾消食；清大肠可利湿导滞；揉板门可健脾和胃消食；逆运内八卦可理气消滞；分腹阴阳、揉天枢可调理气机、消食导滞；拿肚角可止腹痛；按揉足三里可健脾益气消食。

4. 虫积腹痛调理

调理原则：温中行气，安蛔止痛。

处方：揉一窝风2分钟、揉外劳宫2分钟、推三关50次、揉脐2分钟、拿肚角10次、摩腹50次。

方义：方中揉一窝风、揉外劳宫、推三关可温阳散寒、行气止痛；揉脐、摩腹可调气机以安蛔；拿肚角可止腹痛。

【预防与护理】

1. 避免感受风寒，特别是腹部要保持温暖，以免中寒。

2. 注意饮食卫生，不宜过食瓜果，忌食寒凉之物。

3. 对虫积腹痛者，在施以推拿止痛后应予驱虫药，以求得彻底治愈。

第九节　遗　尿

遗尿俗称尿床，指3周岁以上的小儿睡中小便自遗而不自知（醒后方觉）的一种疾病。

3周岁以下的婴儿由于排尿受植物神经系统的交感神经和副交感神经调节，而大脑皮层对其有效的控制尚未建立，智力发育未完善，正常的排尿习惯尚未养成，遗尿是正常现象；3岁以上小儿由于膀胱的排尿功能开始受大脑皮层的有效控制，当膀胱胀满时产生冲动，向上传至大脑皮层，如果大脑皮层解除对脊髓排尿中枢的抑制，膀胱逼尿肌即收缩而产生排尿。但由于贪玩少睡，精神过于疲劳，偶尔发生一两次遗尿，皆属生理现象，一般不以疾病而论之。

《素问·宣明五气》说："膀胱不利为癃，不约为遗溺。"《灵枢·本输》说："三焦者……入络膀胱，约下焦，实则闭癃，虚则遗溺。遗溺则补之，闭癃则泻之。"指出了遗尿的病机，并提出了相应治则。陈无择《三因极一病证方论·遗尿失禁症治》说："故有小涩而遗者，有失禁而出不自知……"此时期的医家提出"尿失禁"之名，这是一个大的进步。

【病因病机】

1. 下元虚冷　肾主水，膀胱为津液之腑。若肾与膀胱俱虚，不能温养下元，则气化失司，闭藏失职，水道失约而为遗尿。或为冷气所侵，下焦不能制水液，使之出而不禁，则成遗尿。王肯堂在《证治准绳·幼科·遗尿》中说："肾与膀胱俱虚，而冷气乘之，故不能拘制，其水出而不禁，谓之遗尿。"

2. 肺脾气虚　肺居上焦，主一身之气，通调水道，下输膀胱，为水上之源；脾居中焦，制水在脾。若肺脾气虚，则无制无行，上虚不能摄于下而为遗尿。尤在泾在《金匮翼·小便不禁》中说："有肺脾气虚，不能约束水道而病，为不禁者。"

【临床表现】

1. 下元虚冷证　遗尿频繁，甚至一夜数次，兼见面色㿠白，形神疲乏，智力迟钝，腰腿乏力，小便清长，甚者肢冷畏寒，蜷卧而睡，脉缓沉迟无力。

2. 肺脾气虚证 遗尿，尿频量少，兼面色皖白，气短自汗，神疲乏力，形体消瘦，食欲不振，舌质淡，苔薄白，脉缓弱。

【推拿调理】

1. 下元虚冷证调理

调理原则：温肾固涩。

处方：补肾经100次、推三关100次、揉外劳宫5分钟、揉丹田3分钟、擦腰骶部100次。

方义：方中补肾经可温补肾阳、温养下元；推三关、揉外劳宫可温阳散寒；揉丹田、擦腰骶部可温补命门之火、固涩下元。

2. 脾肺气虚证调理

调理原则：益气固涩。

处方：补脾经100次、补肺经100次、补肾经100次、揉板门3分钟、揉外劳宫5分钟、按揉百会3分钟、揉丹田2分钟。

方义：方中补脾经、补肺经可补益肺脾之气，以摄下元；补肾经可温补下元；揉板门可健脾益胃；揉外劳宫可温阳益气；百会为诸阳之会，按揉百会可升清阳；揉丹田可温阳散寒，以固下元。

【预防与护理】

1. 从幼儿期就开始培养其按时排尿习惯及合理的生活习惯。

2. 白天不可使小儿过度疲劳，以免晚上遗尿。

3. 应积极预防和治疗引起遗尿的原发病。

4. 患儿睡前不要吃流质食物，临睡前可令小儿小便。入睡后注意遗尿时间，按时唤醒，从而养成自行按时排尿的习惯。

第十节 脱 肛

脱肛又称直肠脱垂，是指直肠的黏膜层或直肠和部分结肠向外脱出于肛门之外的病症。本病多发于3～5岁幼儿，一般并发其他病，因体质虚弱而单纯脱肛者较少见。

小儿为稚嫩之体，还处于发育阶段，直肠处较直立（成人则有一定弯度），骶骨及尾骨较平，再加上肛提肌发育不完善，故易患此病。若有特殊情况使腹压增加，也容易引起脱肛。

【病因病机】

1. 气虚证　小儿素禀体虚，中气不足，气血薄弱，或因久泻、久痢不愈，正气耗损，中气下陷，升摄无权，可导致本病。

2. 实热证　小儿受湿热之邪，下注肠中，或便秘积热于大肠，液燥肠干，大便干结，迫肛外脱而成脱肛。

【临床表现】

1. 气虚证　便时肛门脱出，初期脱出较短，便后可自行回纳；久则脱出较长，须以手托送才能回纳。兼面色㿠白或萎黄，肌瘦体弱，饮食减少，精神倦怠，舌质淡白，指纹色淡。

2. 实热证　直肠脱出不纳，红肿刺痛作痒，久则黏膜表面发生糜烂和溃疡，有血性分泌物，兼见口干，大便干结，小便短赤，苔黄，指纹色紫。

【推拿调理】

1. 气虚证调理

调理原则：补中益气，升提固脱。

处方：补脾经200次、补肺经100次、补大肠100次、推三关50次、按揉百会3分钟、揉龟尾2分钟、推上七节骨50次、捏脊7次。

方义：方中补脾经可健脾益气；补肺经可补肺益气；补大肠可涩肠固脱；推三关可温中益气；按揉百会可升提中气；揉龟尾、推上七节骨可理气涩肠固脱；捏脊可健脾胃、补中益气。

2. 实热证调理

调理原则：清热利湿，通便固脱。

处方：清脾胃经100次、清大肠100次、清小肠100次、退六腑50次、揉天枢3分钟、推下七节骨30次、揉龟尾5分钟。

方义：方中清脾胃经、清大肠、清小肠可清热泻滞、除湿热；退六腑可清热泻火；揉天枢可调理肠胃；推下七节骨、揉龟尾可导泻固脱。

【预防与护理】

1. 患儿勿过度玩耍，注意休息，以免加重病情。

2. 平时注意营养调理和饮食卫生，防止腹泻和便秘。

3. 脱肛继发于腹泻和便秘时，应积极治疗原发病，原发病治好了，脱肛亦随之而愈。

4. 小儿脱肛后应注意护理，每次大便后可用温开水洗净，并轻轻将脱出之直肠托上去。

5. 在治疗期间避免蹲位排便，小婴儿取直大腿姿势把屎把尿；较大小儿取高盆（或将便盆放在一凳子上）排便，也可采取侧卧位或仰卧位排便，以防止直肠脱出。

附录 儿科常用方剂名录

二 画

二至丸（《证治准绳》）：旱莲草 女贞子

二陈汤（《太平惠民和剂局方》）：陈皮 半夏 茯苓 甘草

八正散（《太平惠民和剂局方》）：车前子 瞿麦 萹蓄 滑石 栀子 甘草 木通 大黄 灯心草

八珍汤（《正体类要》）：当归 川芎 白芍 白术 人参 茯苓 炙甘草 熟地黄

三 画

三仁汤（《温病条辨》）：杏仁 白豆蔻 薏苡仁 滑石 通草 竹叶 厚朴 半夏

大柴胡汤（《伤寒论》）：柴胡 黄芩 半夏 枳实 白芍 大黄 生姜 大枣

小承气汤（《伤寒论》）：大黄 枳实 厚朴

四 画

天王补心丹（《世医得效方》）：人参 玄参 丹参 茯神 茯苓 五味子 远志 桔梗 当归 天门冬 麦门冬 柏子仁 酸枣仁 熟地黄 石菖蒲 炙甘草 百部 杜仲

天麻钩藤饮（《杂病证治新义》）：天麻 钩藤 石决明 栀子 黄芩 川

牛膝　杜仲　益母草　桑寄生　夜交藤　朱茯神

五子衍宗丸（《摄生众妙方》）：枸杞子　菟丝子　覆盆子　五味子　车前子

少腹逐瘀汤（《医林改错》）：小茴香　干姜　延胡索　没药　当归　川芎　官桂　赤芍　蒲黄　五灵脂

丹栀逍遥散（《校注妇人良方》）：炙甘草　炒当归　芍药　茯苓　炒白术　柴胡　牡丹皮　炒栀子

六味地黄丸（《小儿药证直诀》）：熟地黄　山茱萸　干山药　泽泻　茯苓　牡丹皮

五　画

玉屏风散（《医方类聚》）：黄芪　白术　防风

玉液汤（《医学衷中参西录》）：生山药　生黄芪　知母　生鸡内金　葛根　五味子　天花粉

玉女煎（《景岳全书》）：石膏　熟地黄　麦门冬　知母　牛膝

甘露消毒丹（《温热经纬》）：滑石　茵陈　石菖蒲　黄芩　川贝母　连翘　藿香　射干　木通　白豆蔻　薄荷

甘麦大枣汤（《金匮要略》）：甘草　小麦　大枣

左归丸（《景岳全书》）：熟地黄　山药　枸杞子　川牛膝　山茱萸　菟丝子　鹿角胶　龟胶　附片　肉桂

右归丸（《景岳全书》）：熟地黄　山药　山茱萸　枸杞子　杜仲　菟丝子　附子　肉桂　当归　鹿角胶

石斛夜光丸（《原机启微》）：天门冬　人参　茯苓　麦门冬　熟地黄　生地黄　菟丝子　甘菊花　草决明　杏仁　干山药　枸杞　牛膝　五味子　白蒺藜　石斛　肉苁蓉　川芎　炙甘草　枳壳　青葙子　防风　川黄连　水牛角　羚羊角

龙胆泻肝汤（《医方集解》）：龙胆草　黄芩　栀子　泽泻　木通　车前子　当归　生地黄　柴胡　甘草

平胃散（《太平惠民和剂局方》）：苍术　厚朴　陈皮　炙甘草

生脉散（《医学启源》）：人参　麦门冬　五味子

归脾汤（《济生方》）：白术　黄芪　龙眼肉　茯神　酸枣仁　党参　当归

木香　远志　炙甘草　生姜　大枣

半夏白术天麻汤（《医学心悟》）：半夏　白术　天麻　陈皮　茯苓　甘草　生姜　大枣　蔓荆子

圣愈汤（《兰室秘藏》）：白芍　熟地黄　川芎　人参　当归　黄芪

六　画

朱砂安神丸（《内外伤辨惑论》）：朱砂　黄连　炙甘草　生地黄　当归

当归芍药汤（《中医耳鼻喉科学》）：当归　白术　赤芍　茯苓　泽泻　黄芩　辛夷　白菊花　干地龙　甘草　薄荷　川芎

当归六黄汤（《兰室秘藏》）：当归　生地黄　熟地黄　黄芪　黄芩　黄柏　黄连

血府逐瘀汤（《医林改错》）：生地黄　当归　牛膝　红花　桃仁　柴胡　枳壳　赤芍　川芎　桔梗　甘草

安神定志丸（《医学心悟》）：远志　石菖蒲　茯神　茯苓　朱砂　龙齿　人参

导赤散（《小儿药证直诀》）：木通　生地黄　生甘草梢　竹叶

导痰汤（《校注妇人良方》）：制半夏　陈皮　茯苓　甘草　枳实　南星　生姜

异功散（《小儿药证直诀》）：人参　白术　茯苓　甘草　陈皮

防己黄芪汤（《金匮要略》）：防己　黄芪　白术　甘草　生姜　大枣

七　画

苍耳子散（《三因极一病证方论》）：苍耳子　薄荷　辛夷花　白芷

杞菊地黄丸（《医级》）：枸杞子　菊花　熟地黄　山萸肉　山药　泽泻　牡丹皮　茯苓

辛夷清肺饮（《外科正宗》）：辛夷　黄芩　栀子　麦冬　百合　石膏　知母　甘草　枇杷叶　升麻

补中益气汤（《脾胃论》）：黄芪　甘草　人参　当归　橘皮　升麻　柴胡　白术

八　画

肾气丸（《金匮要略》）：干地黄　山药　山茱萸　泽泻　茯苓　牡丹皮　桂枝　炮附子

知柏地黄汤（丸）（《医宗金鉴》《医方考》）：熟地黄　山茱萸　山药　泽泻　茯苓　牡丹皮　知母　黄柏

实脾饮（《济生方》）：白术　茯苓　大腹皮　木瓜　厚朴　木香　草豆蔻　附子　干姜　甘草　生姜　大枣

泻心汤（《金匮要略》）：大黄　黄芩　黄连

参苓白术散（《太平惠民和剂局方》）：人参　白术　茯苓　桔梗　山药　甘草　白扁豆　莲子肉　砂仁　薏苡仁　大枣

九　画

荆防败毒饮（《摄生众妙方》）：荆芥　防风　羌活　独活　柴胡　川芎　枳壳　茯苓　桔梗　前胡　甘草

香砂六君子汤（《医方集解》）：人参　白术　茯苓　甘草　陈皮　半夏　木香　砂仁　生姜　大枣

保和丸（《丹溪心法》）：山楂　六曲　半夏　茯苓　陈皮　连翘　莱菔子

养脏汤（《医宗金鉴》）：当归　沉香　木香　丁香　肉桂　川芎

养阴清肺汤（《重楼玉钥》）：生地黄　麦门冬　玄参　牡丹皮　白芍　贝母　甘草　薄荷

十　画

桃红四物汤（《医宗金鉴》）：当归　川芎　芍药　熟地黄　桃仁　红花

柴胡疏肝散（《景岳全书》）：柴胡　枳壳　芍药　甘草　香附　川芎　陈皮

健脾丸（《医方集解》）：人参　白术　陈皮　麦芽　山楂　枳实　神曲

益胃汤（《温病条辨》）：沙参　麦门冬　玉竹　生地黄　冰糖

资生健脾丸（《先醒斋医学广笔记》）：家韭子　鹿茸　肉苁蓉　牛膝　熟地黄　当归　菟丝子　巴戟肉　杜仲　石斛　桂心　干姜

涤痰汤（《严氏易简归一方》）：半夏 陈皮 茯苓 甘草 竹茹 枳实 生姜 胆南星 人参 石菖蒲

调元散（《活幼心书》）：人参 茯苓 茯神 白术 白芍 熟地黄 当归 黄芪 川芎 甘草 山药 石菖蒲

调肝汤（《傅青主女科》）：山药 阿胶 当归 白芍 山萸肉 巴戟天 甘草

逍遥散（《太平惠民和剂局方》）：当归 白芍 白术 柴胡 茯苓 甘草 薄荷 生姜

通窍活血汤（《医林改错》）：赤芍 川芎 桃仁 红花 老葱 麝香 黄酒 生姜 大枣

桑菊饮（《温病条辨》）：桑叶 菊花 杏仁 连翘 薄荷 甘草 桔梗 芦根

十一画

理中丸（《伤寒论》）：人参 干姜 白术 甘草

越鞠丸（《丹溪心法》）：苍术 香附 川芎 神曲 栀子

黄芪建中汤（《伤寒论》）：黄芪 桂枝 甘草 大枣 芍药 生姜 饴糖

黄芩滑石汤（《温病条辨》）：黄芩 滑石 猪苓 茯苓 通草 白豆蔻 大腹皮

黄连阿胶汤（《伤寒论》）：黄芩 黄连 芍药 阿胶 鸡子黄

黄连温胆汤（《六因条辨》）：黄连 半夏 陈皮 茯苓 甘草 生姜 竹茹 枳实

菖蒲散（《小儿卫生总微论方》）：石菖蒲 远志 桂心 甘草

银翘散（《温病条辨》）：金银花 连翘 淡豆豉 牛蒡子 薄荷 荆芥 桔梗 甘草 竹叶 芦根

清胃散（《医宗金鉴》）：生地黄 牡丹皮 黄连 当归 升麻 石膏 灯心草

清肝达郁汤（《重订通俗伤寒论》）：栀子 白芍 当归 柴胡 丹皮 甘草 橘白 薄荷 菊花 清橘叶

清气化痰丸（《医方考》）：瓜蒌仁 陈皮 黄芩 杏仁 枳实 茯苓 胆南星 半夏

十二画及以上

葛根芩连汤（《伤寒论》）：葛根　黄芩　黄连　甘草

犀角地黄汤（《备急千金要方》）：犀角　牡丹皮　生地黄　芍药

温胆汤（《千金要方》）：半夏　橘皮　甘草　枳实　竹茹　生姜

温肺止流丹（《辨证录》）：荆芥　诃子　桔梗　细辛　石首鱼脑石　人参　甘草

痛泻要方（《医学正传》）：白术　白芍　陈皮　防风

新加香薷饮（《温病条辨》）：香薷　金银花　扁豆花　厚朴　连翘

膈下逐瘀汤（《医林改错》）：五灵脂　当归　川芎　桃仁　赤芍　牡丹皮　乌药　延胡索　香附　枳壳　红花　甘草

缩泉丸（《朱氏集验方》）：山药　乌药　薏苡仁

藿香正气散（《太平惠民和剂局方》）：藿香　紫苏　白芷　桔梗　白术　厚朴　半夏曲　大腹皮　茯苓　橘皮　甘草　大枣　生姜